AF494027

DU DIAGNOSTIC

DES

MALADIES DU SYSTÈME NERVEUX

PAR L'OPHTHALMOSCOPIE

Ouvrages de l'auteur.

1° **Traité des maladies des nouveau-nés, des enfants à la mamelle et de la seconde enfance.** *Quatrième édition.* Paris, 1862, 1 vol. in-8 de 1024 pages, *couronné par l'Institut.*

2° **Nouveaux éléments de pathologie générale et de séméiologie.** Paris, 1857, 1 vol. in-8 de VIII-1,060 pages, avec planches d'anatomie pathologqiue générale intercalées dans le texte.

3° **Histoire de la médecine et des doctrines médicales.** Paris, 1864. un vol. in-8°.

4° **Traité des signes de la mort**, et des moyens de prévenir les enterrements prématurés. Paris, 1849, 1 vol. gr. in-18, de VI-408 pages, *couronné par l'Institut.*

5° **Hygiène de la première enfance**, comprenant les règles de l'allaitement, du sevrage, le choix des nourrices, etc. Paris, 1862, 1 vol. in-18.

6° **La vie et ses attributs** dans leurs rapports avec la philosophie, l'histoire naturelle et la médecine. Paris, 1862, 1 vol. in-18.

7° **De l'état nerveux aigu et chronique, ou nervosisme**, appelé névropathie aiguë cérébro-pneumonie-gastrique; diathèse nerveuse ; fièvre nerveuse ; cachexie nerveuse ; névropathie protéiforme ; névrospasmie ; et confoudu avec les vapeurs, la surexcitabilité nerveuse, l'hystéricisme, l'hystérie, l'hypochondrie, l'anémie, la gastralgie, etc., professé à la Faculté de médecine en 1857, et *lu à l'Académie impériale de médecine* en 1858. Paris, 1860, 1 vol. in-8 de 345 pages.

8° **Dictionnaire de thérapeutique médicale et chirurgicale**, comprenant : un résumé de la médecine et de la chirurgie, les indications thérapeutiques de chaque maladie, la médecine opératoire, les accouchements, l'oculistique, l'odontechnie, les eaux minérales, la matière médicale, et un formulaire spécial pour chaque maladie, par Bouchut et Després. Un vol. gr. in-8 de 1600 pages sur 2 colonnes.

9° Mémoire sur la fièvre puerpérale, couronné par la Faculté de médecine, *Gaz. méd. de Paris*, 1844, pages 85, 101, 149 ; — 10° sur la Phlegmatia alba dolens, couronné par la Faculté de médecine, *Gaz. méd.*, 1844, p. 249 ; — 11° sur la coagulation du sang veineux dans les cachexies et dans les maladies chroniques, *Gaz. méd.*, 1845, p. 241. — 12° Des maladies virulentes. *Thèse de l'agrégation*, 1847. — 13° Sur les maladies contagieuses, *Gaz. méd.*, 1848, pages 405, 411. — 14° Sur les bruits du cœur dans le choléra, *Gaz. méd.*, 1849. — 15° Sur le choléra des femmes enceintes, *Gaz. méd.*, 1849. — 16° Sur la transmission de la syphilis des nouveau-nés à leurs nourrices, *Gaz. méd. de Paris*, 1850. — 17° Sur les hémorrhagies intestinales des nouveau-nés et des enfants à la mamelle, *Gaz. des hôpit.*, 1851. — 18° Sur l'hygiène et l'industrie de la peinture à l'oxyde de zinc, *Ann. d'hygiène*, 1852, tome XLVII. — 19° Sur les fistules pulmonaires cutanées, *Gaz. méd.*, 1854. — 20° Sur l'ulcération et l'oblitération de l'orifice des conduits lactifères, *Gaz. des hôpit.*, 1854. — 21° Sur les symptômes et le traitement du coryza chez les nouveau-nés, *Gaz. des hôpit.*, 1856. — 22° Sur l'albuminurie du croup et des maladies couenneuses, *Comptes rendus de l'Acad. des sc.*, 1858. — 23° Sur l'anesthésie progressive du croup, servant d'indication à la trachéotomie, *Comptes rendus de l'Acad. des sc.*, 1858. — 24° Sur une nouvelle méthode de traitement de l'asphyxie du croup par le tubage du larynx, *Comptes rendus de l'Acad. des sc.*, 1858. — 25° Sur une nouvelle méthode de traitement de l'angine couenneuse par l'amputation des amygdales, *Comptes rendus de l'Acad. des sc.*, 1859. — 26° De l'emmagasinement et de la distribution des eaux de Paris, *lu à l'Acad. des sc.*, *Gaz. des hôpit.*, 1861. — 27° Sur le traitement des calculs biliaires et de la colique hépatique par le chloroforme à l'intérieur, *Bulletin thérapeutique*, 1861. — 28° De la contagion nerveuse, *Bulletin de l'Acad. de médecine*, 1861, t. XXVI, p. 818, *Union méd.*, 1862. — 29° Du traitement des névralgies par la teinture d'iode, *Union méd.*, 1863. — 30° Sur la congestion pulmonaire chronique simulant la phthisie, *Gaz. des hôpit.*, 1864. — 31° Sur la tuberculose des ganglions bronchiques, *Gaz. des hôpit.*, 1864.

Paris. — Imprimerie de E. Martinet, rue Mignon, 2.

DU DIAGNOSTIC

DES MALADIES

DU SYSTÈME NERVEUX

PAR L'OPHTHALMOSCOPIE

PAR

E. BOUCHUT

Professeur agrégé de la Faculté de médecine, médecin de l'hôpital des Enfants malades,
Chevalier de la Légion d'honneur,
Chevalier des ordres de SS. Maurice et Lazare et d'Isabelle la Catholique,
membre de la Société de biologie, de la Société anatomique,
de la Société médicale de Dresde, etc.

Accompagné de 14 figures sur bois intercalées dans le texte et d'un Atlas de 24 planches chromolithographiées par l'auteur.

« Au travers de l'œil, voir les lésions qui se produisent dans le cerveau. »

PARIS

GERMER BAILLIÈRE, LIBRAIRE-ÉDITEUR

RUE DE L'ÉCOLE-DE-MÉDECINE, 17

New-York	Londres
Hipp. Baillière, 219, Regent street	Baillière Brothers, 440, Broadway

MADRID, C. BAILLY-BAILLIÈRE, PLAZA DEL PRINCIPE ALFONSO, 16

1866

A MON SAVANT MAÎTRE

M. LE DOCTEUR GRISOLLE

Professeur de clinique à la Faculté de médecine de Paris,
Médecin de l'Hôtel-Dieu,
Officier de la Légion d'honneur, etc.

Hommage de ma profonde reconnaissance.

E. BOUCHUT.

INTRODUCTION

Du progrès dans le diagnostic médical.

Il y a plus de deux mille ans qu'Hippocrate s'honorait de voir la médecine en possession de principes tellement sûrs et d'une méthode tellement précise, qu'elle avait pu découvrir un grand nombre de vérités sans le secours de l'hypothèse. — Il voulait parler de la méthode d'observation. — Rien n'a changé depuis cette époque, si ce n'est peut-être la manière d'observer. — Aujourd'hui, comme alors, le témoignage des sens éclairés par la raison est la base de la véritable pratique médicale, et, comme par le passé, c'est à l'observation et à l'expérience que s'adressent tous ceux qui espèrent accroître l'importance de la médecine en lui apportant le tribut de leurs recherches. Tous les progrès de la médecine française, qui, dans ce siècle, a rayonné sur tout le monde connu, dépendent de l'application raisonnée des sens à l'observation. On ne découvre pas tous les jours les premiers principes d'une science. Ses vérités fondamentales ne changent pas d'un siècle à l'autre, et ses axiomes sont éternels. Une fois révélés, axiomes, principes et vérités premières, deviennent les assises de l'édifice, sur lequel chacun apporte sa pierre, de façon à en perfectionner la forme et à en embellir l'ensemble. Sans doute, il est utile de connaître la nature de l'homme, de découvrir la cause des influences morales ou physiques qui abrégent ou prolongent son existence, de savoir quelle est la nature des maladies qui l'assiégent ou quel est le mode d'action des remèdes qu'il emploie, mais à côté de ces principes généraux de nature physique et morale, d'étiologie morbide et d'action thérapeutique, il y a des connaissances aussi importantes à acquérir, car elles sont relatives à la structure et à la disposition des organes, au mécanisme des fonctions, au diagnostic des maladies et à l'application de ces différentes données à la thérapeutique.

Tout est dit depuis longtemps en matière de philosophie médicale, et nous ne faisons que rajeunir ou transformer de vieilles questions de principes dans nos débats modernes d'Animisme, de Vitalisme, d'Empirisme, d'Éclectisme et de Méthodisme dichotomique. J'ai moi-même apporté mon faible tribu à cette partie de la science en publiant une *Histoire des Doctrines médicales*, où se trouve ma solution du problème de la nature de l'homme, mais le côté par lequel je distingue surtout la médecine du XIXe siècle n'est pas celui-là. Il est bien évident que si la médecine française a exercé sur le monde actuel une influence si considérable, ce n'est pas par sa métaphysique, loin de là, car c'est au contraire par l'application bien entendue des sens à l'observation, par l'usage intelligent des moyens physiques d'exploration clinique, et par l'expérience, qu'elle a acquis si rapidement le degré de précision qui fait sa gloire présente, et qu'elle n'avait point au siècle dernier.

Quand on réfléchit et qu'on cherche avec soin la cause de cet éclat de la médecine française, il est impossible de ne pas être frappé de la nature des conditions par lesquelles elle a pu s'élever si haut. Il est certain que ce siècle médical qui, pour la postérité, sera celui de l'*Auscultation*, n'est grand que par cette découverte et par les heureuses applications de la physique, de la chimie et de l'anatomie à l'étude de l'homme sain et malade.

Sans l'*Anatomie générale* créée en France par Bichat,

l'étude des tissus serait encore inconnue, et l'on ne sait où en serait la micrologie moderne, devenue une science sous le nom d'histologie. Sans l'*Anatomie des régions*, de Velpeau, où en serait la chirurgie, toujours incertaine des rapports entre les parties où glissent ses instruments. C'est en France que l'anatomie pathologique, à peine connue, est devenue, malgré les entraves si souvent mises à son étude par l'administration, une partie fondamentale de la médecine et une école dont les abus ne doivent pas faire méconnaître l'importance. En France aussi, la *Percussion* imaginée par Avenbrugger, au siècle dernier, pour le diagnostic des maladies de poitrine, a reçu de M. Piorry tous les développements qui en font une méthode d'exploration indispensable au diagnostic, non-seulement des maladies de poitrine, mais encore des lésions du cœur et des gros vaisseaux, des différentes tumeurs du ventre et des membres. C'est en France encore que Laennec a créé l'*Auscultation* des poumons et du cœur, bientôt suivie de l'auscultation de la tête chez les rachitiques, de l'utérus dans la grossesse et des artères en cas d'anévrysme. Si jamais découverte fut importante, c'est assurément celle-là, car, en quelques années, le diagnostic des maladies du poumon put atteindre un degré de précision jusque-là inconnu, et l'on peut dire que de cette époque date une nouvelle ère médicale. Ajoutons à ces découvertes celles du *spéculum*, de Récamier, au moyen duquel on a pu connaître les maladies de l'utérus, de l'oreille et du rectum; du *laryngoscope*, de Czermack, pour étudier et guérir les maladies du larynx; de l'*endoscope*, par Desormeaux, pour constater certaines maladies de la vessie et de l'urèthre, et de la *spirométrie*, d'Hutchinson, pour mesurer la capacité thoracique à chaque inspiration, et l'on aura l'idée de ce que la physique a pu donner à la médecine.

En chimie, si les applications n'ont pas été aussi brillantes et d'une utilité aussi directe, elles n'en ont pas moins une grande importance, et c'est un véritable progrès pour la science que les découvertes de Denis, d'Andral, de Gavarret, de Lecanu, sur la *composition du sang normal et malade*, relativement aux *Nosohémies;* que la connaissance des altérations de l'urine dans l'*albuminurie*, par Rayer, dans la *glycosurie*, par Cl. Bernard, de l'*urémie*, par Gallois, enfin que les analyses des liquides normaux et pathologiques qui ont donné à la médecine humorale et à la physiologie une base aussi sérieuse que solide.

Partout, dans toutes les branches de la pratique médicale, la science n'a fait de progrès que par l'emploi de la méthode d'observation, vantée par Hippocrate, dans le livre de l'ancienne médecine, et à part les questions doctrinales ou philosophiques soulevées par la discussion des principes fondamentaux de la science, c'est à cette méthode qu'il faudra recourir si l'on ne veut pas s'égarer dans les domaines de la fantaisie ou de l'hypothèse. Aux différentes applications connues des sens à l'anatomie générale et pathologique, à la physiologie de la respiration, de la circulation et de la digestion, à la nosographie, il faut ajouter celles qui ont pour objet la précision et la sûreté du diagnostic, qualités toutes spéciales de la médecine moderne. Jamais la connaissance du malade et des maladies n'a été portée à un aussi haut degré de perfection, et tout en croyant qu'il reste encore beaucoup à faire, il est impossible de ne pas constater combien le diagnostic médical dans notre école de Paris contraste par sa précision avec l'incertitude du diagnostic des temps passés et des écoles qui n'ont pas mis à profit les découvertes modernes.

Les immenses progrès du diagnostic des maladies du cœur, des poumons, du foie, de la rate, de l'utérus et des différentes tumeurs des organes du ventre par la percussion, par l'auscultation et par le spéculum, par tous les moyens physiques d'exploration, montre toute l'utilité de ces moyens qui n'ont pas encore donné tout ce qu'on peut donner, car l'œil était un organe inexploré dont les lésions profondes, jusqu'ici inconnues, viennent d'être révélées par l'instrument de Helmholtz, et ce progrès va permettre de remonter de quelques-unes des lésions intérieures de l'œil aux maladies du cerveau qui les produisent, de façon à ce qu'on puisse conclure des unes aux autres, comme de l'effet à la cause. Ces résultats deviendront la base d'une nouvelle séméiotique des maladies du système nerveux, et voilà encore que par une nouvelle source d'exploration empruntée aux moyens physiques, le diagnostic des maladies du cerveau, de la moelle et des méninges, souvent si obscur, pourra, dans quelques cas, devenir plus net, plus sûr et plus rigoureusement exact. L'anatomie, la physiologie et la raison aidant, on découvrira les rapports de la circulation oculaire avec la circulation intracrânienne, on constatera l'influence réflexe de la moelle et du nerf grand sympathique sur les phénomènes oculo-pupillaires, et l'on arrivera à comprendre que l'œil étant le seul organe dans lequel on puisse constater certains désordres de la circulation et de la nutrition cérébro-spinale ou méningée, cet organe doit nécessairement devenir un moyen d'enquête pour l'appréciation des maladies du système nerveux.

Tous les médecins savent depuis longtemps que l'amaurose peut être la conséquence des maladies de l'encéphale, et les observations de Bérard, de Hutin, de Teissier, de Godin, de Parise, de Longet, etc., eussent établi le fait si la chose eût été nécessaire. De plus, l'anatomie pathologique a permis d'établir que cette amaurose était le résultat d'une atrophie du nerf optique. Mais, avec l'ophthalmoscope de Helmholtz, il a été possible de constater cette atrophie pendant la vie des individus, et de Graefe, Desmarres, Sichel, Deval, Liebreich, etc., ont publié des faits et des dessins qui montrent jusqu'à quel degré peut aller cette atrophie des membranes profondes de l'œil. C'est alors que, voyant se produire dans l'hémorrhagie cérébrale, dans la contusion et dans la compression du cerveau, dans l'ataxie locomotrice, dans la paralysie diphthéritique et dans la méningite tuberculeuse, des troubles fonctionnels de la vision, tantôt passagers, tantôt permanents, j'ai eu l'idée de rechercher à l'ophthalmoscope quelle était la cause de ces troubles visuels et quel rapport pouvait exister entre ces lésions profondes de l'œil et les maladies aiguës cérébro-spinales. J'eus alors recours à l'obligeance de MM. Desmarres père et fils, de Galezowski, de Liebreich, de Cuinet, etc., et je les priai de venir voir quelques-uns de mes malades, afin que mes recherches eussent pour contrôle l'autorité d'oculistes en renom, plus exercés que moi à l'usage de l'ophthalmoscopie. A l'hôpital Sainte-Eugénie et à l'hôpital des Enfants malades, sur les enfants confiés à mes soins; à l'hôpital de Bicêtre, sur les vieillards de l'infirmerie, confiés à mon collègue, le docteur Léger; aux Incurables (femmes), dans le service de mon collègue Empis; à l'infirmerie de l'hôtel des Invalides, avec mon ancien élève, le docteur Picard; à la Charité et dans plusieurs autres hôpitaux, j'ai ainsi recherché quelles étaient l'espèce, la nature, l'origine, les variations, la durée, les terminaisons des lésions qui se produisent souvent, mais non toujours, dans les maladies du système nerveux, avec ou sans lésion du cerveau, de la moelle et de leurs enveloppes. J'ai ainsi recueilli l'observation de plus de deux cents malades; quelquefois j'ai pu faire des autopsies qui m'ont permis de remonter des lésions aux symptômes, ce qui ne peut se faire que dans les hôpitaux; j'ai fait des expériences sur les animaux, en déterminant chez eux différentes lésions de l'encéphale, et ce sont ces faits que je publie aujourd'hui, en croyant que cette initiative pourra être de quelque utilité pour le diagnostic des maladies du système nerveux. J'ai même ajouté des dessins chromolithographiques, au nombre de vingt-quatre, pour mieux faire connaître la nature des altérations de la papille, du nerf optique et de la choroïde observées chez les malades, et je regrette de n'avoir pu en mettre davantage. J'avais compté jusqu'au dernier moment sur dix autres dessins de M. Desmarres fils, représentant les yeux d'enfants admis dans mon service d'hôpital pour des méningites tuberculeuses, et qui devaient être signés de lui, mais des circonstances indépendantes de ma volonté m'ont privé de ce complément, qui ne pouvait qu'être favorable à la clarté de mes descriptions.

Dans ce livre, j'exposerai donc les principes d'une séméiologie nouvelle des maladies du système nerveux par la diophthalmoscopie. Sans avoir la prétention de créer pour ces maladies une méthode d'exploration comparable à celle de Laennec pour le cœur ou pour les poumons, ni même à celle de la percussion pour l'étude des épanchements et des tumeurs, je crois que l'*ophthalmoscopie*, c'est-à-dire l'étude des troubles fonctionnels de l'œil, comprenant ses altérations extérieures ou internes de sensibilité, de circulation, de motilité et de nutrition, permettent dans beaucoup de cas de distinguer la nature organique d'une maladie cérébro-spinale d'avec les troubles fonctionnels qui lui ressemblent, en un mot, de reconnaître la présence d'une lésion matérielle de l'encéphale ou des méninges, que les autres symptômes n'auraient pu que faire soupçonner. C'est donc pour le diagnostic une lumière de plus, une source d'exactitude plus grande, un complément à nos connaissances habituelles, et toutes les fois que le diagnostic gagne quelque chose en précision, la médecine en devient plus grande.

Je commencerai par une étude générale des troubles oculaires constatés dans les maladies du cerveau, des méninges et de la moelle épinière, et divisés en plusieurs classes, selon qu'ils ont pour origine un désordre de *motilité*, de *sensibilité*, de *circulation* et de *nutrition* de l'extérieur ou de l'intérieur de l'œil. Je m'occuperai ensuite de ces troubles dans toutes les maladies cérébro-spinales organiques ou essentielles, en faisant connaître les lésions de structure de la choroïde, de la rétine et du nerf optique révélées par l'ophthalmoscope. — Dans ces études particulières, il sera successivement question de la *Méningite aiguë*, *tuberculeuse* et *rhumatismale*, — de la *Phlébite des sinus de la dure-mère*, — de l'*Hémorrhagie cérébrale*, — du *Ramollissement sénile du cerveau*, — de l'*Hémorrhagie méningée*, — de l'*Hydrocéphalie chronique* et du *Rachitisme cérébral*, — des *Tumeurs du cerveau*, — de la *Paralysie générale progressive*, — de la *Commotion*, de la

Contusion et de la *Compression du cerveau*, — de la *Microcéphalie*, — de la *Myélite chronique* et de l'*Ataxie locomotrice*, — de la *Paralysie diphthérique*, — du *Tétanos*, — de l'*Épilepsie*, — des *Convulsions essentielles*, — du *Délire des fièvres* et des *maladies aiguës*, — des *Troubles nerveux des empoisonnements*, — du *Somnambulisme naturel*, — de la *Folie*, — de l'*Albuminurie*, — du *Diabète*, — de l'*Idiotie* et de la *Surdi-mutité*, — de l'*Agonie*, — enfin des *Paralysies de la troisième et de la sixième paire de nerfs*.

Je n'ai pas voulu, en pareille matière, me borner à constater sur les malades les lésions que je crois utiles au diagnostic des maladies nerveuses. Il m'a semblé que l'expérience sur les animaux pouvait éclairer la question et donner plus de précision à ces recherches de *Cérébroscopie*, et j'ai songé à produire sur les lapins et sur les chiens des maladies du cerveau et des méninges dont je suivrai le développement en examinant les yeux à l'ophthalmoscope. Chez moi ou dans le laboratoire du professeur Ch. Robin, qui a eu la bonté de me recevoir, j'ai sacrifié des animaux en produisant sur eux des fractures du crâne avec contusion du cerveau ou épanchement des méninges; j'ai appliqué le trépan et injecté de l'acide sulfurique dans la cavité arachnoïdienne; enfin j'ai introduit des corps étrangers dans ce cerveau pour le meurtrir et occasionner ainsi des encéphalites ou des méningites traumatiques. Cela fait, comme j'avais examiné les yeux avant l'expérience, j'ai pu suivre jour par jour le développement des lésions qui se produisaient dans l'œil sous l'influence des maladies traumatiques du cerveau. De la sorte, il m'a été facile de produire ainsi des lésions semblables à celles qu'on observe chez l'homme dans la méningite, dans l'encéphalite et dans la contusion, la commotion et la compression du cerveau. — On trouvera même, dans l'Atlas que j'ai dessiné et qui accompagne ce volume, deux figures représentant, l'une le fond de l'œil du lapin, et l'autre le fond de l'œil du chien, atteints d'encéphalite.

Loin de moi la pensée de croire et de dire que l'ophthalmoscopie peut suffire au diagnostic de toutes ces maladies du système nerveux, mais en tenant compte des autres symptômes, cette exploration pourra donner des notions utiles, dans quelques cas indispensables, et il suffit de la réalité de ce fait pour mettre l'ophthalmoscope au nombre des moyens dont le médecin, quel qu'il soit, doit apprendre à se servir. Si la découverte de cet instrument a été l'origine de progrès importants pour l'étude des maladies de l'œil, sachons qu'il peut être la source de progrès non moins précieux dans le diagnostic des maladies cérébro-spinales en nous donnant le moyen de découvrir au travers de l'œil les altérations qui se produisent dans les différentes parties de la moelle et du cerveau.

E. BOUCHUT.

15 novembre 1865.

DU DIAGNOSTIC

DES

MALADIES DU SYSTÈME NERVEUX

AU MOYEN DE L'OPHTHALMOSCOPIE

LIVRE PREMIER

SÉMÉIOTIQUE DES TROUBLES OCULAIRES DANS LES MALADIES DU CERVEAU ET DE LA MOELLE ÉPINIÈRE.

> « Tout obstacle et toute compression du cerveau, de nature à empêcher le sang de l'œil de rentrer dans le sinus caverneux, déterminent sur la papille et sur la rétine des troubles de circulation, de sécrétion et de nutrition, dont il faut tenir compte pour le diagnostic des maladies de l'encéphale. »
>
> (E. Bouchut.)

> « Dans certaines maladies du cerveau ou de la moelle, le grand sympathique exerce sur la circulation de l'œil une influence qui se traduit par des lésions très-évidentes de la papille et de la rétine. »
>
> (E. Bouchut.)

Les maladies du cerveau, de la moelle et des nerfs, exercent ordinairement une action directe ou réflexe sur l'œil dont elles troublent les fonctions circulatoires ou nutritives. Elles exagèrent sa *sensibilité générale* ou *spéciale* (photophobie, amblyopie ou amaurose); elles altèrent ses *mouvements* (nystagmus, ataxie papillaire, mydriase, strabisme); elles en modifient enfin la *cir-*

culation et la *nutrition* en augmentant la vascularité du fond de l'œil ou en détruisant les vaisseaux de la papille. Si cette action n'est pas constante, elle est au moins très-ordinaire et elle s'explique par des dispositions anatomiques tellement connues, qu'il n'y a pas lieu de douter du rapport à établir entre la cause et son effet. Dans les maladies aiguës du cerveau, comme je l'ai fait connaître dans mes cours (1), et dans les maladies chroniques, ainsi que l'ont indiqué Desmarres père et fils, de Graefe, Liebreich, Galezowski, Lancereaux, cette action se produit à un moment ou à un autre de la durée du mal, et le phénomène est si évident qu'on peut conclure de l'un à l'autre. D'une autre part, les expériences que j'ai faites sur les animaux prouvent qu'on peut, en agissant sur le cerveau pour produire des phlegmasies ou des compressions, occasionner dans l'œil des altérations analogues et même semblables à celles qu'on rencontre sur l'homme atteint des mêmes maladies, d'où résulte qu'on peut remonter de certaines lésions oculaires au diagnostic de quelques maladies du cerveau (2). C'est là une séméiotique nouvelle à faire,

(1) Voy. *Gazette des hôpitaux*, 15 mai 1862.

(2) Jadis on donnait le nom d'*ophthalmoscopie* à l'art de connaître le tempérament d'une personne par l'examen de ses yeux (*Dictionnaire de médecine*, par Robin et Littré). Je lui donnerai une signification plus restreinte en me bornant à faire de l'étude des lésions de l'œil la base de la séméiotique des maladies du système nerveux.

et, s'il en existe quelques éléments dispersés çà et là dans la science (1), elle constitue un vaste champ d'étude que je me suis proposé d'explorer à ce point de vue spécial. Depuis trois ans je n'ai manqué aucune occasion d'examiner directement les troubles visuels des malades atteints de méningite, d'hydrocéphalie, d'encéphalite partielle chronique, de tumeurs du cerveau, d'hémorrhagie ou de ramollissement cérébral, d'épilepsie, de paralysie générale progressive, de fracture du crâne, de commotion ou de compression du cerveau, de rachitisme cérébral, etc., qui se sont présentés à moi, dans l'hôpital ou dans la ville, j'ai examiné ou fait examiner les yeux à l'ophthalmoscope par mes savants confrères Desmarres père, Desmarres fils, Liebreich, Galezowski. Cuinet, etc.; j'ai sacrifié chez moi ou dans le laboratoire de M. Robin qui a eu la bonté de me donner asile, une foule de lapins et de chiens, chez lesquels j'ai produit des fractures du crâne, des commotions ou des compressions du cerveau, des méningites, etc.,

(1) Voici ce que dit M. Liebreich dans son *Atlas d'ophthalmoscopie*, au sujet des tumeurs cérébrales, des exsudations et des exostoses à la base du crâne : « Il se produit une stagnation de la circulation rétinienne, une infiltration séreuse, un développement d'éléments de tissu cellulaire et une vascularisation fine dans la papille du nerf optique. A l'ophthalmoscope, ces différentes modifications se présentent de la manière suivante : toute la papille est trouble et d'un rouge grisâtre; son contour est mal déterminé et plus éloigné qu'il ne l'est à l'état normal de la limite réelle, ainsi

et c'est le résultat de mes nombreuses observations pendant trois années que je publie aujourd'hui. J'aurais peut-être encore pu attendre pour le faire, mais mes recherches et mes expériences ayant été très-souvent faites en public ou exposées dans mes cours, je ne veux pas différer davantage leur publication. Si malgré le grand nombre d'observations et d'expériences que je rapporte, il reste de l'incertitude sur quelques points, je suis sûr que de nouvelles recherches que j'appelle de tous mes vœux ne tarderont pas à compléter les miennes, et à faire de la cérébroscopie une partie importante de nos moyens de diagnostic.

Dans ce travail j'indiquerai d'abord quelle est la nature et la forme des troubles de la *sensibilité*, de la *circulation*, de la *motilité* et de la *nutrition* oculaires utiles à considérer pour faire la séméiotique des maladies du cerveau et des névroses. Après avoir ainsi fait connaître les phénomènes produits dans les yeux par les maladies du cerveau et discuté leur impor-

que les différents jeux de lumière et d'ombre qui existent sur la papille normale, sont complétement cachés par le trouble de la partie antérieure de la papille. Les vaisseaux ne peuvent plus être suivis jusque dans la région de la lame criblée. Examinés par la périphérie, ils paraissent isolés dès qu'ils atteignent la papille, ne donnent sur celle-ci qu'un reflet incertain, et se soustraient complétement à l'observation, sitôt qu'ils s'enfoncent dans la profondeur du nerf. » (R. Liebreich, *Atlas d'ophthalmoscopie*, p. 33.) Sauf ce passage, on n'a encore rien publié sur cette question.

tance de façon qu'on puisse conclure des uns aux autres, je passerai en revue dans autant de chapitres différents, les maladies de l'encéphale, de la moelle, des méninges et du crâne dont le diagnostic peut être éclairé d'une façon convenable par l'étude des troubles oculaires.

CHAPITRE PREMIER

DES TROUBLES DE LA SENSIBILITÉ OCULAIRE PRODUITS PAR LES MALADIES DU SYSTÈME NERVEUX.

§ 1. — De la photophobie.

Si la photophobie est souvent la conséquence d'une phlegmasie aiguë ou chronique de la cornée ou des membranes de l'œil, elle est quelquefois aussi le résultat d'une affection de l'encéphale et existe sans aucune lésion appréciable de l'organe visuel. Alors elle est caractérisée par une sensibilité excessive de l'œil à la lumière. Les malades ne peuvent supporter l'éclat du jour et réclament impérieusement l'obscurité. C'est ce qu'on rencontre dans certains cas de *nervosisme chronique;* dans la *migraine* et enfin au début de quelques méningites aiguës simples et tuberculeuses.

§ 2. — De l'amaurose.

L'affaiblissement et l'abolition de la vue qui peuvent

dépendre d'une cataracte, d'un glaucome ou des autres maladies de l'œil, sont quelquefois la conséquence d'une paralysie de la rétine et du nerf optique ou d'une maladie du cerveau et de la moelle, et à cet égard deviennent des symptômes de la plus haute importance. Il n'est malheureusement pas toujours possible de remonter de l'amaurose à la maladie des centres nerveux qui en est l'origine, mais, à l'aide des commémoratifs, des symptômes concomitants et de l'ophthalmoscope, on arrive souvent à un diagnostic très-exact. Sous ce rapport, l'amaurose, avec ou sans atrophie de la papille du nerf optique, est d'une très-grande utilité pour la séméiotique des maladies de l'encéphale. Il importe donc de préciser quelle est la nature de l'amaurose pour savoir si le phénomène résulte d'une maladie oculaire, s'il dépend d'une intoxication du sang par la quinine, le plomb, l'alcool ou le tabac, s'il dépend du diabète ou de l'albuminerie, enfin s'il est la conséquence d'une lésion du nerf optique, du cerveau ou de la moelle. Dans ce dernier cas l'amaurose est en rapport avec une hypérémie excessive du fond de l'œil, avec l'infiltration séreuse ou sanguine générale ou partielle de la papille, et avec son atrophie entière ou incomplète. On l'observe alors dans la dernière période de la méningite aiguë, dans le délire excessif des fièvres graves, dans les premiers jours de l'hémorrhagie cérébrale, dans l'hydrocéphalie chronique, dans le diabète, dans l'albuminurie et dans les tumeurs cérébrales de nature variée qui produisent l'oblitération des vaisseaux du nerf optique.

§ 3. — De l'hémiopie.

Parmi les troubles de la sensibilité oculaire occasionnés par les maladies du système nerveux, il en est un très-rare et très-significatif : c'est l'hémiopie. Il consiste dans la diminution du champ visuel qui se trouve subitement rétréci d'une quantité plus ou moins étendue. Ainsi quelques personnes voient les objets frangés, échancrés ou réduits de volume. Dans certains cas, les malades ne voient que la moitié des objets, une moitié de figure, une moitié de robe, une moitié de verre ou de bouteille. C'est une singulière altération de sensibilité que je n'ai vu que deux fois, et qui est en rapport avec les altérations du cerveau, du nerf optique et de la rétine.

§ 4. — De la mégascopie.

Je n'ai jamais eu l'occasion d'observer l'altération de sensibilité qui consiste à voir les objets plus grands que nature, et qui constitue la mégascopie, mais on en cite des exemples assez curieux. Ainsi des individus frappés d'hémorrhagie cérébrale, ou ayant une tumeur du cerveau, ont été subitement atteints par l'illusion sensoriale du grossissement des objets. Ils voyaient leur montre, leurs doigts et les différents objets de leur voisinage dans des proportions trois ou quatre fois plus fortes que ne le comporterait la réalité ; mais ce sont là des faits rares et si exceptionnels, qu'il faut les considérer comme des curiosités scientifiques n'ayant aucune importance pour la séméiotique des maladies du système nerveux.

CHAPITRE II

DES TROUBLES DE LA MOTILITÉ OCULAIRE PRODUITS PAR LES MALADIES DU SYSTÈME NERVEUX.

§ 1. — De la mydriase.

La paralysie des fibres circulaires de l'iris qui entraîne la dilatation de la pupille et l'impossibilité d'accommoder l'œil à la vision des objets trop éclairés, produit toujours un affaiblissement notable de la vision. C'est la mydriase. On l'observe dans les maladies d'iris, dans les empoisonnements par la belladone et la plupart des solanées, dans la méningite, mais dans ce cas elle a un caractère particulier qui sert à en faire reconnaître la cause ; elle n'est pas la même dans les deux yeux et il y a toujours une pupille qui est plus dilatée que l'autre.

§ 2. — De l'accommodation vicieuse de l'œil.

La vision ne s'exerce que par suite des efforts du muscle ciliaire pour accommoder l'œil aux formes variées qu'il est obligé de prendre pour voir aux différentes distances où il se trouve des objets. Ainsi la contractilité régulière du muscle ciliaire, change la convexité de la cornée, et de cette manière approprie l'œil aux nécessités de la vision à des distances variables. Quand cette contractilité est troublée, et que les muscles ciliaires fonctionnent mal ou ne fonctionnent plus il en résulte, d'abord une difficulté de voir les objets rapprochés, puis une amaurose complète. C'est ce qu'on observe dans certaines maladies du cerveau, consécutives à la diphthérite (Follin) et à la convalescence des maladies aiguës ainsi que j'en ai rapporté des exemples.

§ 3. — Du nystagmus.

Le nystagmus est un mouvement transversal involontaire des yeux qui vont sans cesse de droite à gauche, et de gauche à droite, avec une rapidité considérable. C'est un phénomène de convulsion clonique permanente qui s'observe dans l'hydrocéphalie chronique, dans certaines méningo-encéphalites chroniques, dans la chorée, dans l'épilepsie symptomatique, et dans l'albinisme accompagné d'absence de pigment sur la choroïde.

§ 4. — De l'atrésie pupillaire.

Le resserrement de la pupille qui est le symptôme de quelques maladies de l'œil, et particulièrement de l'iritis, est aussi le symptôme de l'empoisonnement par l'opium ou d'un état particulier de congestion cérébrale. Ainsi on observe le resserrement des deux pupilles chez tous les individus dont le système nerveux est fatigué par le travail du jour, et qui, le soir, commencent à s'endormir et sont endormis. C'est l'état des pupilles pendant le sommeil, et, d'après ce phénomène, on peut aisément reconnaître qu'un individu est vraiment endormi. En effet, si l'on s'approche d'une personne qui dort et qu'on lui soulève les paupières avec précaution, on voit que ses deux pupilles sont très-contractées, et au moment du réveil elles se dilatent énormément pour osciller pendant quelques secondes et s'accommoder à la vision des objets. Pendant le sommeil, l'iris ajoute par son occlusion et par l'obstacle qu'il apporte au passage des rayons lumineux à la protection déjà fournie à l'œil sous ce rapport par l'occlusion des paupières. Alors la pupille agit sous l'influence de l'obscurité en sens contraire de la veille, et au lieu de se dilater quand elle est à l'ombre, et couverte par les paupières, elle est contractée; c'est là un phénomène important qu'il importe de signaler (1).

Le resserrement de la pupille est aussi le symptôme des maladies de la cinquième paire et du grand sympathique au cou, par suite de la lésion des deux pre-

(1) Voy. E. Bouchut, *Traité des signes de la mort*, 1848; *De la dilatation des pupilles*, page 128.

mières paires cervicales. On sait en effet que d'après Pourfour du Petit, Cl. Bernard et Schiff, la lésion du grand sympathique au cou produit dans le côté correspondant des phénomènes oculo-pupillaires caractérisés par l'aplatissement de la cornée, par la congestion sanguine de la conjonctive et par une contraction très-marquée de la pupille.

Le resserrement de la pupille existe également dans l'état grave du système nerveux qui précède la mort et qu'on appelle l'agonie. Aux approches de la mort, les pupilles sont contractées, et si l'on assiste au dénoûment, on voit qu'avec le dernier soupir il se fait une dilatation énorme de la pupille en même temps qu'une dilatation de tous les autres sphincters.

§ 5. — De l'ataxie oculaire.

Chez quelques personnes, l'œil ne peut rester en place et fixe sur un point donné. Une contraction involontaire plus ou moins prononcée le dérange sans cesse, de sorte qu'il y a une véritable instabilité du globe oculaire que l'on retrouve sur la papille, et qui gêne beaucoup lorsqu'on veut l'explorer par l'ophthalmoscope. C'est une véritable ataxie, comparable à l'ataxie musculaire des membres, et caractérisée par la difficulté de diriger complétement l'œil par les caprices de la volonté. Les mouvements n'ont rien de désordonné ni de violent, ils sont même peu appréciables, mais si faibles qu'ils soient, ils nuisent beaucoup à l'examen ophthalmoscopique de l'œil. Cette lésion de la motilité oculaire s'observe dans la paralysie générale progressive, comme le tremblement de la langue avec lequel elle a beaucoup d'analogie, et c'est un signe de folie prochaine.

§ 6. — De l'inégalité des pupilles.

L'inégalité des pupilles tient à une altération de la contractilité des fibres circulaires et radiées de l'iris, fibres à demi paralysées dans un œil, tandis qu'elles restent à peu près normales sur l'autre. De cette force contractile inégale des fibres dans chaque iris, produite par la maladie, résulte l'inégalité des pupilles constatée par Baillarger (1), Moreau (2), Dagonet, Austin (3), Billod, dans la paralysie générale progressive. Si le phénomène n'est pas constant, il existe dans la majorité des cas, ainsi que je le démontrerai plus loin, et cela suffit pour lui donner une grande importance.

§ 7. — Du strabisme.

Le strabisme et la diplopie sont des phénomènes intimement liés l'un à l'autre, et bien que le strabisme qui date de l'enfance ne soit pas accompagné de

(1) Baillarger, *Gazette des hôpitaux*, 14 mai 1850, p. 225.
(2) Docteur Moreau, *Union médicale*, 2 juillet 1853.
(3) Docteur Austin, *Annales médico-psychologiques*, avril 1862.

diplopie, celui qui se développe accidentellement chez l'adulte ou dans une maladie aiguë produit toujours la vision double. Quoi qu'il en soit, si le strabisme congénital ou acquis peut être le résultat d'une contracture des muscles de l'œil indépendante d'une maladie des centres nerveux, il est souvent, à une époque avancée de la vie, selon les accointances avec d'autres symptômes dont il faut savoir tenir compte, le signe de la méningite aiguë et tuberculeuse, des tubercules cérébraux, de l'hémorrhagie cérébrale, de la paralysie du moteur oculaire externe ou du moteur oculaire commun, qui annonce la syphilis, soit l'hydrocéphalie chronique, soit une tumeur du cerveau, soit enfin le début d'une paralysie générale progressive.

Aussi, en laissant de côté le strabisme qui dépend d'une lésion localisée aux muscles de l'œil, pour ne s'occuper que du strabisme produit par la lésion du cerveau et des nerfs, on voit que ce symptôme, s'il est convenablement étudié, peut servir au diagnostic des maladies cérébrales. Il a même une telle importance que, dans quelques cas, son apparition, au milieu d'un concours de symptômes, peut, à lui seul, devenir la confirmation d'un diagnostic jusqu'alors incertain. Ainsi, chez les enfants, après quelques jours de fièvre continue, on ne sait souvent pas encore s'il s'agit d'une affection typhoïde ou d'une méningite, mais dès qu'il se montre un peu de strabisme et de prolapsus de la paupière supérieure, on peut être certain d'avoir affaire à une phlegmasie des méninges. Chez l'adulte, de violentes douleurs de tête avec strabisme externe et diplopie annoncent, soit une affection syphilitique de la troisième paire (nerf moteur oculaire commun), soit une névrite de cette racine nerveuse et un commencement probable, quoique éloigné, de paralysie générale progressive. Il en est de même du strabisme interne dû à la paralysie du moteur oculaire externe, mais les conséquences en sont ordinairement beaucoup moins graves.

CHAPITRE III

DES TROUBLES DE LA CIRCULATION INTÉRIEURE DE L'OEIL PRODUITS PAR LES MALADIES DU SYSTÈME NERVEUX.

Le sang des parties intérieures de l'œil qui a servi à leur nutrition revient au torrent veineux par les divisions choroïdo-rétiniennes de la veine ophthalmique qui passent sur la papille jusqu'au centre, qu'elles traversent pour s'enfoncer dans le nerf. Une fois arrivé à la papille et au nerf optique, le sang veineux rentre dans le sinus caverneux, puis dans le sinus pétreux ou latéral, pour gagner le golfe de la veine jugulaire, et il y arrive sans peine, tant qu'un obstacle ne vient pas engorger les sinus dans une étendue plus ou moins grande. Si un obstacle se produit, ce qui arrive très-fréquemment dans la phlegmasie du cerveau ou des méninges, dans les tumeurs de l'encéphale et des os du crâne, dans la phlébite des sinus de la dure-mère, dans les hémorrhagies cérébrales ou méningées, dans l'hydrocéphalie chronique, dans la congestion cérébrale des maladies du cœur ou de l'épilepsie, dans la congestion cérébrale des fièvres, de l'érysipèle de la tête ou enfin dans l'effort hémorrhagique qui n'a pas été assez violent pour occasionner une déchirure du cerveau, il en résulte une stase sanguine des veines et des capillaires de la papille, de la rétine ou de la choroïde, qui produisent des altérations très-variées au fond de l'œil. Parmi ces altérations, qui toutes ont une grande importance pour le diagnostic des maladies cérébrales, je mentionnerai :

1° La congestion papillaire, ou *voile papillaire.*

2° La congestion péripapillaire.

3° L'anémie papillaire partielle, ou générale.

4° Les flexuosités phlébo-rétiniennes.

5° Le pouls veineux de la rétine.

6° Les phlébectasies rétiniennes.

7° Les varices ou varicosités rétiniennes.

8° Les hémostases phlébo-rétiniennes.

9° Les thromboses phlébo-rétiniennes.

10° L'anévrysme phlébo-rétinien.

11° Les hémorrhagies de la rétine et de la choroïde.

12° L'infiltration séreuse papillaire ou péripapillaire.

13° L'hydrophthalmie ou l'exophthalmie.

14° Les exsudations fibrineuses ou graisseuses de la rétine.

15° La décoloration choroïdienne.

Ces altérations n'existent jamais toutes à la fois sur le même sujet, et il n'a pas fallu moins de 220 observations de maladies cérébrales différentes, pour les rencontrer sous toutes les formes et à tous les degrés.

C'est en les étudiant jour par jour, et dans tous les cas possibles, que j'en ai saisi le principe et l'évolution de manière à pouvoir affirmer qu'elles s'enchaînent de la façon la plus intime et que, de la congestion à l'œdème papillaire et à l'hydrophthalmie ou à la flexuosité, à la varicosité, à l'hémostase, aux thromboses, aux ruptures des veines rétiniennes et aux hémorrhagies de la rétine suivies d'une transformation graisseuse des caillots, il n'y a que des différences de degré ; que le point de départ des phénomènes est presque toujours l'obstacle au retour du sang de l'œil dans l'intérieur du crâne.

Maintenant, je vais étudier ces altérations en détail, pour indiquer les maladies nerveuses ou cérébro-spinales dans lesquelles on les observe.

§ 1. — De la congestion papillaire ou voile papillaire.

La congestion papillaire n'existe jamais seule et

s'observe toujours en même temps que la congestion excessive de la choroïde. On dirait une violente choroïdite, mais comme la lésion est la conséquence d'une maladie aiguë cérébrale, au lieu de se développer au milieu de la santé, il n'y a aucun danger de faire erreur. Tout le fond de l'œil est rouge et la papille, au lieu de se détacher par sa couleur blanche sur la choroïde, ne s'aperçoit plus que couverte d'un *voile rougeâtre* qui la masque plus ou moins complétement. Dans certains cas, ce voile est si épais qu'on distingue à peine les vaisseaux. (Voy. fig. 15 et 16.)

La *congestion* et le *voile papillaire* s'observent dans l'*hémorrhagie cérébrale très-intense*, dans certains délires de l'*érysipèle* ou de la *fièvre typhoïde*.

§ 2. — Congestion péripapillaire.

La congestion péripapillaire est caractérisée par une hypérémie de la choroïde et des bords de la papille, assez intense pour en masquer le contour (voy. fig. 7). Elle existe sur un point, sur la moitié ou sur toute la circonférence du contour papillaire. Quand elle entoure la papille, elle en masque les bords, qui sont rougeâtres, peu visibles, et il n'y a que le centre qui conserve sa couleur blanche.

La *congestion péripapillaire* générale ou partielle est le signe de la méningite aiguë simple, tuberculeuse ou rhumatismale et de quelques tumeurs du cerveau.

§ 3. — Anémie papillaire.

L'anémie papillaire est caractérisée par la diminution de volume et de nombre des vaisseaux de la papille, ce qui lui donne une coloration plus blanche que de coutume. Elle peut être partielle, centrale ou générale, et ne s'observe que dans les maladies cérébrales chroniques. C'est un effet secondaire des congestions précédentes ou antérieures, et cet état conduit ordinairement à l'atrophie papillaire et à l'amaurose.

Cette anémie s'observe dans la méningite chronique, dans les paralysies de la convalescence des maladies aiguës qui n'ont pu guérir (voy. chapitre xv) et dans quelques cas de ramollissement cérébral sénile, mais c'est une altération que je n'ai pas assez souvent rencontrée pour en connaître toutes les formes, et elle exige de nouvelles recherches.

§ 4. — Flexuosités phlébo-rétiniennes.

La flexuosité des veines de la rétine se reconnaît aisément à la disposition sinueuse des veines du fond de l'œil remplaçant leur direction longitudinale. Elle n'a pas une importance excessive dans le diagnostic des maladies nerveuses et cérébro-spinales, car on l'observe quelquefois dans l'état normal et dans le cours des maladies organiques du cœur, occasionnant une gêne excessive de la circulation. Cependant, il ne faudrait pas considérer cette disposition comme étant sans valeur, car on la voit se produire d'un jour à l'autre pendant un état morbide dont le diagnostic est incertain, ou chez un animal dont le cerveau vient d'être fortement contusionné. Dans ces cas, il est clair qu'elle indique une phlegmasie cérébrale. (Voy. fig. 10 et 21.)

Les flexuosités phlébo-rétiniennes se rencontrent dans la méningite aiguë, simple et tuberculeuse, dans la compression du cerveau après une fracture du crâne, dans l'hémorrhagie méningée et dans certains cas d'hémorrhagie du cerveau.

§ 5. — Des phlébectasies rétiniennes.

Quand on a l'habitude de l'ophthalmoscope, on connaît approximativement le diamètre des veines de la rétine, les variations qu'il peut subir, et l'on peut reconnaître la dilatation anormale de ces vaisseaux. Cette dilatation constitue la *phlébectasie phlébo-rétinienne.* On l'observe dans toutes les phlegmasies un peu intenses des méninges ou du cerveau, dans toutes les congestions cérébrales actives ou passives, dans l'hydrocéphalie chronique, dans le cas de compression du cerveau par un épanchement séreux ou sanguin, dans la compression du cerveau et dans quelques fractures du crâne, enfin dans toutes les maladies qui, d'une façon primitive ou secondaire, font obstacle à la circulation veineuse du cerveau et des sinus de la duremère, ainsi que le démontre la figure ci-jointe.

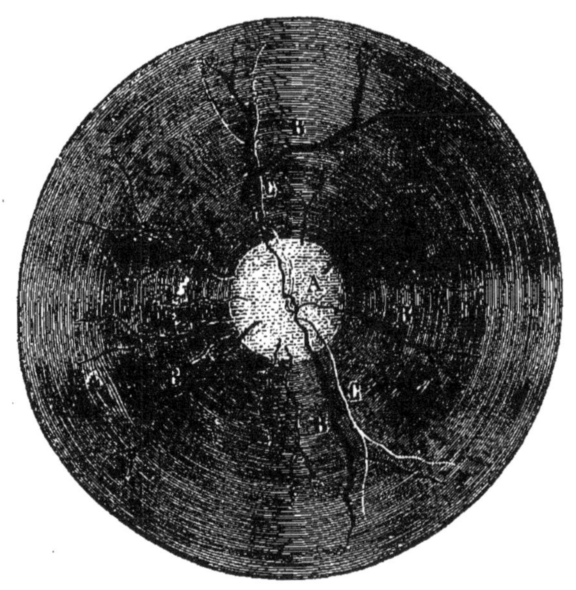

Phlébectasie rétinienne dans un cas de méningite tuberculeuse. (Obs. 53.)

A. Papille du nerf optique voilée par l'œdème.
B, B, B, B. Veines de la rétine dilatées en dehors de la papille et resserrées au niveau de la partie infiltrée de sérosité.
C, C. Artère centrale de la rétine.

(Voy. aussi les fig. 4, 7, 8, 9, 10, 11, 12, 13, 14, 15, 16, 17, 21 et 23, à la fin du volume.)

§ 6. — Des varicosités rétiniennes.

Il m'a semblé voir plusieurs fois les veines de la rétine offrir, en outre de leur dilatation uniforme plus considérable, de petits renflements successifs, comme s'il existait un état variqueux de ces veines. Le contour des vaisseaux, au lieu d'être net et linéaire, était rugueux et renflé comme sur les varices. N'ayant jamais pu examiner cette lésion à l'aide d'un ophthalmoscope fixe, puisque je ne l'ai observée que sur des sujets gravement malades, je ne sais si j'ai bien vu et si mon interprétation est exacte, mais il m'a semblé que je ne me trompais pas. Au reste, le docteur Alphonse Desmarres, qui a vu deux de ces malades, a considéré cette lésion comme étant variqueuse.

Les varicosités rétiniennes existent surtout dans la méningite et dans la phlébite des sinus de la dure-mère. (Voy. fig. 12.)

§ 7. — Hémostases phlébo-rétiniennes.

Le sang peut s'arrêter dans les veines de la rétine lorsqu'il y a obstacle à son retour dans le sinus caverneux, et alors, avant sa coagulation, il produit la dilatation simple ou variqueuse de ces veines. A la coloration noirâtre du vaisseau et à sa dilatation, on reconnaît que le sang ne marche plus ou ne circule qu'avec difficulté (voy. fig. 17). C'est le phénomène précurseur de la thrombose phlébo-rétinienne.

Les hémostases des veines de la rétine s'observent surtout dans la méningite aiguë simple, tuberculeuse (voy. fig. 7 et 8) et rhumatismale (voy. fig. 11), dans les grandes hémorrhagies cérébrales, dans la compression du cerveau et dans les fractures du crâne avec épanchement.

§ 8. — De la thrombose phlébo-rétinienne.

Lorsque le sang éprouve de grandes difficultés à rentrer dans le sinus caverneux, soit par suite d'une tumeur qui comprime les vaisseaux de l'encéphale ou des méninges, soit à cause d'une obstruction des sinus de la dure-mère, soit à cause d'une phlegmasie qui fait secondairement obstacle à la circulation cérébrale, on voit souvent des caillots se former dans les veines de la rétine. C'est la *thrombose phlébo-rétinienne* (fig. 15 et 17). Ces petits caillots forment des arrêts de circulation noirâtres, entremêlés de parties plus claires sur le trajet de la veine, et alors, au delà de l'obstacle, vers le confluent de deux petites veines, il y a une dilatation qui pourrait faire supposer l'existence d'une rupture des parois veineuses (fig. 7). C'est dans un de ces cas que s'est produit l'*anévrysme faux primitif* d'une des veines de la rétine, dont je reparlerai plus loin.

La thrombose phlébo-rétinienne existe dans la méningite tuberculeuse, dans la phlébite des sinus de la dure-mère et dans les phlegmasies graves de l'encéphale.

§ 9. — Anévrysme phlébo-rétinien.

Cette lésion des veines de la rétine est extrêmement rare, et parmi les cas des maladies nerveuses ou encéphaliques soumis à mon examen, elle n'a été observée qu'une fois. Je me hâte de dire encore qu'on ne l'a pas reconnue pendant la vie. M. Desmarres et moi ne croyions avoir affaire qu'à une simple hémorrhagie de la rétine sur le trajet d'un vaisseau et c'est à l'autopsie, faite avec le plus grand soin sous le microscope par M. Ch. Robin, qu'on s'est aperçu de l'anévrysme. Dans ce cas il y avait sur le trajet d'une veine de la rétine, sous la tunique externe du vaisseau, un foyer sanguin correspondant à une déchirure des membranes interne et moyenne. Ce phénomène se reproduira sans doute, mais pour le moment il est unique dans la science et son apparition a coïncidé avec celle de la méningite tuberculeuse.

§ 10. — Des hémorrhagies de la rétine ou de la choroïde.

Les maladies du cerveau et de la moelle produisent souvent sur le trajet des veines rétiniennes ou dans leur intervalle sur la choroïde, des hémorrhagies plus ou moins considérables, dont la cause est ordinairement un obstacle à la circulation veineuse. On les observe dans la méningite ou dans l'hémorrhagie cérébrale, ainsi que le démontre la figure ci-jointe.

J'ai fait dessiner plusieurs exemples de cette lésion, et, les enfants étant morts, j'ai pu ouvrir le globe de l'œil, montrer l'hémorrhagie rétinienne à un grand nombre de personnes et présenter les pièces à la Société de biologie.

Dans quelques circonstances, ces hémorrhagies se

montrent sans qu'il soit possible d'en indiquer la cause. C'est le cas de l'albuminurie et du diabète.

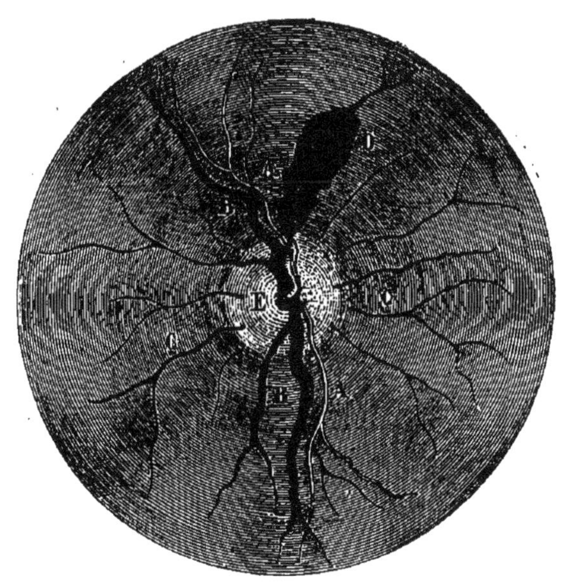

Phlébectasie rétinienne. Infiltration séreuse péripapillaire. Hémorrhagie de la rétine dans un cas de méningite tuberculeuse. (Obs. 52.)

A. Artère de la rétine.
B, *B*. Veines de la rétine et remplies de caillots.
C, C. Veinules de la rétine.
E. Papille du nerf optique voilée à sa circonférence par une infiltration séreuse.

(Voy. aussi les fig. 7 et 10 à la fin du volume.)

Les épanchements varient du volume d'un pois à un grain de semoule, ou se présentent sous forme de plaques congestives hémorrhagiques situées sur un point quelconque de la choroïde. Ils sont d'un rouge noirâtre, et, pour peu que la maladie se prolonge et guérisse, la matière colorante s'absorbe, il ne reste qu'un épanchement fibrineux qui se métamorphose en matière grasse pour former ces plaques ou ces granulations blanchâtres signalées dans certaines albuminuries chroniques et dont j'ai vu un exemple chez un enfant ayant jadis eu des accidents de méningite aiguë. (Voy. fig. 18.)

§ 11. — De l'œdème ou infiltration séreuse de la papille.

En même temps qu'il se fait une congestion du fond de l'œil il se produit assez souvent un œdème ou une infiltration séreuse de la rétine autour de la papille ou sur une partie de sa circonférence. Cet œdème se reconnaît à une coloration pâle, opaline, rougeâtre, des parties infiltrées, voilant la papille, et surtout à une dilatation plus ou moins forte des vaisseaux veineux en dehors de la circonférence papillaire œdématiée. Ce dernier caractère est le plus important et il s'explique par l'obstacle partiel que l'œdème apporte au retour du sang sur le centre de la papille. En effet, le sang de la rétine devant traverser une partie infiltrée ne passe qu'avec peine et distend les vaisseaux où il se trouve, tandis qu'au delà de l'obstacle, sur la papille par exemple, il n'y a point de dilatation vasculaire. Cette différence de diamètre du même vaisseau, petit sur la papille et large sur la rétine, est le signe caractéristique de l'œdème péripapillaire (voy. fig. 4 et 8). Lorsque l'œdème occupe toute la circonférence de la papille il en masque le contour d'une façon plus ou moins évidente, mais s'il est limité à une de ses moitiés (fig. 12) ou à une partie encore plus restreinte, c'est seulement sur ces points que se trouvent l'obscurité du bord papillaire et la dilatation des vaisseaux veineux de la rétine.

L'œdème péripapillaire et papillaire s'observent dans la méningite, dans l'hémorrhagie cérébrale, dans la compression et dans la contusion du cerveau, dans certaines fractures du crâne, etc.

§ 12. — De l'hydrophthalmie.

Dans certaines maladies du cerveau l'œil est plus volumineux, plus dur et plus saillant que de coutume. Il est distendu par une quantité plus grande d'humeur vitrée et quand on l'examine à l'ophthalmoscope il offre quelquefois une teinte verdâtre glaucomateuse évidente. C'est alors un *glaucome aigu*. L'hydrophthalmie est un phénomène de la plus haute importance pour le diagnostic des maladies du cerveau, et il est produit par la gêne de la circulation cérébrale. On l'observe ordinairement dans l'œil qui correspond à la lésion du cerveau et il se rencontre dans l'hémorrhagie cérébrale, et dans la contusion et la compression du cerveau qui succèdent à une fracture du crâne.

§ 13. — Exsudations fibrineuses et graisseuses de la rétine.

On rencontre quelquefois sur la rétine des plaques blanchâtres, larges de 4 à 5 millimètres, ou des granulations blanchâtres plus ou moins nombreuses. Leur nature n'est pas toujours facile à déterminer. Si dans quelques cas ce sont des exsudations fibrineuses et graisseuses consécutives à des hémorrhagies de la rétine, comme dans la néphrite albumineuse (voy. la figure ci-jointe et le chapitre XXIII) et dans le dia-

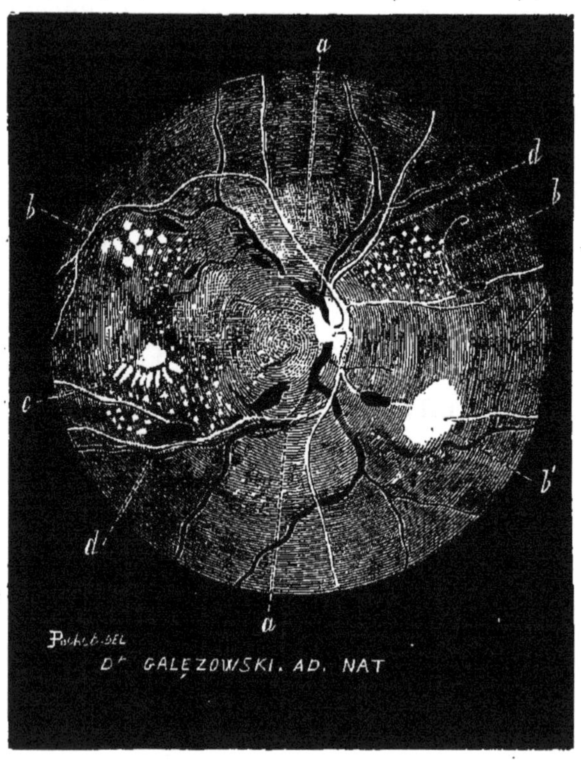

Rétino-choroïdite albuminurique.

a, *a*. Artère de la rétine voilée par l'exsudation.
b' b'. Taches blanches d'exsudation graisseuse.
d, *d*. Taches rouges hémorrhagiques le long des vaisseaux.

bète, ailleurs ce sont des lésions dont on ne connaît pas la nature, l'autopsie n'ayant pu être faite. Ainsi j'en ai observé trois cas, dont un avec M. A. Desmarres (obs. 14) sur un enfant atteint de méningite aiguë, et il est bien évident que dans cette circonstance les plaques blanches de la rétine n'étaient pas le résultat de la transformation d'un épanchement sanguin. Quelle était leur nature? Je l'ignore et c'est encore un point qui réclame de nouvelles études.

Les exsudations fibrineuses de la rétine ne s'observent que dans la méningite aiguë (obs. 14 et 48) ou chronique (fig. 18) et dans la néphrite albumineuse chronique.

§ 14. — Du pouls veineux de la papille.

Les veines principales de la rétine sont quelquefois agitées de battements isochrones à ceux du cœur et plus ou moins appréciables c'est le *pouls veineux de la rétine,* phénomène assez commun que l'on produit en pressant sur l'œil, et qui s'observe dans certaines maladies du cœur ou dans les tumeurs cérébrales assez fortes pour comprimer le sinus caverneux. Alors le sang ayant de la peine à circuler, mais n'étant ni arrêté, ni coagulé, reçoit l'impulsion de l'artère centrale de la rétine et rebondit à chaque systole artérielle de façon à présenter un mouvement d'expansion du vaisseau veineux dans lequel il est enfermé.

Au point de vue du diagnostic des maladies cérébrales par l'examen de l'œil, le *pouls veineux de la rétine* n'a pas une grande importance; mais, dans certains cas, il semble coïncider avec une tumeur du cerveau.

CHAPITRE IV

DES TROUBLES DE NUTRITION DU FOND DE L'OEIL PRODUITS PAR LES MALADIES DU SYSTÈME NERVEUX.

Les troubles de la circulation de l'œil, produits par les affections cérébrales, entraînent souvent à la longue ou immédiatement, des altérations de nutrition de la rétine, de la choroïde, du nerf optique et de la papille qui produisent l'infiltration de pigment sous la rétine, l'atrophie choroïdienne, le rétrécissement, l'excavation, la déformation et l'atrophie de la papille, mais toutes ces lésions n'ont pas une importance égale au point de vue du diagnostic des maladies du cerveau, et il n'y en a que trois ou quatre dont il faille tenir compte.

§ 1. — **De la rétinite pigmentaire.**

Chez les adultes et chez les vieillards, la présence d'un excès de pigment dans la choroïde n'a pas d'importance et est compatible avec l'état normal, mais chez les enfants où le pigment est très-rare, la présence de cet élément a une signification toute différente. Ainsi, d'après M. Liebreich, cette disposition serait particulière à une grave maladie cérébrale qu'on appelle l'idiotie (voy. fig. 22). Toutefois, cette altération, si fréquente qu'elle soit, n'ayant rien de constant, ne saurait avoir rien de pathognomonique. J'en reparlerai plus loin, ainsi que de la pigmentation papillaire observée une fois par hasard dans un cas d'encéphalite chronique partielle vieille de douze ans.

§ 2. — De l'atrophie choroïdienne.

On observe souvent l'atrophie choroïdienne et la rétinite pigmentaire réunies ensemble chez les vieillards atteints de ramollissement cérébral, mais l'atrophie de la choroïde étant très-commune chez l'adulte, il est difficile de savoir si la lésion est ancienne ou nouvelle, et si elle est le résultat de l'atrophie sénile du cerveau, du nerf optique et des parties constitutives de l'œil.

§ 3. — Du rétrécissement de la papille.

La papille dont les dimensions ne sont pas très-étendues, peut s'amoindrir d'une façon régulière et paraître plus petite que de coutume, sans se déformer, ou sans que les vaisseaux soient altérés. C'est une forme d'atrophie de la papille, altérant beaucoup moins la vision que l'atrophie vasculo-papillaire. Le rétrécissement ou la petitesse de la papille s'observe dans les maladies chroniques du cerveau et dans le ramollissement cérébral chronique datant déjà d'une époque éloignée.

§ 4. — Des excavations de la papille.

L'excavation de la papille s'observe quelquefois dans les maladies chroniques du cerveau, mais elle ne peut en aucune manière aider à les reconnaître, à moins qu'elle ne soit compliquée d'atrophie (voyez le chapitre *Tumeurs du cerveau*). C'est une lésion compatible avec l'exercice normal de la vision, et qu'on observe très-fréquemment dans l'état physiologique. On ne sait pas si elle est ancienne ou récente, et je ne fais que l'indiquer dans l'espoir qu'on pourra quelque jour en tirer un meilleur parti que je n'ai pu le faire.

§ 5. — Des déformations de la papille.

Si la petitesse et l'excavation de la papille du nerf optique ne sont pas d'une grande utilité pour le diagnostic des maladies nerveuses et cérébro-spinales, il n'en est pas de même des déformations de la papille. Cette altération caractérisée par l'aplatissement latéral ou transversal, par la saillie excessive d'un côté de la papille ou par l'inégalité du bord papillaire, offre, au contraire, une importance excessive et indique la compression du nerf optique. (Voy. obs. 7 et 45.)

Les déformations et les irrégularités de la papille

sont le signe d'une tumeur de la couche optique ou d'une tumeur de la base du crâne, quelqu'en soit l'origine et pouvant produire l'aplatissement du nerf.

§ 6. — De l'atrophie papillaire.

L'atrophie de la papille du nerf optique est la plus commune, en même temps qu'elle est la plus grave des altérations de l'œil produite par les maladies du cerveau et de la moelle (voy. fig. 19). Elle est caractérisée par la décoloration et la blancheur de la papille dues à la disparition progressive des vaisseaux capillaires, par l'altération et la destruction consécutive des tubes nerveux qui sont entremêlés de tissu conjonctif, et par l'amaurose. Elle résulte de l'état phlegmasique primitif de l'encéphale et des couches optiques dans la méningo-encéphalite terminée par guérison, de la compression du nerf par une tumeur ou par une hydrocéphalie chronique ; de la phlegmasie consécutive aux congestions actives et passives de la papille, par le délire des fièvres graves ou l'action réflexe de la moelle et du grand sympathique ; enfin de l'altération lente du mouvement nutritif qui succède à l'oblitération des petits vaisseaux de la papille.

Cette atrophie se produit par degrés. D'abord incomplète, elle augmente tous les jours, et il est rare qu'elle succède d'emblée à un état aigu dans lequel le malade privé de sens et de raison sortirait de son état cérébral pour revenir à la vie privé de la vision.

L'atrophie de la papille se rencontre dans toutes les maladies du nerf optique et de la couche optique produite par la congestion active et chronique de ces organes, dans certains cas d'hydrocéphalie chronique, dans certains cas de méningite aiguë ayant pu guérir, dans quelques tumeurs du cerveau, dans le ramollissement cérébral sénile, dans l'ataxie locomotrice. J'en reparlerai plus loin.

CHAPITRE V

DE L'IMPORTANCE DES SIGNES FOURNIS AU DIAGNOSTIC DES MALADIES DU SYSTÈME NERVEUX PAR LES TROUBLES DE LA SENSIBILITÉ, DE LA MOTILITÉ, DE LA CIRCULATION ET DE LA NUTRITION DU GLOBE OCULAIRE.

L'étude que je viens de faire des lésions de la *motilité*, de la *circulation*, de la *sensibilité* et de la *nutrition* de certaines parties de l'œil dans leurs rapports avec les maladies du cerveau a dû en montrer l'importance. Par ses relations anatomiques, ou si l'on veut par son intime connexité, l'œil subit de la façon la plus immédiate et la plus prompte le contre-coup des lésions cérébrales, et la circulation ne peut être gravement troublée dans le cerveau sans que les vaisseaux de la rétine ne s'engorgent, et sans que les fonctions visuelles ne soient modifiées. Un tel rapport fait comprendre le mécanisme des lésions oculaires produites par les maladies du cerveau, ce qu'on pourrait appeler la physiologie pathologique du phénomène, si ces deux mots ne hurlaient pas d'être accouplés ensemble, en sorte qu'il n'y a pas à révoquer l'influence des maladies de l'organe de la pensée sur la production de certains troubles visuels. De ce fait principal, ressort comme conséquence la possibilité de remonter des lésions de l'œil aux lésions cérébrales, et de juger l'état du cerveau par celui de l'organe visuel. Par l'œil voir le cerveau, tel a été le but de mes études depuis trois ans, et la science médicale ne pourra, je pense, que parcourir avec avantage ce nouveau champ d'observation ouvert à son activité.

Les altérations oculaires dont je viens de parler n'ont pas une égale importance, n'ont pas toute même origine, et ne sont pas également faciles à constater. Les unes produites par un désordre de sensibilité ou de motilité, telles que la photophobie, l'amaurose, la diplopie, le strabisme, le nystagmus, etc., sont révélées par le malade ou appréciées par un simple coup d'œil du médecin, tandis que les autres ne peuvent être découvertes qu'au moyen de l'ophthalmoscope. Sans Helmholtz, qui, par la découverte de cet instrument, a doté la science d'un nouveau procédé d'exploration de l'œil, la cérébroscopie n'aurait pas de raison d'être ; avec cet instrument, au contraire, le médecin peut, dans certains cas, suivre jour par jour les lésions de circulation du fond de l'œil produites par les maladies du cerveau, ainsi que les lésions de nutrition qui peuvent en être la conséquence. C'est là un résultat considérable, et quel que soit l'avenir de la tentative de séméiotique cérébrale que j'essaye aujourd'hui, il est certain que désormais la *diophthalmoscopie* fera partie des éléments de diagnostic à consulter dans l'étude des maladies du cerveau.

Quelle est l'importance de l'étude des lésions oculaires dans le diagnostic des maladies du cerveau? Peut-elle donner des signes plus précis que ceux que l'on connaît? Ces lésions sont-elles assez constantes pour être d'un grand secours dans les cas où le diagnostic est incertain? Sont-elles pathognomoniques d'une maladie plutôt que d'une autre, et n'y a-t-il pas à les réunir aux autres symptômes des maladies cérébrales? Tels sont les problèmes difficiles que je me suis imposé le devoir de résoudre pour démontrer l'utilité de ces nouvelles recherches et pour répondre d'avance aux objections qu'elles peuvent faire naître dans l'esprit du lecteur.

1° Par leur mode d'origine et de développement, autant que par leur fréquence dans les maladies du cerveau, certaines altérations de motilité, de circulation, de sensibilité et de nutrition, observées dans l'œil séparent ces maladies en deux classes, les unes avec et les autres sans lésion matérielle de la substance cérébrale. En effet, là où se produisent les troubles fonctionnels *idiopathiques* ou *symptomatiques*, c'est-à-dire pouvant exister seuls ou faire supposer une maladie organique du cerveau, la présence d'une altération oculaire tranche la difficulté, et permet d'affirmer qu'il existe une maladie organique. Sous ce rapport donc, l'étude des troubles visuels, chez les malades qui présentent des symptômes nerveux, a une grande importance. Ainsi, dans les paralysies avec amaurose consécutive à la diphthérite et à la convalescence des maladies aiguës, s'il n'y a aucune lésion oculaire visible à l'ophthalmoscope, c'est que la maladie est, comme l'a dit Follin, liée à un trouble de l'accommodation, tandis que, s'il y a congestion péri-papillaire, œdème de la papille ou hémorrhagie rétinienne, c'est qu'il existe une infiltration séreuse du cerveau ou de ses enveloppes. Dans l'épilepsie, s'il n'y a rien au fond de l'œil, c'est que la maladie est sympathique ; mais s'il y a déformation de la pupille ou seulement *angioplanie*, c'est-à-dire anomalie ou erreur de distribution dans les vaisseaux de la rétine, on peut supposer qu'il existe une anomalie semblable à l'intérieur du crâne, et que la maladie est symptomatique d'une lésion cérébrale due à un vice de distribution des vaisseaux veineux.

Dans le délire aigu de la fièvre typhoïde, de l'érysipèle du cuir chevelu, dans le délire des enfants et dans le délire de l'alcoolisme aigu ou du rhumatisme articulaire, on se demande souvent s'il y a ou s'il n'y a pas de méningite, et, selon les idées médicales de l'observateur, il répond d'une façon négative ou affirmative, sans avoir plus de motifs de se prononcer dans un sens que dans l'autre. Eh bien, dans ces cas, l'ophthalmoscope, qui ne trouve aucune lésion du fond de l'œil, permet de dire qu'il n'y a rien au cerveau; tandis que, au contraire, la congestion péripapillaire, avec œdème d'un côté de la papille et des flexuosités, des varices ou des thromboses phlébo-rétiniennes permettent d'affirmer que les malades ont une forte congestion cérébrale et un commencement de méningite (voy. obs. 53). Partout où des phénomènes cérébraux s'accompagnent de lésions oculaires, il y a en même temps lésion organique de l'encéphale, fait considérable, dont il est impossible de méconnaître l'importance, et qui semble devoir être de la plus grande utilité pour le diagnostic des maladies du cerveau. Cela est si vrai, que, dans la méningite en particulier, je ne manque jamais d'employer l'ophthalmoscope pour donner au diagnostic toute la certitude désirable.

Mais, si une lésion oculaire, coïncidant avec des phénomènes nerveux, indique toujours une maladie cérébrale, en revanche, toute maladie cérébrale s'accompagne-t-elle de lésions oculaires? Non; car dans certains cas rares les maladies organiques de l'encéphale sont tolérées de la façon la plus extraordinaire, sans donner lieu à un phénomène morbide. Chez ces malades alors une lésion de l'encéphale peut exister sans troubler les fonctions visuelles. Ainsi font quelquefois les tubercules du cerveau, les hémorrhagies cérébrales récentes, mais peu volumineuses, les hémorrhagies cérébrales anciennes, qui, après avoir occasionné pendant les premiers jours de l'amaurose, de la berlue, de l'hydrophthalmie, du strabisme et de la diplopie, permettent le retour des fonctions visuelles à l'état normal, sans que le foyer cérébral ait disparu. Malgré ces exceptions fort rares, et que je n'ai encore rencontrées que dix fois sur plus de deux cents malades, le rapport des troubles visuels aux lésions du cerveau est si intime et si habituel, qu'on doit le considérer comme une règle pathologique, et, en conséquence, s'en servir comme d'un élément indispensable à un bon diagnostic des maladies de l'encéphale.

2° Il n'est pas douteux que le troubles visuels produits par les maladies cérébrales, en s'ajoutant aux autres symptômes de ces maladies, ne leur donnent une précision plus grande. Ainsi, quelle que soit l'habileté d'un médecin, vis-à-vis des phénomènes d'invasion d'une méningite, il reste souvent plusieurs jours dans un état d'incertitude fâcheuse pour la thérapeutique : mais si par l'ophthalmoscopie il découvre des flexuosités, des varices et des thromboses phlébo-rétiniennes avec œdème de la papille, il affirmera qu'il existe un obstacle à la circulation du cerveau, et la certitude de cet obstacle sera la preuve d'une phlegmasie méningée avec thrombose du sinus caverneux ou phlébite des sinus de la dure-mère. Ailleurs, on ne sait véritablement pas si un vieillard qui présente des phénomènes de paralysie subite est atteint de ramollissement cérébral aigu ou d'hémorrhagie cérébrale, et cependant il suffit de regarder à l'ophthalmoscope pour voir que dans l'hémorrhagie il y a une dilatation et une hypérémie des vaisseaux du fond de l'œil, quelquefois même des épanchements sanguins qui n'existent jamais dans le ramollissement aigu du cerveau.

Sans vouloir donner à aucun des troubles visuels fournis par l'ophthalmoscopie au diagnostic des maladies cérébro-spinales, la préséance sur les autres troubles fonctionnels de ces maladies, il est impossible de ne pas voir que ces phénomènes sont, dans quelques circonstances, d'une précision extraordinaire et jusqu'ici inconnue. Ce sont des symptômes à ajouter à ceux dont la clinique est depuis longtemps en possession.

De plus, le côté où existe la lésion de l'œil indique ordinairement le côté du cerveau où se trouve la lésion cérébrale, et l'on peut ainsi, par l'ophthalmoscope, non-seulement reconnaître une maladie du cerveau, mais dire, à peu de chose près, quelle est la partie de l'encéphale qui est malade. (Voy. obs. 59.)

3° Les troubles visuels produits par les maladies du

cerveau et de la moelle sont parfois tellement nets et si bien en rapport avec les lésions organiques cérébrales que leur présence devra toujours être considérée comme un des plus sûrs éléments de diagnostic que possède la science pour déterminer la nature des phénomènes nerveux offerts par les malades. C'est là une vérité incontestable. Mais si les altérations de motilité, de circulation, de sensibilité et de nutrition de l'œil ont cette importance, il leur manque quelque chose pour avoir toute la signification désirable en séméiotique, car ainsi que nous l'avons déjà dit, elles peuvent faire défaut. Présentes, leur signification est incontestable, mais leur absence peut égarer le médecin et faire croire à l'existence de troubles nerveux fonctionnels qui seraient au contraire la manifestation d'une lésion organique de l'encéphale. A cet égard, il faut donc être très-réservé et multiplier les recherches pour bien connaître tout ce que renferme cette nouvelle séméiotique du cerveau.

4° Au reste, comme je l'ai déjà dit, aucune des lésions de la sensibilité, de la circulation, de la motilité et de la nutrition oculaires n'est pathognomonique d'une maladie de l'encéphale ou de la moelle, Tous ces phénomènes ont besoin d'être réunis aux autres symptômes de la maladie qu'on observe, et c'est en tenant un compte attentif de la succession des accidents, de leur cause, de leur enchaînement et de l'apparition des lésions oculaires constatées par l'observation et l'ophthalmoscope qu'on peut espérer d'arriver à un diagnostic précis. C'est par l'ensemble qu'ils prennent de la valeur, et ici, comme en toutes choses, le morcellement conduit à l'impuissance.

CHAPITRE VI

DES TROUBLES DE LA VUE OCCASIONNÉS PAR LES LÉSIONS DU FOND DE L'OEIL DANS LE COURS DES MALADIES DU SYSTÈME NERVEUX.

Je viens de passer en revue toutes les lésions de la sensibilité, de la motilité, de la circulation et de la nutrition, qui se produisent dans le globe de l'œil à l'occasion des maladies du cerveau, de la moelle et des nerfs. Quelle est leur influence sur la vision ? Ces altérations anatomiques sont-elles annoncées par des troubles visuels, et le médecin est-il conduit à examiner le fond de l'œil par les désordres fonctionnels de la vue? C'est ce que je veux discuter maintenant.

On se ferait une idée très-inexacte de l'influence des lésions du fond de l'œil sur le sens de la vue, si l'on croyait que, dans tous les cas de maladie cérébrale, les lésions oculaires s'annoncent ou se révèlent constamment par un affaiblissement visuel. Cela n'est vrai que sur un certain nombre de malades. En effet, quand on examine indistinctement, et comme désormais il faudra le faire, le fond de l'œil à l'ophthalmoscope, chez tous les individus ayant les symptômes d'une maladie du cerveau ou de la moelle, on découvre souvent sur la papille, sur la choroïde ou sur la rétine, des infiltrations séreuses, des plaques congestives, des hémorrhagies, des exsudations albumino-graisseuses ou pigmentaires, et des atrophies partielles qui ne troublent pas le sens de la vue.

D'une autre part, chez des sujets ayant une hémorrhagie cérébrale, une contusion du cerveau, une encéphalite partielle ou une lésion encéphalique passagère avec obnubilation, berlue et commencement d'amaurose, coïncidant avec une lésion du fond de l'œil, il n'est pas rare de voir disparaître les troubles fonctionnels de la vision, tandis que persiste encore, à un certain degré, la lésion de circulation du fond de l'œil.

Chez des sujets que j'ai examinés avant de les soumettre aux inhalations de chloroforme poussées jusqu'à l'anesthésie, j'ai constaté l'intégrité de la papille et de la rétine, tandis que, après l'état de congestion cérébrale et intra-oculaire produit par cet anesthésique, j'ai souvent trouvé une hypérémie du fond de l'œil, semblable à celle de la choroïdite, sans affaiblissement visuel. Chez certains enfants, la lésion a persisté pendant plusieurs semaines et n'a jamais été accompagnée de troubles de la vision.

Ce que j'ai vu dans la congestion cérébrale produite par le chloroforme, je l'ai également observé à la suite de la contusion du cerveau, de l'hémorrhagie cérébrale et de la méningite rhumatismale. Dans ces différents cas, après la période grave, dans laquelle le malade sans connaissance, ou voyant à peine, avait offert l'hypérémie choroïdienne, la dilatation des veines de la rétine et l'infiltration séreuse péripapillaire, j'ai constaté que ces lésions persistaient pendant très-longtemps après la disparition des principaux accidents, sans se révéler par aucun trouble visuel.

Il en est à peu près de même dans la méningite, où, sans avoir constaté d'affaiblissement ou de trouble fonctionnel de la vue, j'ai découvert dans le fond de l'œil les lésions caractéristiques de la maladie. On peut donc dire que les lésions oculaires produites par les maladies du système nerveux ne modifient pas toujours d'une façon bien évidente l'exercice de la vision, et en effet, il n'y a que les maladies organiques un peu fortes et très-anciennes qui, produisant le strabisme, l'œdème de la rétine ou l'atrophie papillaire, déterminent la diplopie, l'hémiopie, la berlue, les obnubilations ou l'amaurose à ses différents degrés

LIVRE II

DES MALADIES DU CERVEAU, DE LA MOELLE ET DES MÉNINGES ÉTUDIÉES D'APRÈS LES TROUBLES VISUELS QU'ELLES PRODUISENT.

Après avoir montré toute l'importance de l'étude des troubles de la sensibilité, de la motilité, de la circulation et de la nutrition des parties constituantes externes ou internes de l'œil, je me propose d'étudier à présent le rapport des différentes lésions oculaires avec les altérations des méninges, du cerveau et de la moelle épinière. Je rechercherai ensuite si ces altérations existent dans les névroses, et s'il n'y a pas dans le nouveau mode d'exploration dont je conseille l'usage, un moyen de reconnaître, plus sûrement qu'on n'a pu le faire jusqu'ici, les maladies organiques du système nerveux. Comme tout ce que j'ai à dire repose sur l'observation clinique et sur des expériences que chacun pourra reproduire, j'espère intéresser ceux de mes confrères qui aiment le progrès et qui s'intéressent réellement à la grandeur de la science médicale.

Dans ce livre, j'étudierai successivement les troubles visuels et les lésions oculaires que l'on observe plus ou moins souvent, sinon constamment, dans la *méningite aiguë et chronique*, dans le *rhumatisme cérébral*, dans l'*hémorrhagie cérébrale*, dans le *ramollissement aigu et chronique du cerveau*, dans l'*encéphalite partielle*, dans les *tumeurs* et dans les *abcès du cerveau*, dans le *rachitisme cérébral*, dans l'*hydrocéphalie chronique*, dans l'*hémorrhagie méningée*, dans la *commotion*, la *contusion* et la *compression du cerveau*, dans la *phlébite des sinus de la dure-mère*, dans l'*atrophie du cerveau*, dans la *paralysie générale progressive*, dans l'*ataxie locomotrice*, dans le *tétanos*, dans la *paralysie diphthéritique*, dans l'*épilepsie*, dans la *folie*, dans le *délire aigu des fièvres*, dans le *diabète* et dans l'*albuminurie*, dans l'*agonie* et après la *mort*, enfin, *dans les maladies de l'encéphale produites artificiellement* sur les chiens et sur les lapins.

CHAPITRE PREMIER

DES LÉSIONS OCULAIRES DANS LA MÉNINGITE AIGUE OU CHRONIQUE ET DANS LA MÉNINGITE RHUMATISMALE.

Dans la méningite aiguë ou chronique, les fonctions visuelles sont toujours plus ou moins gravement altérées, ce qui dépend des désordres dont la sensibilité, le mouvement et la circulation de l'œil peuvent être le siége. On y rencontre l'hyperesthésie oculaire, la diplopie, l'hémiopie, l'amblyopie et l'amaurose. Mais je ne m'occuperai que de ces deux derniers troubles fonctionnels, en raison des lésions profondes de l'œil auxquels ils se rattachent.

Placé dans un hôpital consacré aux maladies de l'enfance, j'ai eu l'occasion d'y voir un très-grand nombre de méningites, de façon à les étudier avec tout le soin nécessaire, pour arriver au résultat que je me proposais d'atteindre. J'ai voulu savoir de quelle lésion dépendait l'amaurose si commune en pareille circonstance, et, tout en les étudiant avec l'ophthalmoscope, je priai tantôt MM. Desmarres père et fils, tantôt MM. Galezowski et Liebreich, de venir me guider dans ces recherches. Un premier aperçu de mon travail a été publié, en 1862, par la *Gazette des hôpitaux,* et depuis lors, je n'ai cessé de poursuivre cette étude pour mieux connaître tout ce qui est relatif au mode de production et d'évolution des désordres que je venais de signaler. Ce que je professais alors a porté ses fruits, car plusieurs médecins ont pu confirmer par leurs observations l'exactitude des faits que j'ai avancés, résultat considérable, qui est en quelque sorte la garantie de l'utilité scientifique de ce travail.

Quelle que soit la cause des troubles de la circulation oculaire dans la méningite, et j'y reviendrai plus loin, il est certain que dans presque tous les cas de phlegmasie aiguë des méninges et du cerveau, la circulation du fond de l'œil est modifiée tôt ou tard, et que cette modification, si l'on apprend à la reconnaître, est très-utile au diagnostic, quelquefois si difficile de la maladie.

§ 1. — Des altérations du fond de l'œil dans la méningite, étudiées à l'ophthalmoscope.

Dans la méningite aiguë, le fond de l'œil participe toujours plus ou moins à l'inflammation du cerveau et des méninges : car, sous l'influence du voisinage, il présente des lésions analogues à celles de la rétino-choroïdite, mais qui en diffèrent parce qu'elles sont le résultat d'une congestion passive et mécanique. Ces lésions sont très-variées ; ce sont :

1° La congestion périphérique, générale ou partielle, de la papille du nerf optique, avec plaques congestives de la rétine et de la choroïde : *congestion péripapillaire.*

2° L'infiltration séreuse péripapillaire, ou *œdème papillaire.*

3° La dilatation des veines rétiniennes autour de la papille : *phlébectasie rétinienne.*

4° La flexuosité et la varicosité des veines rétiniennes.

5° La thrombose des veines rétiniennes.

6° Les hémorrhagies de la rétine par suite de la rupture des vaisseaux veineux.

7° L'anévrysme faux primitif des veines de la rétine.

8° Les déformations de la papille.

9° Les exsudations blanchâtres de la rétine.
10° La décoloration choroïdienne.
11° L'atrophie du nerf optique.

Ces altérations sont très-variables. Elles ne s'observent pas également à toutes les périodes de la maladie, ni au même moment, et plusieurs d'entre elles peuvent se trouver réunies au fond du même œil, ou, sur le même sujet, dans ses deux yeux. Tout cela dépend de l'ancienneté de la méningite, de son intensité et du degré d'hypérémie des méninges, du cerveau et des sinus de la dure-mère. Elles existent chez presque tous les malades, et je n'en ai pas vu mourir un seul chez lequel elles ne se soient produites. S'il y a des exemples dans lesquels je ne les aie pas observées, deux fois sur 59 malades, c'est que la maladie n'était pas encore assez avancée, et une fois, j'ai pu voir une méningite bien évidente, encore sans altération du fond de l'œil, qui, le lendemain, offrit ces altérations très-parfaitement caractérisées. Ainsi, lorsqu'en examinant l'œil d'une méningite à l'ophthalmoscope, on ne trouve aucune altération des vaisseaux de la papille, il ne s'ensuit pas que la lésion ne se produira pas un peu plus tard, et, pour nier leur existence, il faudrait avoir examiné les yeux jusqu'à la fin de la maladie.

Depuis le commencement de 1862, j'ai observé, à l'hôpital ou dans la ville, 80 cas de méningite aiguë, tuberculeuse ou rhumatismale, et de méningite chronique, et s'il ne m'a pas toujours été possible d'en prendre la note et d'écrire les résultats de l'examen ophthalmoscopique, j'ai pu recueillir l'observation de 59 malades, dont le tableau se trouve ci-joint. Comme on le verra, il n'y en a eu que deux chez lesquels l'examen ait été sans résultat, l'un qui a guéri, sa maladie étant restée légère et d'un diagnostic douteux, tandis que l'autre n'a été examiné que quatre jours avant la mort, et rien ne prouve que les lésions ne se soient produites un peu plus tard. Quoi qu'il en soit, voici le tableau contenant le numéro des observations, et, en dix colonnes particulières, le relevé des lésions de circulation et de nutrition observées du fond de l'œil à l'aide de l'ophthalmoscope.

Numéros des observations.	Congestion péripapillaire.	Œdème péripapillaire.	Dilatation des veines.	Flexuosités et varices.	Hémorrhagies.	Thrombose rétinienne.	Exsudation.	Déformation de papille.	Décoloration.	Atrophie de papille.
1......	1	»	1	1	»	1	»	»	»	»
2......	1	1	1	»	1	1	»	»	»	»
3......	1	»	1	»	»	»	»	»	»	»
4......	1	1	1	1	1	1	»	»	»	»
5.	1	»	1	»	»	»	»	»	»	»
6......	1	1	1	1	»	»	»	»	»	»
7......	1	1	1	1	1	1	»	1	»	»
8......	1	»	1	1	»	1	»	»	»	»
9......	Méningite douteuse. Rien à la papille ni à la rétine. Guérison.									
10......	1	1	1	1	»	1	»	»	»	»
11.... .	1	»	1	1	Enfant guéri de la méningite et mort plus tard de tuberculose.					
A reporter.	10	5	10	7	3	6	»	1	»	»

Numéros des observations.	Congestion péripapillaire.	Œdème péripapillaire.	Dilatation des veines.	Flexuosités et varices.	Hémorrhagies.	Thrombose rétinienne.	Exsudation.	Déformation de papille.	Décoloration.	Atrophie de papille.
Report....	10	5	10	7	3	6	»	1	»	»
12.......	1	»	1	1	»	»	»	»	»	»
13.......	Aucune lésion quatre jours avant la mort, pendant l'état convulsif. — Un seul examen.									
14.......	1	1	1	1	1	1	1	»	»	»
15.......	1	»	1	1	»	»	»	»	»	»
16.......	1	»	1	1	»	»	»	»	»	»
17.......	1	»	»	»	»	»	»	»	»	»
18.......	1	»	»	»	»	»	»	»	»	»
19.......	1	1	1	1	1	1	»	»	»	»
20.......	1	»	»	1	»	»	»	»	»	»
21.......	1	»	»	1	1	»	»	»	»	»
22.......	1	»	1	»	»	»	»	»	»	»
23.......	1	»	»	»	»	»	»	»	1	»
24.......	1	»	1	1	»	»	»	»	»	»
25.......	1	1	1	1	1	»	»	»	»	»
26.......	1	»	1	1	»	»	»	»	»	»
27.......	1	»	1	1	»	»	»	»	»	»
28.......	1	»	1	»	»	»	»	»	»	»
29.......	1	»	1	»	»	»	»	»	»	»
30.......	1	»	1	»	»	»	»	»	»	»
31.......	1	1	1	»	»	1	»	»	»	»
32.......	1	»	1	»	»	»	»	»	»	»
33.......	1	1	1	»	»	»	»	»	»	»
34.......	1	»	1	1	1	1	»	»	»	»
35.......	1	1	1	1	»	1	»	»	»	»
36.......	1	»	1	1	»	»	»	»	»	»
37.......	1	»	1	»	»	1	»	»	»	»
38.......	1	»	1	1	»	»	»	»	»	»
39.......	1	»	1	»	»	»	»	»	»	»
40.......	1	»	1	»	»	»	»	»	»	»
41.......	1	1	1	1	»	1	»	»	»	»
42.......	1	1	1	1	1	»	»	»	»	»
43.......	1	»	1	1	»	1	»	»	»	»
44.......	1	1	»	1	»	»	»	»	»	»
45.......	1	1	1	1	»	1	»	1	»	»
46.......	1	1	»	»	»	»	»	»	»	»
47.......	1	1	1	»	»	»	»	»	»	»
A reporter.	45	17	38	27	9	15	1	2	1	»

Numéros des observations.	Congestion péripapillaire.	Œdème péripapillaire.	Dilatation des veines.	Flexuosités et varices.	Hémorrhagies.	Thrombose rétinienne.	Exsudation.	Déformation de papille.	Décoloration.	Atrophie de papille.
Report	45	17	38	27	9	15	1	2	1	»
MÉNINGITE chronique.										
48......	1	»	»	»	1	»	1	»	»	1
49	1	1	1	»	»	»	»	»	»	»
50......	1	1	1	1	»	1	»	»	»	»
51......	1	1	1	1	»	1	»	»	»	»
52......	1	1	1	1	»	1	»	»	»	»
53......	1	1	1	»	»	1	»	»	»	»
54......	1	1	1	»	»	1	»	»	»	»
55......	1	1	1	»	»	1	»	»	»	»
56......	1	1	1	»	»	»	»	»	»	»
57......	1	1	1	»	»	»	1	»	»	»
58.....	1	»	1	1	»	»	»	»	»	»
59......	1	»	1	»	»	»	»	»	»	»
Total.....	57	26	49	31	10	21	3	2	1	1

En étudiant ce tableau, on voit qu'il est nécessaire de l'analyser dans ses plus petits détails pour apprécier le degré de fréquence des altérations observées dans l'œil des sujets atteints de méningite, et pour faire connaître chacune de ces altérations en particulier.

1° Congestion péripapillaire.

Cette altération a été notée cinquante-sept fois. Elle est caractérisée par une hypérémie tellement considérable des bords de la papille, qu'elle les masque presque complétement et qu'ils deviennent indistincts et voilés par une teinte rouge très-foncée en couleur. On n'en voit plus les contours, ordinairement si nets, et tranchant par leur coloration blanche sur le fond de l'œil. Il n'y a plus que le centre de la papille qui conserve la teinte blanche rosée de l'état normal. La congestion péripapillaire n'est pas toujours générale, occupant toute la périphérie de la papille. Chez quelques malades, elle est partielle et ne s'observe que sur un de ses côtés.

Dans un cas même (voy. fig. 12), elle n'existait que sur le côté externe de la papille droite, et elle était si prononcée, que l'on avait la plus grande peine à distinguer la papille, qui semblait réduite à une tache ovalaire limitée en dehors par la ligne onduleuse verticale des vaisseaux de l'œil.

A la congestion péripapillaire se rapportent les plaques congestives de la rétine observées chez quelques malades, et dont nous n'avons pas fait une étude suffisante.

2° Œdème péripapillaire.

Cette altération a été notée vingt-six fois, mais je dois dire qu'elle a dû m'échapper plus d'une fois au début de mes recherches, car maintenant que je suis plus expérimenté, je la rencontre bien plus souvent que par le passé. Quoi qu'il en soit, l'œdème péripapillaire se reconnaît, chez quelques malades, par une teinte grisâtre, brillante et granulée des bords de la papille, au-dessus de la congestion péripapillaire, et elle est générale ou partielle, c'est-à-dire localisée à une moitié ou à un quart des contours de la papillaire. Ces caractères seraient insuffisants pour la distinguer, si nous n'en avions pas un autre beaucoup plus important sous ce rapport, nous voulons parler de la dilatation des veines rétiniennes, ou *phlébectasie rétinienne* en dehors de la papille. En effet, dans ces cas, les veines de la rétine sont énormes jusqu'au bord de la papille, infiltré de sérosité ou atteint d'œdème, et, arrivées sur la papille, ces vaisseaux semblent se rétrécir et sont infiniment plus petits, comme si un obstacle empêchait le sang veineux de revenir dans le nerf optique et de là dans le sinus caverneux. C'est l'œdème péripapillaire qui fait obstacle à la circulation veineuse du fond de l'œil, et le sang des veines rétiniennes, qui revient dans la papille, éprouvant de la peine à cheminer, distend le vaisseau sur la rétine à partir du bord papillaire, tandis que, sur la papille elle-même, ce vaisseau est d'un calibre beaucoup plus petit. Cette disposition est très-importante à noter, car elle révèle l'existence d'un obstacle au retour du sang dans les sinus du cerveau.

3° Dilatation des veines de la rétine, ou phlébectasie rétinienne.

Cette lésion est la plus fréquente après la congestion péripapillaire, je l'ai observée quarante-neuf fois. Elle est caractérisée par une dilatation égale des veines de la rétine, qui sont beaucoup plus grosses qu'elles ne devraient l'être, ce qui tient à leur distension par du sang liquide. Il est évident que dans ces cas, la circulation se trouve ralentie dans leur intérieur et qu'il y a là une *hémostase* évidente qui est le commencement des flexuosités, des varicosités ou des thromboses phlébo-rétiniennes dont je vais parler. (Voy. fig. 3, 4, 7, 8.)

4° Flexuosités et varices phlébo-rétiniennes.

Cette altération a été constatée trente et une fois. On observe quelquefois les flexuosités des veines de la rétine ailleurs que dans la méningite, et même chez quelques personnes jouissant d'une bonne santé, mais il y a un degré de flexuosité si considérable qu'il n'appartient qu'à la maladie dont nous parlons (voy. fig. 7 et 12). Une altération plus importante est l'état variqueux des veines de la rétine. Ces varices ou ces varicosités se reconnaissent aux dilatations noueuses très-rapprochées des veines de la rétine, dont les bords paraissent irrégulièrement frangés au lieu d'être lisses comme dans l'état normal (voy. fig. 12). Il faut encore reconnaître dans cette disposition l'effet d'un obstacle au retour du sang veineux de l'œil dans le cerveau, et il se produit dans ces petites veines quelque chose d'analogue à ce qu'on observe dans les veines des membres inférieurs, qui deviennent variqueuses chez les femmes enceintes dont le ventre est rempli par l'utérus dilaté, ou chez celles qui ont un kyste ovarique comprimant les veines du bassin et empêchant le retour du sang par la veine iliaque.

5° Thrombose phlébo-rétinienne.

Cette altération a été observée vingt et une fois. Elle est caractérisée par la présence de petits caillots solitaires ou multiples, isolés çà et là dans les veines de la rétine, de façon à interrompre plus ou moins complétement la circulation. Ces caillots résultent probablement de la stase trop prolongée du sang, et il se passe alors un phénomène analogue à ceux qu'on observe dans les grosses varices, où le sang ne circule qu'avec difficulté. Ils sont placés dans la continuité ou à l'angle d'un embranchement vasculaire, et on les distingue à la coloration plus foncée du vaisseau dans lequel se trouvent des places noirâtres séparées par des parties plus claires.

6° et 7° Hémorrhagie de la rétine. — Rupture des veines et anévrysme faux primitif des veines de la rétine.

Les hémorrhagies rétiniennes sont assez communes dans la méningite, puisqu'elles ont été observées dix fois tandis que l'anévrysme faux primitif ne s'y rencontre que d'une façon exceptionnelle. Nous n'en avons qu'un seul exemple. Toutes ces lésions sont évidemment le résultat d'un obstacle au retour du sang dans le cerveau.

Les hémorrhagies de la rétine se présentent sous forme de petits épanchements sanguins miliaires, sur le trajet d'un vaisseau ou sur la rétine elle-même et dans la choroïde. Ce sont des taches semblables à celles qu'on observe quelquefois dans la maladie de Bright, et il est probable que c'est à ces hémorrhagies dont la matière colorante s'est résorbée, qu'il faut attribuer certaines plaques blanches de la choroïde observées dans la méningite chronique.

L'*anévysme faux primitif des veines de la rétine* n'a été découvert que par hasard en quelque sorte, sur l'œil d'un enfant qui avait succombé à la méningite et que nous disséquions au microscope avec le professeur Ch. Robin. Il est bien évident que cette lésion est impossible à reconnaître pendant la vie avec un ophthalmoscope. Dans ce cas, l'enfant avait présenté une hémorrhagie du fond de l'œil sur le trajet d'un vaisseau. Nous recherchions sur le cadavre le siége et l'origine de l'épanchement sanguin, et c'est dans cette étude, exclusivement faite par Robin, que nous avons pu voir le sang placé sous la tunique celluleuse du vaisseau, après en avoir déchiré les tuniques interne et moyenne. (Voy. obs. 2.)

8° Déformation de la papille.

Les déformations de la papille sont rares dans la méningite aiguë, car je ne les ai observées que deux fois (voy. obs. 7 et 45). Elles sont le résultat de la compression du nerf optique à l'intérieur du crâne, près du chiasma sans doute, ou dans l'espace interpédonculaire, ou enfin dans le sinus caverneux, par du sang ou par l'infiltration gélatiniforme séro-purulente de la méningite basilaire. C'est un point sur lequel il est difficile de pouvoir encore se prononcer.

9° Exsudations blanchâtres de la rétine.

Je n'ai encore rencontré que trois fois ces exsudations blanchâtres de la rétine : une fois dans la méningite aiguë chez une enfant qui a été emmenée de l'hôpital par ses parents et dont nous n'avons pu faire l'autopsie; une fois chez une petite fille qui se mourait de méningite tuberculeuse, après avoir eu, un mois auparavant, une convulsion suivie d'hémiplégie pendant trois jours; et une autre fois, dans la méningite chronique, chez une enfant de l'hôpital qui a encore été retirée des salles avant la mort. C'étaient des plaques blanchâtres assez larges (voy. fig. 48) ou des granulations semblables à celles de la maladie de Bright (voy. obs. 57). Quelle était leur nature?

Étaient-ce des exsudations albumino-graisseuses, comme dans l'albuminurie, ou des plaques fibrineuses? Je n'en sais rien. N'ayant pas fait d'autopsie et n'ayant pu les étudier de près, je ne dirai rien de leur nature pour ne pas avancer d'hypothèse que pourrait condamner un examen ultérieur.

10° Décoloration de la choroïde.

Cette altération n'est mentionnée qu'une fois sur le tableau où sont relevées mes observations sur la méningite, et ce doit être une erreur, car je l'ai observée bien des fois. Au reste, cela n'a pas d'importance, car la décoloration de la choroïde n'est pas un symptôme de méningite, c'est un phénomène ultime de la maladie indiquant une mort prochaine; je ne l'ai observée que dans les dernières heures de la maladie, et sur des animaux au moment même de la mort. *Ce phénomène pourrait être ajouté à la liste des signes immédiats et certains de la mort*, à côté de ceux que j'ai fait connaître dans mon livre sur ce sujet. J'y reviendrai plus loin dans un chapitre spécial consacré aux lésions qui se produisent au fond de l'œil pendant l'agonie.

11° Atrophie de la papille.

Cette altération n'existe jamais dans la méningite aiguë, et on ne l'observe que dans les cas rares de méningite aiguë passée à l'état chronique, ou lorsque après sa guérison la maladie ne laisse après elle que de l'amaurose. J'ai vu plusieurs cas de ce genre. Des enfants étaient amaurotiques et offraient une atrophie de la papille datant de quelques mois ou de quelques années à la suite d'une maladie aiguë caractérisée par des vomissements, de la constipation, de la fièvre et un état convulsif ou vaporeux plus ou moins prolongé. Qu'était cette maladie antérieure, sinon une méningite aiguë?

§ 2. — Des altérations du fond de l'œil dans la méningite tuberculeuse, étudiées après la mort, au moyen de la loupe et du microscope.

Il était important de rechercher dans l'œil des enfants qui succombent à la méningite tuberculeuse sous quelle forme persistaient les altérations observées pendant la vie au moyen de l'ophthalmoscope. C'est ce que j'ai fait autant de fois que je l'ai pu, malgré les difficultés de l'entreprise, car beaucoup de mes malades ont été observés en ville, là où il n'y a pas possibilité de faire l'autopsie des yeux, et quelques-uns de ceux que j'ai vus dans l'hôpital ont été enlevés par leurs parents avant la mort, ou s'ils ont succombé dans les salles, ils n'ont pu être examinés par suite d'une opposition à l'autopsie. Nonobstant, j'ai examiné à la loupe et au microscope avec l'assistance de mon savant ami le professeur Ch. Robin, les yeux d'un certain nombre d'enfants morts de méningite aiguë, en comparant les yeux de ces malades à d'autres yeux pris sur des sujets n'ayant pas eu d'affection cérébrale. Cette comparaison est de la plus haute importance si l'on veut se faire une idée exacte des choses.

Dans cette recherche, on voit que certaines altérations du fond de l'œil constatées pendant la vie, diminuent ou disparaissent après la mort. Ce sont l'hypérémie papillaire, l'œdème des contours de la papille et une partie de la dilatation des vaisseaux. Cela n'a rien de surprenant, si l'on se rappelle ce que j'ai dit plus haut de la décoloration de la rétine et de la disparition de l'hypérémie choroïdienne ou papillaire observée pendant les dernières heures de la vie des malades. Il est bien évident que si l'hypérémie du fond de l'œil diminue avant la mort, elle ne pourra être constatée par l'autopsie. Au reste, il y a encore une autre raison qui fait comprendre cette disparition des hypérémies de la choroïde, c'est ce qui se passe dans le cadavre de ceux qui succombent avec un érysipèle ou avec une congestion viscérale ; or, on sait que dans ces circonstances la teinte érysipélateuse et la congestion active des tissus ne se retrouvent pas après la mort. A cet égard, la choroïde ne fait pas exception à la règle générale, et, toute altération formée par un afflux sanguin diminue ou disparaît avec l'exercice de la vie.

Après avoir ainsi fait la part de la décomposition et du repos de l'action vitale sur les lésions du fond de l'œil chez les sujets affectés de méningite, disons que ces lésions ne disparaissent pas si complétement après la mort qu'on ne puisse encore les voir d'une façon très-satisfaisante. Ainsi, on retrouve à l'autopsie les flexuosités et les varicosités, amoindries il est vrai, des veines rétiniennes, les thromboses de ces veines, les hémorrhagies de la choroïde, les altérations des bâtonnets de la rétine, et c'est par l'autopsie enfin que M. Ch. Robin a pu disséquer cet anévrysme faux primitif dont j'ai parlé précédemment.

Toutes ces altérations ont été vues non-seulement des personnes présentes aux nécropsies, mais encore des médecins qui ont assisté à mes cliniques de l'hôpital des Enfants malades, et des membres de la Société de biologie, le jour où j'y portai deux exemples d'hémorrhagie rétinienne produite par la méningite tuberculeuse.

§ 3. — Des causes qui produisent les altérations du fond de l'œil dans la méningite.

Bien qu'on ait voulu considérer l'œil comme une expansion du nerf optique et des membranes du cerveau, il ne faudrait pas s'imaginer que les altérations de l'organe visuel, observées dans la méningite, soient de la même nature que celles du cerveau et qu'elles soient la conséquence de l'inflammation cérébrale ou méningée. Ce serait une erreur, car elles sont, au contraire, le résultat d'un obstacle mécanique gênant la circulation oculaire et empêchant le retour du sang veineux de l'œil dans le sinus caverneux et dans les sinus de la dure-mère. Hypérémie, œdème, flexuosités veineuses, varices, hémorrhagies choroïdiennes, etc., toutes ces lésions se développent d'une façon en quelque sorte passive, mais une fois produites elles deviennent causes à leur tour et peuvent, si le malade guérit, produire dans la rétine et dans le nerf optique des altérations persistantes de nature à engendrer l'amaurose.

Comment se produisent-elles? La réponse à cette question n'est pas difficile. C'est comme si l'on demandait à un médecin la cause des varices de la jambe dans la grossesse, — des hémorrhoïdes dans la constipation ou dans les tumeurs du foie, — de la cyanose et de l'hydropisie dans les maladies du cœur. Dans ces cas, chacun répondrait : C'est l'obstacle à la circulation des veines fémorales, c'est l'empêchement de la circulation porte, ou enfin c'est la difficulté du passage du sang à travers les orifices du cœur. Eh bien, dans la méningite, les veines et les capillaires de la rétine ou de la choroïde ne se gonflent, ne se tortillent, ne deviennent variqueuses, ne se déchirent pour faire des hémorrhagies, n'engendrent d'œdème, que parce qu'il y a un obstacle au retour du sang veineux de l'œil dans le sinus caverneux. Ceux qui connaissent la méningite et les lésions qu'elle entraîne savent en effet que le cerveau est congestionné, que la pie-mère est le siége d'une hypérémie et d'un œdème ou d'une infiltration séro-purulente considérable ; que les veines méningées sont distendues de sang fluide ou coagulé; que les sinus enfin sont plus ou moins remplis de sang mêlé de caillots libres ou adhèrents; et enfin qu'il y a quelquefois, comme nous l'avons observé, une véritable phlébite des sinus de la dure-mère avec oblitérations de ces conduits (voy. obs. 19). Or, dans ces cas, le sang de l'œil ne peut rentrer au cerveau que par le sinus caverneux dont l'écoulement est embarrassé par la plénitude des autres sinus de la dure-mère, et cet embarras fait l'effet d'une ligature ou d'un obstacle donnant lieu à la réplétion et à la rupture de tous les affluents, ce qui explique très-bien pourquoi le fond de l'œil se gorge de sang et s'infiltre de sérosité ; pourquoi il y a des hémorrhagies choroïdiennes, et pourquoi, enfin, la méningite s'accompagne d'amblyopie et d'amaurose. A cette démonstration déjà péremptoire, j'en ajouterai une dernière, c'est que les lésions oculaires sont en rapport avec la gêne de la circulation cérébrale, et que, dans les cas où il y a peu de chose au fond de l'œil, l'autopsie ne montre qu'un faible obstacle dans les veines méningées ou dans les sinus, et qu'au contraire, avec de graves lésions du fond de l'œil, on trouve toujours des altérations très-marquées dans les vaisseaux veineux des méninges. Il y a plus, j'ai dit que les lésions observées au fond de l'œil étaient variables et souvent plus marquées d'un côté que de l'autre, ce qui est très-vrai ; eh bien, cela s'explique tout naturellement par la présence d'altérations cérébrales plus fortes d'un côté que de l'autre. Toutes les fois que j'ai trouvé les lésions oculaires plus marquées d'un côté que de l'autre, c'est que, dans l'hémisphère cérébral correspondant, la méningite était plus forte et l'obstacle au retour du sang veineux plus caractérisé (obs. 53). De cette façon, non-seulement l'étude du fond de l'œil révèle l'existence d'une méningite, mais elle peut encore permettre de dire quel est le côté du cerveau qui est plus particulièrement affecté.

§ 4. — De l'époque du développement des lésions oculaires dans la méningite.

Un tableau synoptique, semblable à celui que j'ai placé page 47, peut bien indiquer la fréquence relative d'un phénomène sur un autre phénomène; mais il n'apprend rien sur la manière dont se manifestent les choses dont on parle. C'est à l'observation clinique de prendre la parole; et en effet, il y a une telle variation dans la rapidité du développement des lésions oculaires de la méningite, dans leur multiplicité et dans leur association, dans leur étendue, dans leur siége sur l'un des yeux ou sur les deux globes oculaires à la fois, qu'il faut résumer les résultats de la clinique à cet égard. D'après ce que j'ai vu sur les cinquante-neuf malades atteints de méningite, mentionnés à la page 47, et sur bien d'autres enfants, il m'a semblé que dans la première période il y avait toujours dilatation des veines de la rétine, congestion péripapillaire et souvent infiltration séreuse ou œdème des contours de la papille ; que, dans la seconde période, à ces lésions venaient s'ajouter la flexuosité des vaisseaux veineux, leurs varicosités, les hémostases, et qu'à une époque plus avancée s'observaient enfin les thromboses, les plaques congestives de la choroïde et les ruptures vasculaires donnant lieu à des hémorrhagies.

Maintenant il y a une chose à dire, c'est que ces lésions n'apparaissent pas toujours aussi vite chez un sujet que chez l'autre, parce que n'étant pas l'effet de la méningite, elles sont, comme je l'ai démontré dans le paragraphe précédent, la conséquence de l'obstacle à la circulation veineuse de l'œil. Elles apparaissent plus ou moins rapidement, selon le degré de l'obstacle à la circulation des sinus occasionné par la méningite, et cela explique pourquoi il m'est une fois arrivé de diagnostiquer une méningite dont les yeux ne présentaient aucune lésion, tandis que, le lendemain, s'observèrent les lésions les plus caractéristiques Il n'en est pas toujours ainsi ; au contraire le fait est très-exceptionnel, et il est beaucoup plus commun de trouver les lésions oculaires primitives de la méningite, à une époque où les autres symptômes sont encore douteux, et où, par conséquent, leur existence est extrêmement utile au diagnostic. Cela est si vrai, que, dans quelques cas, il suffit d'un examen ophthalmoscopique fait par une personne expérimentée, pour affirmer, avant l'apparition des symptômes vraiment caractéristiques, qu'un malade est affecté de méningite. En tout cas, que ces phénomènes oculaires précèdent ou suivent les autres symptômes de la méningite, ils viennent se réunir aux autres, ce sont des signes de plus qu'il faut ajouter à ceux que l'on connaît, et le temps ou l'expérience se chargeront d'en indiquer la véritable importance. Pour moi, qui ne cherche pas à exagérer le mérite de ces recherches, je crois avoir scrupuleusement rempli la tâche que je m'étais proposée en faisant connaître avec tous les détails nécessaires le résultat de mes observations, et en disant à mes confrères : Voyez et jugez, ce qui est vrai trouve toujours crédit dans la science.

Voici maintenant les observations que j'ai recueillies, rangées par numéro d'ordre, telles qu'elles sont classées dans le tableau synoptique, et, en les lisant, on verra leur origine d'hôpital ou leur provenance de la ville, avec les noms des honorables confrères qui ont bien voulu me donner l'occasion de les faire. Je terminerai par quelques conclusions indispensables pour résumer les principaux faits contenus dans ce chapitre.

Observation I. — Méningite tuberculeuse. — Mort. — Ophthalmoscopie. — Congestion péripapillaire. — Dilatation et flexuosité des vaisseaux. — Plaques congestives de la rétine et de la choroïde.

Rosard (Marie-Antoinette), âgée de trois ans et demi, entrée le 22 avril 1862 au n° 5 de la salle Sainte-Marguerite, à l'hôpital Sainte-Eugénie.

Cette enfant, née de parents bien portants, n'a jamais été malade, et est souffrante depuis huit jours. Depuis lors, elle a eu des vomissements, de la constipation, de la fièvre et des douleurs de tête très-vives; le sommeil est agité et traversé par des frayeurs nocturnes.

État actuel. — L'enfant est grasse, rosée, a belle apparence, elle se plaint de douleurs de tête très-vives et elle y porte constamment la main. Elle pousse des cris aigus, non hydrencéphaliques. — Langue blanche, villeuse, pas de vomissements, constipation; ventre déprimé, flasque; assez bon sommeil cette nuit; pas de soif, ni d'appétit; il n'y a ni convulsions ni paralysie. Il semble qu'il y ait un peu d'oscillation des yeux et un commencement de strabisme et d'affaiblissement de la vision.

Peau modérément chaude; de temps à autre, l'enfant a de légers soupirs.

Pas de bouffées rouges du visage; le pouls est lent et intermittent. Rien dans la poitrine.

Quatre sangsues aux apophyses mastoïdes.

24 avril. — Les sangsues ont coulé une heure; l'enfant est restée un peu absorbée avec quelques respirations suspirieuses, quelques bouffées de chaleurs, sans nouveaux mouvements convulsifs. L'enfant paraît avoir moins de douleur à la tête; pas de vomissements, ni de garderobes.

Le pouls, très-inégal et très-intermittent, est à 96.

Bromure de potassium 1gr,50, *à prendre d'heure en heure.*

25 avril. — Même état. Pas de vomissements ni de garderobes. On continue la potion avec le bromure de potassium.

26 avril. — L'enfant n'a pas vomi et a été à la garderobe une fois depuis son entrée. Pas de convulsion, un peu de strabisme convergent et d'affaiblissement visuel, car l'enfant ne cligne pas lorsqu'on passe la main devant ses yeux; douleurs de tête toujours très-fortes; le pouls est moins intermittent, 80.

Voulant connaître la cause de l'affaiblissement visuel, j'examinai les yeux de l'enfant à l'ophthalmoscope; mais, sachant combien il faut avoir l'expérience de cet instrument pour s'en servir avec avantage, je priai M. Desmarres de venir à l'hôpital, dans mon service, pour examiner les yeux de l'enfant. Ces organes présentaient une hypertrophie considérable de la papille optique avec congestion vers la circonférence; dilatation énorme et flexuosité des vaisseaux papillaires, et quelques plaques congestives de la choroïde et de la rétine.

27 avril. — L'enfant a passé la journée d'hier dans le même état, et ce matin elle vient d'être prise d'une forte convulsion avec perte de connaissance, suivie de résolution complète des membres. Le ventre est également en résolution, déprimé, flasque, et la paroi, prise dans la main, donne la sensation d'un vêtement ouaté; le pouls est inégal, irrégulier, 108; de temps à autre il y a des soupirs, quelques cris, mais pas de grincements de dents. Pas de vomissements ni de garderobes.

Potion avec 3 grammes de bromure de potassium.

28 avril. — Hier, dans la journée, a eu lieu une convulsion aussi forte que celle du matin, avec perte de connaissance. Il y a eu quelques cris, quelques soupirs, pas de grincements de dents. Ce matin l'enfant est un peu abattue, elle a toute sa connaissance avec du strabisme, sans paralysie; le pouls extrêmement petit, 20; pas de vomissements, constipation.

4 grammes de bromure de potassium; bouillon, lait.

Le soir, il y eut un abattement considérable, avec résolution musculaire de tout le corps et un râle trachéal qui s'entendait à distance.

L'enfant succombe le 29 avril, à quatre heures du matin.

Autopsie (30 avril). — *Crâne.* — Les sinus de la dure-mère et les veines qui du cerveau se portent au sinus longitudinal supérieur sont gorgés de sang noir liquide mélangés de caillots libres.

Il y a épaississement et aspect opalin des méninges cérébrales sur la ligne médiane, en avant et en arrière du chiasma des nerfs optiques ; à la partie interne des scissures de Sylvius, les méninges cérébrales sont un peu épaissies, mais ne présentent pas de granulations miliaires. On rencontre à la partie terminale de ces mêmes scissures, des deux côtés, de l'épaississement, de la vascularisation des méninges, et quelques granulations aussi fines qu'une tête d'épingle, blanches, demi-transparentes, résistantes ; partout ailleurs, les méninges ont l'aspect normal et sont dépourvues de granulations.

La substance cérébrale n'est nullement ramollie ; il existe un peu de piqueté à la coupe, et le corps calleux et la voûte à trois piliers sont résistants. Les ventricules latéraux ne contiennent pas de sérosité, et n'ont subi aucune dilatation. Il y a fort peu de sérosité infiltrée dans les mailles de la pie-mère à l'extérieur du cerveau. Rien du côté de la protubérance, du bulbe et de la moelle.

Thorax. — Les ganglions bronchiques sont hypertrophiés et ont subi la dégénérescence tuberculeuse. La matière tuberculeuse s'y voit à l'état jaune cru ou bien elle est déjà en voie de ramollissement. Un des ganglions situés en avant de la trachée présente le volume d'un œuf de pigeon et renferme de la matière tuberculeuse à l'état caséeux. Dans le lobe supérieur du poumon droit, on trouve de nombreuses granulations miliaires, et vers la partie extérieure du lobe, à sa surface, une masse de matière tuberculeuse, grosse comme un œuf de pigeon, à l'état jaune cru. On aperçoit aussi à la surface du poumon quelques points discrets de pneumonie lobulaire. Pas de tubercules dans les deux autres lobes. A gauche, on voit un ou deux tubercules miliaires à la surface du poumon, immédiatement au-dessus de la plèvre. Le reste du poumon est à l'état normal, excepté son bord antérieur, où il reste de l'emphysème vésiculaire par plaques assez étendues.

Le cœur est sain et ses cavités sont vides.

Abdomen.—Foie de volume et d'aspect normaux. Une seule granulation tuberculeuse, du volume d'une tête d'épingle, à la face convexe. Rate normale. Rien dans les reins et dans la muqueuse intestinale.

Yeux. — Les yeux ont été portés chez M. le professeur Ch. Robin. Il a examiné l'œil droit et il a constaté de la dilatation des veines du fond de l'œil, sans aucune espèce de coagulation sanguine. Les plaques hypérémiées constatées par M. Desmarres, pendant la vie, à l'aide de l'ophthalmoscope, n'ont pas été retrouvées. La pupille avait le volume et l'aspect normaux. Les éléments de la rétine, examinés au microscope, n'avaient subi aucune altération.

L'œil gauche n'a pas été examiné.

Obs. II. — Méningite tuberculeuse. — Examen ophthalmoscopique. — Congestion rétinienne. — Épanchement de sang. — Mort.— Autopsie. — Examen des yeux par M. Ch. Robin.

Dutartre (Marie), âgée de cinq ans, entrée le 27 mai 1862 à l'hôpital Sainte-Eugénie.

Cette enfant, dont le père est mort d'une attaque d'apoplexie, en six heures, dont la mère est bien portante, a eu des gourmes pendant longtemps, elle est habituellement délicate, et, depuis six mois, elle est sujette à des vomissements succédant aux repas.

Aux mois de décembre et de janvier derniers, elle a rendu une grande quantité de lombrics, dont elle a été débarrassée par du semen-contra.

Le 20 avril, elle a la rougeole, dont elle a été guérie en huit jours, et elle est restée bien portante pendant quelques jours; mais, le 16 mai, il est survenu des vomissements glaireux après le repas.

Le 18, on l'a purgée avec de l'huile de ricin, et elle a eu une garderobe naturelle très-noire ; il y avait en même temps de la fièvre, de l'assoupissement.

Le 20 mai, l'enfant a vomi deux fois, le 21 une fois, et, en même temps, une garderobe après trois jours de constipation.

Du 21 au 24, pas de garderobes.

Le 25, l'enfant a pris de l'ipécacuanha qui l'a beaucoup fait vomir, sans provoquer d'évacuations alvines.

Le 26, on a administré du semen-contra qui aussitôt a été revomi; puis cinq paquets de calomel, dont l'ingestion a été chaque fois suivie de vomissements.

Dans la nuit du 26 au 27, un lavement a été suivi de garderobe, et le 27, à la salle de consultation, il y a eu deux ou trois vomissements.

État actuel. — Enfant pâle, maigre, le visage exprime la torpeur et l'abattement. Il y a du strabisme convergent avec dilatation de la pupille gauche. L'enfant se plaint de vives douleurs de tête et répond avec peine. La vision paraît un peu trouble, ce qui m'engage à employer l'ophthalmoscope et à faire examiner l'enfant par M. Desmarres fils. De temps à autre, il y a des bouffées de chaleur et une coloration rouge passagère au visage. Pas de convulsion ni de paralysie; la sensibilité est intacte. Respiration lente, irrégulière et suspirieuse. Le ventre est aplati en cuvette avec flaccidité des parois.

L'enfant tousse un peu, et il y a au sommet droit, en arrière, des râles sibilants et ronflants; la peau est à peine chaude; le pouls, inégal, intermittent, est à 92.

Depuis l'entrée, pas de vomissements ni de garderobes.

Examen ophthalmoscopique. — Nous constatons une congestion rétinienne très-marquée, noyant les bords de la papille qui sont voilés; les vaisseaux veineux sont plus volumineux, plus apparents qu'à l'état normal, ils sont flexueux et gorgés de sang.

A gauche, il existe deux suffusions sanguines sur le trajet des vaisseaux, toutes deux au-dessous de la papille, l'une confinant à la papille et empiétant sur elle, la seconde un peu plus bas; dans la première région on voit encore des zones étroites allongées où la congestion est très-prononcée, mais sans épanchement.

A droite, pas d'épanchement sanguin.

3 *grammes d'iodure de potassium dans une potion de* 200 *grammes. — Application sur la tête préalablement rasée de compresses d'eau froide.*

29 mai. — L'enfant n'a pas eu de convulsions. Ce matin, elle est beaucoup plus abattue; c'est à grand'-peine qu'on en peut tirer une réponse; elle souffre toujours beaucoup de la tête; de temps en temps, soupirs, alternatives de pâleur et de rougeur. Depuis hier, il s'est manifesté une hyperesthésie cutanée assez vive qui fait pousser des cris à l'enfant quand on serre légèrement les membres inférieurs. Elle voit à peine les objets. — Même état de l'œil à l'ophthalmoscope.

Pouls irrégulier, 92. — *Même traitement.*

30 mai. — L'enfant n'a pas de convulsions, mais elle est sans connaissance, et ne répond plus aux questions. De temps à autre, soupirs profonds et plaintifs. Grincements de dents. Pouls, 120. Pas de vomissements ni de garderobes depuis que l'enfant est à l'hôpital.

Même traitement.

31 mai. — Pouls, 132. Même état pour le reste.
Même traitement.

1er juin. — L'enfant a de nombreux transports, des grincements de dents, de la rougeur du visage et de l'hémiplégie à gauche, sans contracture et sans convulsions. Pas de vomissements ni de garderobes. — Pouls petit, 116.

Continuation du même traitement.

L'enfant succombe dans la nuit du 1er au 2 juin; sans avoir présenté de convulsions.

Autopsie (3 juin). — Les sinus de la dure-mère et les veines qui s'y rendent sont gorgés de sang noir coagulé par places, les veines qui rampent à la surface de l'encéphale, dans l'épaisseur de la pie-mère, sont très-flexueuses et remplies de sang noir liquide. Sur le trajet de ces vaisseaux, des deux côtés de la face externe des hémisphères, il est facile de constater la présence d'une petite quantité de pus jaunâtre parfaitement reconnaissable.

Les mailles de la pie-mère sont infiltrées de sérosité. A la base, sur la ligne médiane, les méninges situées en avant et en arrière du chiasma des nerfs optiques sont épaissies, grisâtres, infiltrées de pus. La même altération se voit en arrière, au niveau de la valvule de Vieussens et au voisinage de la face supérieure du cervelet. Dans les scissures de Sylvius, et à la face externe des hémisphères, on aperçoit *quelques granulations miliaires* blanches, résistantes, du volume d'une petite tête d'épingle; on en peut compter une dizaine environ. La pie-mère adhère, dans certains points, à la substance corticale.

La substance cérébrale est ramollie, surtout dans les parties centrales. Les ventricules latéraux sont un peu dilatés et renferment 40 grammes à peu près de sérosité citrine.

Poitrine. — Le cœur est sain, le poumon gauche ne présente d'autres lésions que de la congestion dans ses parties déclives et un peu d'emphysème sur son bord antérieur; à droite, il existe des granulations grises dans la plèvre, au niveau du bord postérieur du poumon; on trouve de plus deux ou trois granulations, du volume d'un pois, dans le lobe inférieur droit.

Rien de particulier dans les organes abdominaux, à part une forte congestion hépatique et rénale.

Après la mort, les yeux ont été enlevés et examinés par M. Ch. Robin, qui constate les lésions signalées pendant la vie.

Obs. III. — Méningite tuberculeuse observée en ville avec le docteur Verjus (13 juin 1861).

Un garçon âgé de neuf ans, guéri d'une fièvre typhoïde il y a deux mois, fut pris il y a quelques jours de malaises avec tristesse, de vomissements avec fièvre, et il a dû être purgé. — Aujourd'hui il est sans connaissance, insensible à la piqûre d'une épingle, il ne voit et n'entend rien, et il a une contracture générale des membres.

Ses *pupilles* sont plutôt étroites que larges; à l'ophthalmoscope on voit une forte congestion de la rétine et de la papille optique, qui a presque disparu. Il y a une notable dilatation des vaisseaux de la papille, ce qui est plus apparent à gauche qu'à droite.

L'enfant est mort quelques jours après, au milieu du coma et des convulsions.

Obs. IV. — Méningite tuberculeuse soignée en ville avec le docteur Pillon (9 juin 1862).

Un garçon âgé de deux ans, malade depuis quelques jours, ayant eu de la fièvre, des malaises, des vomissements, de la constipation, était arrivé à cette deuxième période de la méningite, où le pouls se ralentit et offre quelques irrégularités, où il y a des respirations suspirieuses et où le ventre est déprimé comme une assiette. C'est alors que le docteur Pillon me fit demander de m'adjoindre à lui.

En arrivant, nous vîmes l'enfant qui venait d'être pris de convulsions, avec rougeur et sueur du visage, écume à la bouche. — Les yeux examinés à l'ophthalmoscope présentaient une injection livide de la rétine, avec plaques congestives et avec dilatation énorme des vaisseaux. La papille était à peine apparente, si ce n'est au centre. Cette lésion était plus visible à gauche qu'à droite.

Des *sangsues* aux apophyses mastoïdes, du *calomel* et une *potion à l'iodure de potassium* furent la médication adoptée.

Le lendemain, résolution presque complète des membres avec hémiplégie entière du côté droit, c'est-à-dire dans le côté du corps opposé à l'hémisphère du cerveau le plus malade, à en juger d'après l'état congestif de l'œil gauche. Plus de convulsions, un peu de contracture à droite; pas de strabisme, perte complète de connaissance, même état du ventre et des respirations suspirieuses, pouls très-fréquent; même état de la rétine à l'ophthalmoscope.

Vésicatoires aux jambes.

Le jour d'après, l'enfant reprend un peu connaissance et parle sans suite, car il est encore sans connaissance. Il entend, mais ne voit pas clair.

A l'ophthalmoscope on voit à l'œil gauche une congestion énorme de la papille, qui est peu apparente; les vaisseaux sont très-dilatés, comme variqueux, et au centre de la papille il y a un épanchement sanguin.

Rien de pareil à droite, où la rougeur est moindre; pas d'épanchement rétinien.

Le jour d'après, je revis encore l'enfant avec mon confrère le docteur Pillon. L'enfant avait repris connaissance et répondait, quoique imparfaitement; il suivait les objets qu'on lui plaçait devant les yeux, donc il avait recouvré la vue. Il n'avait plus ni convulsions, ni contracture, ni paralysie du mouvement ou de la sensibilité. L'amélioration était manifeste.

Je le vis encore le jour suivant, l'état était le même, puis il y eut une rechute, et la mort en fut la conséquence.

Obs. V. — Méningite tuberculeuse. — Ophthalmoscopie par M. Desmarres père. — Phlébectasie rétinienne. — Congestion péripapillaire.

A l'hôpital Sainte-Eugénie, une fille, Marie Pijo, quai des Ormes, 40, âgée de huit ans, confiée aux soins de M. Barthez, salle Sainte-Mathilde, n° 19, est entrée le 6 juin 1862, et morte le 10 juin pour une méningite à la deuxième période, dite de ralentissement du pouls, avant l'apparition des phénomènes paralytiques et convulsifs.

Je la vis et constatai une coloration rouge, livide de la rétine, avec dilatation considérable des vaisseaux qui étaient plus nombreux que de couutme. La papille avait presque disparu sous la congestion sanguine, et au centre paraissaient les vaisseaux dilatés. Le soir même, M. Desmarres père eut l'obligeance de venir, à ma prière, pour constater le fait et pour dessiner lui-même au crayon la disposition des vaisseaux dans le fond de l'œil.

OBS. VI. — Méningite tuberculeuse. — Ophthalmoscopie. — Congestion de la rétine. — Dilatation des vaisseaux de la papille.

Une fille G..., âgée de deux ans, rue Saint-Nicolas, 15, me fut présentée par ses parents dans un violent état convulsif; elle était malade depuis un mois. Prise d'abord de broncho-pneumonie, elle s'était rétablie au bout de quinze jours, puis immédiatement elle avait de nouveau présenté des malaises, de la fièvre, des vomissements, de la constipation, de la contracture, puis enfin des convulsions.

Quand je la vis, elle était sans connaissance, avec de la contracture des mains et des pieds, parfois des convulsions, la respiration inégale, intermittente et *suspirieuse*, des grincements de dents, du strabisme interne de l'œil droit et externe de l'œil gauche, le ventre en bateau, et le pouls d'une excessive fréquence.

L'œil droit, avec strabisme interne, présente une dilatation naturelle de la pupille. Avec l'ophthalmoscope, j'y vois une coloration rouge foncé de la rétine, une papille peu distincte, congestionnée sur les bords, des vaisseaux nombreux et fort dilatés, variqueux. Je n'y trouve pas d'épanchement sanguin.

OBS. VII. — Méningite tuberculeuse dans le cours d'une coxalgie, chez M. Marjolin (juin 1862). — Congestion péripapillaire. — Plaques congestives de la rétine. — Hémorrhagie rétinienne. — Déformation de la papille.

A l'hôpital Sainte-Eugénie, un garçon nommé Pierret, salle Saint-Napoléon, n° 4, âgé de six ans, atteint de coxalgie, fut pris de vomissements avec constipation, respiration suspirieuse, quelques grincements de dents, coma profond, sans paralysie ni mouvements convulsifs.

L'œil présente une congestion vive de la rétine et des plaques de congestion sur différents points. Les vaisseaux veineux sont flexueux et variqueux avec stase sanguine. A gauche, la papille est noyée par l'état congestif; elle est irrégulière, déformée, proéminente et mamelonnée en dedans; lésion constatée par le docteur Baumler (d'Estangen), qui assistait à l'examen, et il y a çà et là quelques épanchements rétiniens.

Invité par moi à venir voir l'enfant, M. A. Desmarres l'examina le 27 juin 1862, au septième jour de la maladie, et put constater les altérations que je viens de décrire. — Une chromolithographie en a été faite; mais, par suite de circonstances indépendantes de ma volonté, ce dessin n'a pu figurer dans ma collection.

L'enfant est mort quelques jours après.

Obs. VIII. — Méningite. — Ophthalmoscopie. — Dilatation des vaisseaux de la rétine.

A l'hôpital Sainte-Eugénie, Félicie Duquesne, âgée de quatorze ans, entrée le 9 juin 1862, fut couchée n° 4 de la salle Sainte-Mathilde, chez M. Barthez. Elle avait une méningite avec vomissements, constipation, ventre en bateau, respiration suspirieuse, sans grincements de dents, pouls irrégulier, et elle était à la période de coma et de paralysie générale. Mon collègue eut l'obligeance de m'autoriser à examiner les yeux de cette enfant à l'ophthalmoscope, et je constatai les lésions suivantes. La papille est peu apparente, noyée dans la congestion, et les vaisseaux de la rétine sont dilatés, flexueux, avec circulation très-empêchée; pas d'épanchements sur la rétine.

L'enfant mourut et l'autopsie ne put être faite.

Obs. IX. — Poussée méningitique. — Maladie douteuse simulant la méningite. — Ophthalmoscopie. — Résultat négatif.

Adèle Chinet, âgée de quatorze ans, entrée le 19 juin 1862, au n° 4 de la salle Sainte-Mathilde, service de M. Barthez, pour des vomissements, de la constipation et de la fièvre, fut un instant soupçonnée de méningite. Il y a en effet des enfants qui ont des méningites avortées, et j'ai vu plus d'un cas de ce genre. Dans cette circonstance, l'ophthalmoscope permit de constater le plus parfait état de la papille et de la rétine.

Obs. X. — Scrofule ganglionnaire. — Méningite tuberculeuse. Examen ophthalmoscopique. — Mort.

Mellotte, âgée de onze ans, entrée le 31 mai 1862 à l'hôpital Sainte-Eugénie.

Cette enfant, entrée pour un engorgement scrofuleux du ganglion anté-auriculaire, a eu au bout de quatre-vingt-dix-neuf jours un abcès de cette région, d'où l'on a retiré un tubercule gros comme une noisette. Elle était presque guérie de son abcès lorsqu'elle a été prise de fièvre avec vomissements, constipation, photophobie très-marquée et un peu d'hyperesthésie des membres; elle est ainsi restée du 23 au 30 juin, conservant sa connaissance, vomissant tout ce qu'elle prenait, avec des irrégularités du pouls, la dépression du ventre, la respiration intermittente, suspirieuse et des grincements de dents. A cette époque, elle a commencé à avoir du coma sans paralysie, et ses yeux, examinés à l'ophthalmoscope, ont présenté les lésions suivantes : L'œil droit présente une forte congestion péripapillaire, avec œdème de la rétine en haut, sur le bord de la papille, produisant une phlébectasie rétinienne. En dedans de la papille, il y a quelques épanchements sanguins de la rétine, et en bas, sur la veine inférieure, des taches séparées par des espaces plus clairs indiquant une stase veineuse, c'est-à-dire un arrêt du sang.

L'œil gauche présente une congestion péripapillaire très-intense, avec arrêt du sang dans la veine inférieure de la rétine ; il offre, en outre, une plaque congestive suivant le trajet de cette veine, et, sur le côté, de petites veinules extrêmement flexueuses. — M. Desmarres avait eu l'obligeance de me faire ces dessins; mais, par suite de circonstances indépendantes de ma volonté, je n'ai pu les placer dans ma collection.

Le 1er juillet, elle a eu des convulsions et un coma complet, qui ont duré jusqu'au 3 juillet, époque de la mort.

Autopsie (4 juillet). — Les circonvolutions du cerveau sont aplaties, et la pie-mère est le siége d'une congestion très-marquée, surtout à gauche, à la face externe; dans toute cette partie et dans la scissure de Sylvius existent des myriades de petites granulations blanches, comme des têtes d'épingle, sans matière tuberculeuse; les granulations sont surtout prononcées sur le trajet des vaisseaux. La pie-mère adhère à la substance corticale, légèrement ramollie, elle est, à la partie supérieure de l'encéphale, çà et là, le siége d'infiltrations purulentes. Dans la scissure de Sylvius, cette infiltration est telle, qu'il en résulte une masse gélatiniforme, jaune, verdâtre, d'un centimètre d'épaisseur, se prolongeant jusqu'à la base du cerveau, près du chiasma, et comprimant le nerf optique de ce côté: du côté droit, la scissure de Sylvius ne présente rien de semblable. Les ventricules latéraux sont très-dilatés, remplis de liquide limpide, leur paroi ainsi que la voûte a trois piliers et le corps calleux sont ramollis.

Nulle part, il n'y a de tubercules dans la substance cérébrale.

Les sinus de la dure-mère dans le côté gauche sont obstrués et oblitérés par des caillots de sang; les uns noirâtres avec des parties blanches, résistantes, décolorées comme dans le sinus longitudinal supérieur; les autres adhérents, durs, jaunâtres, complétement décolorés, obstruant complétement le canal comme dans le sinus latéral gauche; les autres formés de caillots, du volume du petit doigt, dans le sinus droit.

Les poumons sont remplis de granulations tuberculeuses, grises, demi-transparentes, quelques-unes en voie de transformation et offrant au centre un point de tubercule jaunâtre. Çà et là existent quelques tubercules bruns, commençant à se ramollir au centre.

Le médiastin postérieur est rempli de ganglions tuberculeux énormes, entourant la racine des bronches. Des adhérences de la plèvre gauche retiennent le poumon à la face interne des côtes.

Obs. XI. — Méningite avortée. — Ophthalmoscopie. — Flexuosité des veines de la rétine. — Œdème papillaire.

Un garçon, Boulfroy, âgé de trois ans, entra le 30 juin 1862, au n° 19 de la salle Saint-Benjamin, à Sainte-Eugénie, chez M. Barthez. Il était malade depuis quatre jours et avait des vomissements, de la constipation et le pouls intermittent; pas de soupirs, de dépression du ventre, ni de grincements de dents.

A l'ophthalmoscope, le 3 juillet, congestion de la rétine, papille distincte, flexuosité et dilatation des veines en dehors de la papille, et sur la papille les veines sont très-étroites; œdème péripapillaire.

On ne croyait pas alors que ce fût une méningite, et l'on hésitait, attendant pour se prononcer d'autres accidents qui ne vinrent pas. L'enfant s'affaiblit, maigrit et mourut le 12 juillet. Pour M. Barthez, c'était une tuberculose générale.

AUTOPSIE (13 juillet). — Il y avait des tubercules dans les poumons, mais il y avait aussi une méningite granuleuse chronique qui avait produit l'épaississement blanchâtre de la pie-mère à la base du cerveau et dans la scissure de Sylvius, avec quelques granulations dans l'intervalle des hémisphères. Il y avait enfin une distension énorme de toutes les veines méningées superficielles et des sinus de l'encéphale.

Dans ce cas, il y avait eu commencement de méningite; le mal, dont le diagnostic était resté douteux et n'avait été fait qu'à l'aide de l'ophthalmoscope, s'était arrêté, et quelques jours plus tard, l'enfant étant mort d'une tuberculose pulmonaire, on trouva les preuves anatomiques de l'existence antérieure d'une phlegmasie tuberculeuse des méninges. Il y avait toutes les lésions d'une méningite chronique.

Obs. XII. — Méningite tuberculeuse chez une adulte. — Ophthalmoscopie. — Infiltration séreuse de la papille à son côté externe. — Dilatation et flexuosité excessive des veines de la rétine.

Ligerd, âgée de trente-trois ans, entrée le 25 juin 1862 à la salle Saint-Antoine de l'Hôtel-Dieu, chez Empis.

Cette femme a été vue le 3 juillet à l'ophthalmoscope, et M. Desmarres fils, que j'avais prié de venir avec moi constatait une infiltration du bord externe de la papille à droite, avec dilatation et flexuosité des veines de la rétine. Il n'y avait rien dans l'œil gauche. Elle était malade depuis six semaines, avait une violente douleur de tête, des vomissements, de la constipation, la respiration gênée, suspirieuse, et le pouls un peu intermittent, mais elle avait toute sa connaissance et causait avec nous, assise sur son lit. Mon collègue Empis soupçonnait une méningite plutôt qu'il ne l'affirmait.

Cette femme était morte quelques jours après, à la suite de coma et de convulsions, qui avaient donné au diagnostic toute la certitude désirable; l'autopsie a permis de constater une méningite avec un grand nombre de granulations tuberculeuses des méninges.

Dans ce cas encore l'ophthalmoscope a permis de reconnaître la méningite à une époque où elle était douteuse, et avant l'apparition des phénomènes caractéristiques de la maladie.

Obs. XIII. — Méningite tuberculeuse. — Ophthalmoscopie cinq jours avant la mort, il n'y avait encore qu'une légère altération du fond de l'œil.

Un garçon nommé Père, âgé de quatre ans, entré le 28 juin 1862 pour une méningite, chez M. Bergeron, salle Saint-Joseph, n° 13, à l'hôpital Sainte-Eugénie.

Cet enfant, malade depuis cinq jours, avait eu des vomissements avec mal de tête et de la constipation. Il était dans un état de somnolence prononcé, son pouls était intermittent. Il fut examiné à l'ophthalmoscope le 4 juillet, et l'on ne trouva rien, qu'une congestion périphérique de la papille, sans flexuosité des vaisseaux. Il n'y en avait pas assez pour qu'on puisse se prononcer.

Aucun autre examen ne fut fait, et l'enfant mourut quelques jours après. Il avait une méningite granuleuse.

Obs. XIV. — Méningite tuberculeuse emmenée avant la mort. — Ophthalmoscopie. — Thrombose et flexuosité des veines graisseuses rétiniennes. — Taches blanches sur la rétine.

Leroy (Maria-Georgina), âgée de trois ans, entrée le 28 juin 1862. Cette enfant, dont le père et la mère sont de faible santé, tousse beaucoup depuis quatre mois et a fréquemment de la diarrhée. Depuis le 4 juin, elle a la fièvre, surtout le matin ; elle est sans appétit, sans vomissements, sans diarrhée, la langue est blanche, villeuse, humide ; elle vient de vomir et n'a pas de diarrhée, quoiqu'elle y soit sujette.

Après trois jours d'un état à peu près semblable, l'enfant tombe dans l'assoupissement, son pouls devient irrégulier, elle pousse des soupirs, elle a le ventre déprimé en bateau, et un peu de strabisme avec affaiblissement de la vision.

Quatre sangsues derrière les oreilles.

3 juillet. — Les sangsues ont coulé une heure, et le matin l'enfant est toujours assoupie, poussant des soupirs, ayant des grincements de dents, du strabisme et le pouls intermittent irrégulier, 84. Les membres sont dans la résolution avec un commencement de paralysie à droite, mais sans état convulsif. Hier, il y a eu une convulsion de courte durée.

Iodure de potassium, 2 *grammes.*

4 juillet. — L'enfant a eu des convulsions toute la nuit avec des grincements de dents et des soupirs; ce matin, le pouls est régulier, très-fréquent, 144.

Comme la vue était affaiblie, je voulus voir s'il n'y avait pas quelques lésions au fond de l'œil, et M. Desmarres fils, que j'avais prié de venir examiner avec moi cette enfant, constata, ainsi que plusieurs personnes présentes à la visite, qu'il existait à gauche une congestion excessive de la papille, des plaques rouges de congestion sur le fond de la rétine, où se trouvaient quatre taches blanches d'anémie, dont la nature resta incertaine; une grande flexuosité des veines avec deux stases sanguines apparentes; à droite, il n'y avait pas de taches d'anémie, la papille était très-confuse et les veines étaient dilatées, flexueuses sur la rétine, minces sur la papille.

Une chromolithographie de cette altération a été faite ; mais, par suite de circonstances indépendantes de ma volonté, elle n'a pu trouver place dans la collection que j'ai placée à la fin de ce volume.

L'enfant fut emmenée par ses parents quelques heures après cet examen, et elle a sucombé dans la journée.

Obs. XV. — Méningite granuleuse. — Ophthalmoscopie. — — Plaques congestives de la rétine. — Dilatation et flexuosités phlébo-rétiniennes.

Albertine Roger, âgée de huit ans et demi, entrée le 1er juillet 1862, à la salle Sainte-Marguerite de l'hôpital Sainte-Eugénie.

Père et mère bien portants, huit enfants, tous vivants, mais ayant eu des gourmes et des glandes cervicales ; — celle-ci a une énorme quantité de ganglions autour du cou.

Il y a deux mois, l'enfant a gardé le lit pour de la fièvre, et le 20 juin ont paru quatre ou cinq vomissements par jour. Pendant tout ce temps, il y eut de la constipation, et alors un purgatif a été donné ; elle est restée sans appétit, avec de la fièvre, du délire ; puis il y eut un saignement de nez, et enfin, du 30 juin au 1er juillet, il a paru un peu de strabisme.

État actuel. — Agitation et plaintes continuelles, cris aigus, assez fréquents, hyperesthésie générale de la peau, strabisme convergent, vision troublée, l'ouïe affaiblie, pas de vomissements, pas de garderobes, ventre déprimé, fréquents soupirs, pas de grincements de dents, pas de rougeurs intermittentes du visage, un peu de somnolence, l'intelligence paraît affaiblie et les réponses n'arrivaient que longtemps après la demande.

Peau modérément chaude, pouls 104.

En raison de l'affaiblissement de la vision, j'examinai les yeux, et l'ophthalmoscope me permit, ainsi qu'à plusieurs personnes présentes à ma visite, de constater une excessive congestion de la rétine avec des plaques de congestion d'un rouge plus intense et une dilatation de la veine rétinienne, avec flexuosité très-marquée.

Faire raser la tête, huit sangsues entre les deux lignes occipitales, deux potions avec 3 *grammes chacune d'iodure de potassium; bouillon froid.*

3 juillet. — Les sangsues ont assez coulé, et l'iodure de potassium a été pris, pas de vomissements ni de garderobes, peu d'urine; l'enfant continue à se plaindre, à pousser des soupirs, à grincer des dents; elle est sans connaissance, mais sans paralysie ni convulsions, pouls régulier, 120.

4 *grammes d'iodure de potassium dans un julep.*

Aujourd'hui, depuis l'application des seize sangsues,

la rétine est toute décolorée, et avec l'ophthalmoscope on y trouve une anémie complète de la choroïde, avec dilatation et flexuosité persistantes des veines.

4 juillet. — L'enfant succombe dans la nuit, à trois heures du matin.

AUTOPSIE (5 juillet). — L'arachnoïde ne présente rien de particulier à la superficie du cerveau, mais à la base, dans l'hexagone cérébral et dans la scissure de Sylvius, elle est épaissie et unie à la pie-mère, infiltrée de pus. La pie-mère, elle, très-fortement congestionnée, présente çà et là à la superficie du cerveau dans les circonvolutions, de l'infiltration jaunâtre, demi-transparente, gélatiniforme. Dans les scissures de Sylvius, elle est infiltrée de pus, et l'on voit çà et là quelques granulations blanchâtres miliaires extrêmement ténues à la partie supérieure du cervelet, elle est également infiltrée de pus.

Dans certains points, cette membrane adhère à la substance corticale du cerveau, qui est ramollie ; toute la substance cérébrale a perdu sa consistance, les ventricules latéraux sont énormément dilatés, remplis de liquide, et leur paroi tombée en deliquium ; la couche optique et le corps strié sont également ramollis, nulle part il n'y a de tubercules à l'état de crudité.

Les sinus sont gorgés de sang, mais sans obstruction, par des caillots. Les *poumons* sont *remplis de* granulations grises, demi-transparentes, les ganglions bronchiques remplis de tubercules noirs ; des produits semblables existent également dans le péritoine et à la surface du foie.

Les yeux, examinés par M. Ch. Robin, offrent un gonflement énorme de la papille, avec dépression au centre, et cette partie est rouge, par suite d'un dépôt de sang dans la veine rétinienne ; la rétine, elle-même, est couverte de vaisseaux très-larges en dehors de la papille, sans obstruction ; nulle part il n'y a de caillot dans les veines, ni de rupture avec épanchement.

Obs. XVI. — Méningite tuberculeuse. — Congestion de la papille et flexuosités des veines de la rétine dans l'œil gauche.

Le 13 juillet 1862, je fus appelé pour voir en consultation avec le major du bataillon des pompiers de la ville de Paris, l'enfant d'un sergent, caserné rue du Vieux-Colombier.

Cet enfant était malade depuis vingt et un jours et avait eu des vomissements, de la constipation, des cris aigus, des soupirs, mais sans grincements de dents. Il avait un peu de strabisme divergent et une hémiplégie incomplète à droite, avec de faibles mouvements convulsifs.

Dans l'œil gauche correspondant à l'hémisphère cérébral, opposé à la paralysie, la papille est fort congestionnée, les bords difficiles à voir, et la veine de la rétine dilatée, extrêmement flexueuse en dehors de la papille, pas de stase sanguine, ni d'hémorrhagie de la rétine.

Dans l'œil droit, il n'y a qu'une forte congestion de la papille.

OBS. XVII. — Poussée méningitique. — Guérison. — Ophthalmoscopie. — Congestion de la papille avec dilatation des veines.

Bralley (Caroline), fille unique, âgée de huit ans et demi, entrée, le 4 juillet 1862, à la salle Sainte-Marguerite de l'hôpital Sainte-Eugénie. Ses père et mère sont bien portants. Elle a eu des gourmes, des glandes, des *convulsions étant petite,* mais pas d'autres maladies d'enfance. Le 26 juin, mal à la tête, envies de vomir, mais pas de vomissements; constipation et fièvre ; le 27 juin, pas d'appétit, pas de vomissements ; persistance de la fièvre; le 28 juin, la mère l'a obligée à manger, elle a vomi ses aliments (un seul vomissement) et a eu une selle très-dure. La mère est venue le 3 à la consultation; on a ordonné un vomitif, qui a déterminé des vomissements répétés; pas de garde-robes depuis le 2 juillet. Douleurs de tête, pas de saignements de nez. L'enfant a dormi la nuit du 4 au 5 juillet, sans agitation, sans délire.

État actuel. — Un peu de fièvre et de céphalalgie, bon sommeil sans agitation, ni délire; plus de vomissements; constipation ; pas de somnolence, de grincements de dents ni de soupirs. Ventre souple et indolent. Rien dans la poitrine. Les yeux examinés à l'ophthalmoscope, présentent une forte congestion de la papille avec dilatation des vaisseaux.

Depuis l'entrée jusqu'au 10 juillet, l'état est resté le même, avec une céphalalgie intermittente, de la fièvre, pas d'appétit, plus de vomissements, de la constipation, et, peu à peu, la céphalalgie a complétement disparu ; les garderobes sont devenues naturelles, l'enfant a repris de l'appétit et paraît bien rétablie ; elle sort le 17 juillet.

Bien que cette observation n'ait rien de concluant, il me semble difficile d'y voir autre chose qu'un commencement de méningite s'étant arrêtée sans aller jusqu'à la période convulsive et paralytique. — L'examen à l'ophthalmoscope est d'ailleurs venu à propos pour corroborer ce diagnostic.

Obs. XVIII. — Poussée méningitique. — Guérison. — Ophthalmoscopie. — Congestion péripapillaire avec dilatation des veines de la rétine.

Picard (Marie), âgée de dix ans et demi, entrée au n° 25 de la salle Sainte-Marguerite, à l'hôpital de Sainte-Eugénie, le 4 juillet 1862.

Son père est mort d'un cancer de l'estomac ; sa mère, bien portante, a eu deux enfants, dont une est morte de la petite vérole. Celle-ci a eu des gourmes, des glandes ; pas de convulsions, la rougeole à deux ans, la fièvre typhoïde à quatre, et elle a toujours eu des dartres à la peau.

Le 1er et le 2 juillet, l'enfant s'est plaint de mal à la tête et au cœur; elle a vomi plusieurs fois; le 3, il en a été de même. Elle n'a pas vomi depuis, mais elle a mal à la tête, peu d'appétit, bon sommeil, et de la constipation.

État actuel. — Le 5 juillet, quand nous la voyons, l'enfant a une forte céphalalgie frontale avec fièvre, de l'inappétence, pas de vomissements depuis hier, de la constipation; le sommeil est bon, sans agitation ni délire, tous les sens accomplissent leurs fonctions, le pouls est fréquent, mais régulier; et l'ophthalmoscope on voit une forte congestion autour de la papille et une dilatation des vaisseaux sans flexuosité, ni ecchymoses, ni hémorrhagie. L'enfant a été mise au bain avec des affusions froides sur la tête; au bout de quelques jours, la fièvre a disparu ainsi que la douleur de tête; les vomissements ne se sont pas reproduits, le cours des excréments s'est régularisé, et l'enfant est sortie guérie le 13 juillet.

Ici encore nous avons eu affaire à un commencement de méningite non suivie d'effets convulsifs. — Sans vouloir affirmer l'existence de la phlegmasie des méninges, il y a tout lieu de croire à son existence, et l'examen ophthalmoscopique m'a fait incliner vers cette opinion.

Obs. XIX. — Méningite. — Hémorrhagie méningée. — Hémorrhagie cérébrale. — Convulsions. — Phlébite des sinus de la dure-mère. — Entérite chronique. — Otorrhée. — Ophthalmoscopie. — Flexuosités des vaisseaux de la rétine.

Fosset (Victorine), âgée de deux ans, entrée au n° 2 de la salle Sainte-Marguerite, à l'hôpital Sainte-Eugénie, le 8 juillet 1862.

Cette enfant, qui maigrissait depuis quelques mois a été amenée à l'hôpital, où elle a pris la rougeole et la diarrhée. Elle en est sortie depuis vingt-cinq jours, mais, son état étant aggravé, elle y revient dans l'état suivant : Langue blanche, villeuse; lèvres excoriées, saignantes ; pas de vomissements ; diarrhée abondante, jaunâtre ; ventre un peu ballonné sans tumeur appréciable, avec gonflement énorme du foie. La face est amaigrie, la peau refroidie, le pouls petit, 120.

Toux assez fréquente; matité dans le côté droit de la poitrine, surtout en avant, où il y a des râles muqueux extrêmement abondants. Coryza continuel avec écoulement séro-sanguinolent par les narines. Les deux oreilles coulent, l'une rend du pus, l'autre du sérum ensanglanté.

Depuis hier, l'enfant a des mouvements convulsifs dans tout le côté droit du corps, sans strabisme. Ils sont caractérisés par des contractions fréquentes du muscle buccinateur, par des convulsions des doigts et des contractions exagérées des muscles du côté de la poitrine et du ventre.

10 juillet. — Même état. Les oreilles coulent abondamment, et le côté droit, à demi paralysé, est le siége de continuels mouvements convulsifs qui existent également dans le visage. A l'ophthalmoscope, je constate dans l'œil gauche un congestion assez grande des bords de la papille, avec flexuosité extrêmement marquée des veines de la rétine. A droite, il n'y a que de la congestion sans flexuosité des vaisseaux. Ces résultats sont confirmés par l'examen que M. Desmarres a eu l'obligeance de faire en venant visiter cette malade.

L'enfant reste dans le même état jusqu'au 11 juillet, et alors elle succombe dans la soirée.

Autopsie. — Les ventricules latéraux renferment une énorme quantité de sérosité, qui s'écoule dès qu'on enlève l'encéphale. La pie-mère est infiltrée de sérosité, un peu trouble sur l'hémisphère gauche. Les veines méningées et les petites veines superficielles, du côté gauche, sont oblitérées par des caillots très-résistants, noirâtres sur certains points, décolorés sur d'autres, et entièrement adhérents aux parois veineuses. Ces caillots se prolongent jusque dans le sinus longitudinal supérieur, qui est également rempli de caillots de même nature, très-adhérents, et sur quelques points tout à fait décolorés ; d'autres sinus sont également obstrués par des caillots moins noirs, plus mous et de date plus récente. Sur l'hémisphère droit, les veines sont également distendues, mais ici par du sang liquide.

L'altération des veines de l'hémisphère gauche a produit une lésion de la substance cérébrale sur deux points où l'oblitération était la plus marquée : d'une part, à l'extrémité antérieure, et de l'autre, à la face externe. Là, existe une suffusion sanguine de la pie-mère formant hémorrhagie méningée, et au-dessous de la pie-mère la substance corticale ramollie, rougeâtre, est le siége d'un piqueté rouge très-confluent; immédiatement au-dessous, la substance grise renferme un foyer hémorrhagique, du volume d'une noisette, contenant un caillot tout à fait mou ; plus au-dessous encore, la substance blanche est jaunâtre, on a un grand nombre de petits foyers sanguins formant une infiltration sanguine, désignée sous le nom d'*apoplexie capillaire.*

A l'extrémité antérieure du cerveau, sur la partie déjà modifiée, il n'y a qu'apoplexie méningée, ramollissement de la couche corticale, mais sans foyer apoplectique.

En enlevant la dure-mère pour examiner le bord du crâne et le rocher, on voit, à gauche, les petites veines, sortant de ces os pour aller dans les sinus, oblitérées par des caillots ; il n'y a pas de pus dans la dure-mère, ni de carie osseuse intra-crânienne. L'os paraît verdâtre, comme s'il renfermait du pus au-dessus de la lame compacte, ; il en renfermait en réalité, car une section faite avec la scie montre une infiltration purulente de tout le rocher ; à droite, il n'y a pas de phlébite des veines, surtout du rocher ; l'os est moins verdâtre, et scié dans sa longueur, on voit qu'il est également infiltré de pus.

Nulle part il n'y a de tubercules ni de granulations méningées. Les poumons sont le siége d'une congestion lobulaire très-prononcée, surtout à la partie postérieure ; en aucune partie de leur tissu ils ne renferment de tubercules, et il n'y en a point non plus dans les ganglions bronchiques.

Le foie est gros, décoloré, avec des plaques graisseuses, et dans l'intérieur, il y a un peu d'hypertrophie des plaques et des follicules isolés.

Obs. XX. — Méningite granuleuse. — Infiltration séreuse de la papille. — Dilatation et flexuosité des veines.

Un garçon, âgé de dix ans, que je vis le 25 juillet 1862, rue des Dames, aux Batignolles, avec les docteurs Martinelli et Pornat, était malade depuis quinze jours. Au début, il avait eu un vomissement qu'on avait pris pour une indigestion, de la constipation et de la fièvre.

Aujourd'hui, il a du strabisme et crie de temps à autre ; il grince des dents et fait des soupirs ; le ventre est ballonné, et il a une hémiplégie à gauche avec déviation de la bouche à droite. Son pouls est régulier et très-fréquent.

Dans l'œil gauche, congestion de la papille qui est noyée dans une couche rougeâtre de vaisseaux hypérémiés; ses vaisseaux sont dilatés, et à droite, même état de la papille, dilatation et flexuosité des vaisseaux, plaques de congestion de la choroïde sans hémorrhagie.

Obs. XXI. — Méningite granuleuse. — Ophthalmoscopie. — Congestion. — Dilatation. — Flexuosité des vaisseaux. — Hémorrhagie de la rétine.

Un garçon, nommé Charpentier, âgé de quatre ans et couché au n° 13 de la salle Saint-Joseph, service de M. Bergeron, fut amené le 18 juillet 1862 pour un état fébrile, datant de cinq jours, avec vomissements et constipation. Je l'examinai à l'ophthalmoscope et constatai dans l'œil gauche une forte congestion de la papille, avec dilatation extrême des vaisseaux.

Les vomissements continuèrent, la constipation persista, puis survint la rétraction du ventre, la respiration suspirieuse et un peu de paralysie dans le côté gauche. M. Alphonse Desmarres examina les yeux le 21 juillet; il n'y avait rien à droite; à gauche au contraire, la papille était peu apparente, noyée par la congestion, surtout à son bord interne. En haut, dilatation des vaisseaux ; en bas, flexuosité de la veine jusqu'à sa bifurcation, et une plaque de congestion hémorrhagique excessive sur la rétine.

Le 23 juillet, la flexuosité des vaisseaux par en bas a disparu ; elle existe dans les vaisseaux au-dessus de la papille et sur le trajet d'un de ces vaisseaux, il y a une hémorrhagie peu considérable. Tout le fond de l'œil est extrêmement congestionné. Toujours rien à l'œil droit.

L'enfant reste dans le coma avec une paralysie incomplète, du strabisme sans convulsions, le pouls fréquent et régulier. Il dit quelques mots sans avoir sa raison et semble très-affaissé.

Le 25, même état ; décoloration considérable des choroïdes et la dilatation des vaisseaux est moins apparente qu'hier. L'enfant meurt dans la journée.

L'autopsie a permis de constater la méningite avec une forte hydrocéphalie aiguë, quelques granulations grises dans la scissure de Sylvius.

Les sinus sont gorgés de sang, et à gauche renferment quelques caillots.

L'œil gauche offre une congestion des veines de la rétine, qui est très-apparente et qui est surtout marquée au centre du nerf optique. Sur un point, il y a une tache hémorrhagique grosse comme un grain de semoule. Rien de semblable dans l'œil droit.

Obs. XXII. — Méningite granuleuse. — Ophthalmoscopie. — Infiltration séreuse de la papille. — Dilatation des veines de la rétine. — Mort.

Un garçon, nommé Longavenne, âgé de six ans, entré le 25 juillet 1862, est malade depuis huit jours, et est placé au n° 12 de la salle Saint-Joseph, service de M. Bergeron.

Il a des vomissements, de la constipation, pousse des soupirs, sans grincement de dents et sans cris hydrencéphaliques. Il a un peu de délire, du strabisme et un commencement d'hémiplégie à gauche ; le pouls est fréquent et très-irrégulier.

L'œil droit présente une congestion très-marquée de la papille, dont les bords sont noyés par l'hypérémie, et il y a une dilatation excessive des vaisseaux en dehors de la papille. Pas de flexuosités ni d'hémorrhagie. Dans l'œil gauche, la lésion est beaucoup moins caractérisée.

L'enfant est mort le 26, c'est-à-dire le lendemain du jour de cet examen, et il avait une méningite tuberculeuse.

Obs. XXIII. — Méningite tuberculeuse. — Mort. — Ophthalmoscopie.

Coquillon, âgé de neuf ans, entré le 28 juillet 1862, au n° 4 de la salle Saint-Benjamin, dans le service de

M. Barthez, est malade depuis huit mois d'entérite chronique, avec diarrhée excessive, mais il y a quatre jours, la diarrhée s'est arrêtée, il a eu un vomissement et a été frappé peu après de paralysie, avec contracture convulsive et strabisme.

Au moment de l'entrée, on constate du strabisme divergent, avec alternatives de contraction et de dilatation de la pupille, une hémiplégie incomplète à gauche, de la contracture à droite, une perte de connaissance et de la sensibilité, enfin une fréquence excessive du pouls.

Les deux papilles sont voilées par l'hypérémie, et les deux choroïdes sont presque aussi décolorées que chez un albinos; il n'y a rien d'appréciable dans les vaisseaux.

Cet enfant est mort le 28 juillet, seize heures après cet examen ophthalmoscopique. Il n'avait qu'une congestion péripapillaire, et les choroïdes étaient décolorées sans qu'il y ait eu d'émission sanguine, et comme cela s'observe aux approches de la mort.

En effet, chez beaucoup de malades, comme je le dirai plus loin (voyez le chapitre De l'agonie), à l'instant de la mort, les artères de la rétine disparaissent, les veines rétiniennes se désemplissent, deviennent peu apparentes, et la choroïde se décolore et pâlit d'une façon très-notable. Cette décoloration, qui a lieu au moment de la mort, se montre quelquefois pendant les dernières heures de la vie, et il m'a semblé que, chez certains malades, d'après ce seul caractère, on pouvait porter le pronostic d'une mort prochaine.

Obs. XXIV. — Méningite granuleuse. — Dilatation et flexuosité des vaisseaux.

Albert B..., âgé de cinq ans, 100, rue du Faubourg-Saint-Antoine, appartient à une famille où il y a plusieurs oncles tuberculeux, et il a perdu une sœur de méningite il y a quelques années. Cet enfant a eu des gourmes, des glandes, et comme il était très-faible, je l'ai envoyé à la campagne, à Montreuil-sur-Mer. Il tombe malade; on le croit affecté de fièvre muqueuse et on le traite en conséquence; mais, comme au dixième jour, il n'allait pas mieux, on le ramène à Paris.

Ce jour-là, vomissements, constipation, grincements de dents, quelques soupirs, ventre ballonné, un peu de strabisme et 60 pulsations régulières.

Le lendemain, le strabisme est plus caractérisé, et à l'ophthalmoscope je trouve une congestion excessive de la rétine et de la papille, dont les bords sont noyés dans la congestion; dilatation excessive des vaisseaux en dehors de la papille, à droite. Le phénomène est moins apparent du côté gauche.

Potion avec iodure de potassium 2 grammes, vésicatoire sur le crâne.

Les jours suivants, l'enfant tombe dans le coma, avec peu de paralysie, et il n'y a que de faibles mouvements convulsifs; — mêmes grincements de dents, respiration suspirieuse et rétraction du ventre. Le pouls reste ralenti. Dans l'œil droit, avec la dilatation, je constate la flexuosité des vaisseaux, mais je n'y trouve point d'hémorrhagie.

Au dixième jour, le côma persiste, les rougeurs du visage apparaissent, il n'y a plus de grincements de dents ni de soupirs, et le pouls acquiert une très-grande fréquence, 160.

Je fais alors demander M. Barthez pour une consultation dans laquelle il confirma le diagnostic de méningite tuberculeuse porté par moi, et nous décidâmes le traitement à suivre. Tous nos efforts furent inutiles, et l'enfant succomba le 7 août 1862.

Obs. XXV. — Méningite tuberculeuse. — Ophthalmoscopie. — État voilé des papilles. — Dilatation et flexuosité des veines rétiniennes. — Décoloration du fond de l'œil le jour de la mort.

Levron Julie, âgée de deux ans, entrée le 16 août 1862 au n° 6 de la salle Sainte-Marguerite, à l'hôpital Sainte-Eugénie. Son père est inconnu, et la mère, continuellement souffrante (phthisique), a eu trois enfants. Julie a eu des convulsions à neuf mois; à l'âge de dix-huit mois, elle est tombée du deuxième étage sur le sol; depuis cette époque, elle a toujours été souffrante et a eu des gourmes et des glandes au cou.

Le 2 août, l'enfant est devenue somnolente, et son état est resté le même jusqu'au 12 août; elle avait une garderobe naturelle tous les jours; — le 12, on lui a administré de l'huile de morue, qu'elle a vomi, et qui lui a donné de la diarrhée; — depuis lors, elle a toujours vomi jusqu'au jour de l'entrée à l'hôpital, et elle a toujours de la diarrhée (deux ou trois selles liquides par jour); — une légère convulsion du côté droit a eu lieu le 15 août. Le 16 au matin, elle avait du strabisme et de la résolution musculaire du bras droit, sans perte de connaissance. Dans la nuit du 16 au 17, les yeux ont été agités par des mouvements convulsifs.

État actuel. — 17 août. — Enfant pâle et maigre; la face exprime l'abattement; — par moment on remarque un peu de strabisme. — La tête est fortement renversée en arrière, il y a rigidité de l'épine, et pour asseoir l'enfant dans son lit, on la déplace tout d'une pièce; — il semble qu'il reste un peu de faiblesse musculaire à droite. Aujourd'hui, dans la journée, elle a eu de légers mouvements convulsifs dans les yeux et dans le côté droit du corps. La sensibilité est conservée et peut-être même un peu exagérée. — Langue rouge sur les bords, blanche sur la partie médiane, gencive gonflée avec un liséré blanchâtre sur le bord libre; pas de vomissements; ventre avec paroi flasque, donnant à la main la sensation de pâte de farine; deux garderobes liquides, pouls extrêmement fréquent, 190, onduleux; respiration expiratrice suspirieuse, râles ronflants des deux côtés, beaucoup plus nombreux à droite; on les entend sous la clavicule droite et non sous la clavicule gauche.

Dans l'œil examiné à l'ophthalmoscope on voit, à gauche, la rétine très-congestionnée, la papille confuse, peu apparente sur les bords, les vaisseaux dilatés, avec quelques flexuosités et un épanchement à l'angle de la division d'une des veines; — à droite, congestion moins grande, papille confuse, vaisseaux dilatés sans flexuosités ni hémorrhagie.

18 août. — L'enfant a eu les yeux grands ouverts presque toute la nuit; elle a eu quelques mouvements convulsifs dans le côté droit du corps. La face est pâle, égarée; la petite malade est littéralement baignée de sueur; la tête reste renversée en arrière; les yeux sont ouverts, fixes; le ventre est flasque, et les anses intestinales se dessinent à travers la paroi. — Pouls à peine perceptible, extrêmement fréquent, impossible à compter; respiration suspirieuse.

Décès, le 18 août à six heures du soir.

Autopsie (20 août). — Il s'écoule à l'ouverture du crâne une assez grande quantité de sérosité un peu louche. Le sinus longitudinal supérieur renferme un caillot non adhérent aux parois, noirâtre dans une partie de son étendue, dense et fibrineuse en arrière. Le sinus latéral gauche est rempli par un caillot qui offre les mêmes caractères ; il en est de même des sinus pétreux du côté gauche ; — à droite, les sinus sont gorgés de sang, mais ne renferment pas de caillots. Les veines de la pie-mère sont presque toutes oblitérées par des caillots mous et noirâtres; on trouve sur leur trajet des traînées jaunâtres purulentes, et de plus, sur la partie latérale de l'hémisphère droit une dizaine de granulations tuberculeuses grises, résistantes, du volume d'une tête d'épingle. Les scissures de Sylvius sont le siége d'une infiltration purulente, sans granulations, ou constate de même de l'infiltration purulente à la base, au niveau, en avant, et en arrière du chiasma des nerfs optiques, ainsi qu'à la face supérieure du cervelet. La substance cérébrale est ferme, résistante, avec un piqueté assez abondant dans le centre ovale de Vieussens. Les ventricules latéraux sont naturellement dilatés et remplis de sérosité opaline, dont on peut estimer la quantité à 60 grammes environ.

Le poumon droit présente à son sommet et à sa partie antérieure des tubercules assez volumineux, en voie de ramollissement et quelques cavernules; dans le reste de son étendue il est rempli d'une innombrable quantité de granulations miliaires, tuberculeuses, demi-transparentes, du volume de grains de semoule ; — le poumon gauche présente dans toute son étendue les mêmes granulations, mais en nombre moins grand; il en existe dans le feuillet pariétal de la plèvre droite ; les ganglions bronchiques sont hypertrophiés, tuberculeux.

Rien à noter du côté des organes abdominaux, si ce n'est des granulations tuberculeuses dans l'épaisseur de la tunique péritonéale de la rate et quelques plaques de décoloration dans le foie.

L'examen ophthalmoscopique, répété le jour même de la mort, a révélé, outre l'état voilé des papilles, outre la flexuosité des veines rétiniennes, des places blanches, décolorées, sur le fond de l'œil. Ajoutons qu'à l'autopsie on a constaté sur l'œil gauche que les veines rétiniennes étaient manifestement dilatées, flexueuses, et que la choroïde au pourtour du point d'entrée du nerf optique avait perdu une grande partie de son pigment, ce qui explique l'aspect blanchâtre observé pendant la vie avec l'ophthalmoscope.

Obs. XXVI. — Méningite granuleuse consécutive à la coqueluche et à la rougeole. — Mort. — Ophthalmoscopie.

Clément (Marie-Louise), âgée de cinq ans, entrée le 3 juin 1862 à l'hôpital Sainte-Eugénie, salle Sainte-Marguerite, n° 9.

Cette enfant, d'une bonne santé habituelle, a eu la scarlatine à quatre ans. Le 15 février dernier, elle a été prise de quintes de coqueluche, et c'est pour cette affection qu'elle est entrée à l'hôpital. Les quintes, au nombre variable de quatre à cinq par jour, au moment de son entrée sont assez intenses et sont suivies assez fréquemment d'épistaxis. Le 26 juin, une ophthalmie assez intense s'est déclarée chez elle, en même temps que ses voies respiratoires deviennent le siége du catarrhe. Le lendemain, 27 juin, une éruption de rougeole s'est montrée sur la face et sur le tronc; cette éruption a été peu forte.

La coqueluche a persisté, ainsi que l'ophthalmie, et cette dernière, qui a amené des granulations de la conjonctive, a nécessité des cautérisations fréquentes, avec le sulfate de cuivre. C'est pendant la convalescence de sa coqueluche, et vers le 26 août que sont survenus chez elle des vomissements qui ont duré jusqu'à l'apparition des convulsions, c'est-à-dire quatre jours avant la terminaison de la maladie.

Ces vomissements se répètent jusqu'à trois et quatre fois par jour, et l'ingestion des aliments les provoque. Les matières rendues sont à la fois et les aliments et quelques matières bilieuses. A la diarrhée habituelle de l'enfant pendant sa coqueluche succède la constipation.

L'enfant a encore bon appétit et ne présente aucun signe important.

Le 28 août, elle est prise d'une douleur de tête continue, qu'elle manifeste par des cris incessants, peu intenses, qui ressemblent plutôt à une plainte continuelle qu'à de vrais cris aigus. Elle a, en même temps, alternatives de rougeur et de pâleur du visage. Le pouls devient plus fréquent, petit, irrégulier. L'enfant est triste, ne répond qu'avec peine aux questions qu'on lui adresse, et si on la touche, elle fait preuve d'une irritabilité excessive. Les vomissements et la constipation persistent.

Cet état se prolonge jusqu'au premier septembre. A cette époque, l'appétit se perd complétement, l'enfant est abattue, elle pousse des cris continuels; elle est pâle, son ventre est déprimé en forme de barque, et à la palpation, il donne la singulière sensation de la pâte; la respiration est accélérée, et de temps en temps inégale et suspirieuse; pouls petit, très-fréquent. Les jours suivants il existe un peu de diminution de la motilité, mais pas de paralysie.

Le 7 août, vers trois heures, l'enfant a été prise de convulsions de tous les membres, mais plus intenses dans la moitié droite du corps; les yeux sont roulants dans l'orbite. Depuis cette première attaque convulsive, qui a eu lieu à trois heures, les membres sont restés contracturés; les doigts sont fléchis, le pouce dans le creux de la paume de la main; l'œil droit est immobile, largement ouvert, la cornée droite se flétrit.

Le 8 septembre. — Anesthésie complète; pas de paralysie; symptômes de contracture plus prononcés à droite. Il existe un mâchonnement et parfois quelques grincements de dents. L'enfant est plongée dans le coma. Pouls filiforme imperceptible.

L'ophthalmoscope montre dans l'œil gauche une

congestion par plaques sur la rétine, et la papille est noyée sur les bords par l'hypérémie. Les vaisseaux de ce côté sont très-dilatés et flexueux ; pas d'épanchement sanguin. — Dans l'œil droit, il y a de la congestion, mais elle est infiniment moins prononcée.

Le 9 septembre. — A la contracture des membres s'ajoute du trismus alternant avec le mâchonnement. Les muscles du cou et du tronc se contracturent à leur tour ; la tête est roide sur le cou, et le tronc est un peu fléchi en arc, de façon à reposer sur la tête et le sacrum. L'enfant est dans le coma et aucune excitation ne peut l'en retirer. Pouls insensible.

Le soir, l'enfant succomba au milieu d'une attaque convulsive.

Autopsie (11 septembre). — *Encéphale.* — Les sinus de la dure-mère sont gorgés d'un sang noir, mais liquide ; pas d'épanchement dans la cavité de l'arachnoïde, qui est sèche et sans granulations.

Le feuillet viscéral de cette membrane est fortement soulevé à la base, par de la sérosité déposée dans l'espace sous-arachnoïdien antérieur, en arrière du chiasma. Cette sérosité, qui s'écoule quand on enlève le cerveau, provient évidemment d'épanchements séreux ventriculaires.

La pie-mère est le siége d'une injection très-intense, tant à la surface que dans la profondeur des circonvolutions ; à la surface, les veines très-nombreuses, flexueuses, sont gorgées partout de sang liquide, noir; en un point seulement, à la surface de l'hémisphère gauche, on trouve dans la cavité d'une veine, un caillot plus dur. Cette injection est si intense, qu'on peut suivre jusque dans le cerveau les rameaux déliés des plus petits vaisseaux. Du reste, elle est beaucoup plus prononcée sur toute l'étendue de l'hémisphère gauche que sur le droit, c'est-à-dire dans le côté correspondant à l'œil malade. Dans la scissure de Sylvius, on trouve quelques granulations tuberculeuses, qui se montrent encore dans la profondeur des circonvolutions et sur la toile choroïdienne. Là, il n'y a pas de pus; ce liquide ne se rencontre qu'au pourtour de l'isthme, où il forme comme un liséré jaunâtre. — Pas de tubercules, on en rencontre un seul, dans le dédoublement des deux feuillets de la toile choroïdienne, au devant de la glande pinéale.

Le cerveau est par places adhérent à la pie-mère; il est très-injecté, et à la coupe on y voit un piqueté rouge confluent; sa substance est partout *très-ramollie.* Les ventricules sont remplis de sérosité.

Autopsie des yeux. — L'œil gauche offre une grande vascularité des veines, qui sont plus larges et plus nombreuses; mais dans toutes, le sang extravasé circule, et aucune d'elles ne contient de caillots. Dans l'œil droit, les vaisseaux sont moins nombreux.

Poumons. — Au sommet des poumons et sur la plèvre on rencontre seulement quelques granulations tuberculeuses. En arrière et en bas, il y a une congestion intense. Les ganglions bronchiques éprouvent un commencement de dégénérescence tuberculeuse.

Le foie, la rate, les ganglions mésentériques ne présentent rien de particulier.

Obs. XXVII. — Méningite. — Congestion de la papille. — Dilatation des vaisseaux. — Mort.

Le 20 septembre 1862, je vis en consultation avec mon honorable confrère, le docteur Loiseau (de Belleville), un garçon de quatre ans, atteint depuis vingt-quatre heures de somnolence, avec soubresauts des muscles de la face, photophobie, un peu de strabisme, dépression du ventre, quelques soupirs, céphalalgie frontale et 120 pulsations régulières. Il était malade depuis cinq jours, avec de la fièvre, pas de vomissements, de la constipation, et il ne toussait pas. Il n'avait rien aux poumons.

Forte congestion des papilles qui sont voilées, et dilatation excessive des vaisseaux, sans hémorrhagie ni flexuosités.

Mort au bout de quelques jours.

Obs. XXVIII. — Poussée méningitique. — Congestion de la papille. — Dilatation et flexuosité des vaisseaux à gauche. — Guérison.

Une fille âgée de onze ans, dont le père est mort de la poitrine, est prise de vomissements, de fièvre et de constipation depuis quatre jours. Elle entre à Sainte-

Eugénie, salle Sainte-Marguerite, n° 8, le 22 septembre 1862 : Fièvre, langue blanche, mâchonnements, soupirs, constipation; elle voit peu, entend bien, n'a pas d'hyperesthésie, ni de paralysie ou de convulsions; elle ne crie pas et a toute son intelligence. Pouls régulier, 120.

Dans l'œil gauche, congestion de la papille, dilatation et flexuosité des vaisseaux très-apparente, plus marquée à gauche.

Deux sangsues sont mises derrière les oreilles.

Le lendemain, l'enfant est mieux et paraît avoir sur tout le corps une éruption de 10 pustules d'acné; — pas de vomissements, toujours de la constipation, plus de soupirs, pouls irrégulier, 120; encore de la congestion sur la papille, mais elle est moindre; — le jour d'après, les pustules n'ont pas augmenté, quelques-unes sont sèches; pas de vomissements, une selle très-échauffée, pas de soupirs ni de phénomènes cérébraux; la vue est revenue à l'état normal, et le pouls fréquent est régulier.

La congestion de l'œil gauche a diminué, mais elle existe encore à un faible degré.

L'enfant a guéri au bout de quelques jours, et, à moins d'attribuer les phénomènes cérébraux présentés par elle à l'éruption de quelques pustules d'acné, je crois qu'elle a eu un commencement de méningite.

Obs. XXIX. — Pneumonie douteuse. — Méningite. — Mort.

Dans la clientèle de notre confrère le docteur Charpentier, et avec lui, je vis en septembre 1862, un enfant de six mois, malade depuis quelques jours. Cet enfant avait un soupçon de pneumonie au sommet gauche en arrière et en même temps des phénomènes cérébraux graves, tels que soupirs, grincements de dents et strabisme, avec fréquence et irrégularité du pouls. Quand je le vis, nous étions incertains de l'état du cerveau, et nous prévînmes la famille de ce qui pouvait arriver de ce côté. Les papilles étaient de chaque côté noyées à la circonférence par une hypérémie considérable, et il y avait une grande dilatation des vaisseaux de la rétine.

Le lendemain vinrent des convulsions qui firent périr l'enfant, et comme c'était en ville, il n'y eut pas d'autopsie.

Obs. XXX. — Méningite. — Guérison.

Frédéric (Félix), fils du mécanicien de l'hôpital Sainte-Eugénie, âgé de dix mois, ayant six dents, a été pris de fièvre, d'irrégularité du pouls, de vomissements, de constipation avec somnolence; au bout de huit jours, il avait des soupirs, des cris, puis du strabisme, et enfin des convulsions générales qui ont duré trois jours.

Pendant cette période j'ai essayé de voir le fond de l'œil à l'ophthalmoscope, et malgré les difficultés inhérentes au jeune âge de l'enfant, j'ai constaté une congestion excessive de la choroïde, avec congestion papillaire et dilatation des vaisseaux de la rétine.

Une sangsue derrière chaque oreille; julep et iodure de potassium.

Au bout de ces trois jours, la fièvre a diminué, les convulsions de moins en moins fortes ont cessé.

L'enfant a repris la connaissance; au quinzième jour il était entièrement guéri, sans paralysie ni aucun accident consécutif.

Obs. XXXI. — Méningite. — Ophthalmoscopie. — Thrombose des veines de la rétine.

Mademoiselle D..., âgée de dix-neuf mois, dix dents, dans la clientèle du docteur Sellier, était malade depuis cinq jours; pas de vomissements, constipation, fièvre, somnolence, cris, respiration inégale, intermittente, suspirieuse, bouffées de rougeur au visage, strabisme, enfin, convulsions, qui sont aujourd'hui suivies de résolution, de coma et d'une grande accélération du pouls.

De l'atropine mise dans les yeux me permet de voir dans l'œil gauche une congestion péripapillaire, très-intense, qui rend presque invisibles les bords de la papille; de plus, il y a dilatation des vaisseaux, et en bas, l'un de ces vaisseaux est rempli de sang noir, qui semble former un caillot.

Mort au bout de quelques jours.

Obs. XXXII. — Méningite, suite d'otite interne. — Mort. — Ophthalmoscopie.

Le 23 et le 26 janvier 1862, je vis en consultation, avec les docteurs Bréard et Johanneau, une jeune fille âgée de onze ans, mademoiselle P..., atteinte d'otorrhée depuis longtemps, et qui après quelques jours de fièvre, de vomissements, de constipation, d'irrégularité du pouls, de soupirs, était dans le coma, sans convulsions, avec dépression du ventre, résolution générale des membres, et peut-être paralysie du mouvement, sans anesthésie.

Les yeux examinés à l'ophthalmoscope présentent une congestion périphérique très-forte de la papille, avec congestion très-vive de la rétine et une excessive dilatation des vaisseaux; pas de flexuosités ni d'hémorrhagies.

Mort au bout de quelques jours.

Obs. XXXIII. — Tubercules pulmonaires. — Méningite tuberculeuse. — Congestion péripapillaire. — Infiltration séreuse et dilatation des veines de la rétine. — Mort. — Autopsie.

Lechopier (Augustine), âgée de trois ans, entrée le 31 octobre 1862.

Père et mère bien portants; trois enfants. Celle-ci a eu des gourmes et des glandes, pas de convulsions; la rougeole en avril 1862; depuis cette époque, l'enfant a de la diarrhée, elle tousse, sans quintes. Dans la journée du 30 octobre, elle a vomi deux fois spontanément; l'appétit et le sommeil sont conservés.

État actuel. — 31 octobre. — Langue naturelle, bon appétit, pas de diarrhée.

Le foie est volumineux et déborde les fausses côtes de deux travers de doigt; la rate paraît un peu hypertrophiée; la percussion du thorax n'offre rien de particulier; à l'auscultation on entend à la base postérieure des deux poumons, mais surtout à droite, des râles muqueux; au sommet droit, en avant et en arrière, il y a quelques craquements. Toux peu fréquente; pouls, 120.

4 novembre. — L'enfant qui avait vomi le 2 novembre, offre aujourd'hui un pouls irrégulier, intermittent, 116. Elle se plaint toujours d'une céphalalgie frontale vive.

Elle n'a pas eu de garderobes depuis deux jours, l'intelligence est très-nette. La nuit dernière, elle a eu quelques mouvements convulsifs. Aussi on diagnostique une tuberculose générale, avec commencement de méningite tuberculeuse.

Julep, iodure de potassium, 1^{gr},50.

5 novembre. — La connaissance est parfaite, céphalalgie très-vive; pas de convulsions ni de strabisme;

plusieurs vomissements, pas de garderobes, la respiration est inégale; de temps à autre il y a des soupirs, mais pas de bouffées de chaleur ni de rougeur au visage. Un peu de toux grasse sans expectoration, et l'on entend de chaque côté de la poitrine, surtout à droite, du râle muqueux.

Le pouls est irrégulier, 118.

Julep à l'iodure de potassium. Raser la tête pour la badigeonner avec la teinture d'iode.

6 novembre. — Même état général; le pouls est très-ralenti, irrégulier, 60.

Soupirs fréquents, pas de vomissements ni de garderobes.

La céphalalgie continue, et l'intelligence est nette.

6 novembre. — L'enfant examiné à l'ophthalmoscope présente à l'œil gauche une congestion très-vive de la papille, dont les bords infiltrés sont peu distincts, et avec dilatation des veines de la rétine. A droite, congestion de la rétine et de la papille, sans dilatation des vaisseaux. Pas d'hémorrhagie rétinienne.

Même traitement.

7 novembre. — L'enfant est dans un état de somnolence, interrompu de temps à autre par des cris; le pouls reste irrégulier, à 64; quelques soupirs.

Pas de vomissements ni de garderobes; il n'y a ni convulsions, ni strabisme, ni paralysie.

Même traitement.

12 novembre. — Pouls, 140, petit, irrégulier.

Le ventre est flasque ; avant-hier il y a eu une selle moulée.

L'enfant, qui est endormie, répond moins nettement aux questions qu'on lui pose.

Toux fréquente, grasse ; craquements humides et matité dans les fosses sus et sous-épineuses.

Même julep.

On suspend la teinture d'iode, qui a causé de l'empâtement du tissu cellulaire du crâne et même un peu de suppuration superficielle sur quelques points.

15 novembre. — Même état. L'œdème du cuir chevelu a disparu. Le pouls est petit et fréquent, 160.

La connaissance n'a jamais été complétement abolie, et il n'y a ni paralysie ni convulsions.

L'enfant succombe à midi.

AUTOPSIE (16 novembre, vingt-quatre heures après la mort).

Crâne. — Les sinus de la dure-mère et les veines de la pie-mère contiennent du sang noir, entièrement fluide.

Il existe à la base du cerveau un épaississement des méninges, avec infiltration séreuse du tissu cellulaire sous-arachnoïdien. A gauche, la sérosité soulève l'arachnoïde, qui tapisse la lèvre postérieure de la scissure de Sylvius et forme une phlyctène parfaitement limitée, de la grosseur d'une petite noix ; les circonvolutions cérébrales sont déprimées à ce niveau.

A droite, le fond de la scissure de Sylvius offre de nombreuses granulations grises, demi-transparentes; la substance cérébrale est ferme, non injectée; les ventricules latéraux sont dilatés et remplis de sérosité opaline.

Thorax. — Les ganglions bronchiques sont hypertrophiés et couverts de matière tuberculeuse ramollie. Au sommet du poumon droit, on voit une masse tuberculeuse en voie de ramollissement, du volume d'un œuf de pigeon.

Le *foie* est hypertrophié et décoloré.

La *rate* est volumineuse et offre à sa surface des granulations grises. Les autres organes sont sains.

Obs. XXXIV. — Méningite tuberculeuse. — Mort. — Ophthalmoscopie. — Dilatation et flexuosité des veines de la rétine. — Infiltration séreuse péripapillaire. — Hémorrhagie de la rétine.

Louisa Lodéau, âgée de trois ans, entrée le 4 juillet 1863, au n° 21 de la salle Sainte-Catherine, morte le 8 juillet 1863.

Cette fille, sur laquelle on n'a aucun renseignement, est dans un état de somnolence presque complet, mais elle n'a pas perdu connaissance. Les yeux offrent un peu de strabisme convergent; la face est incomplétement paralysée à droite, mais le côté droit du corps n'a pas de paralysie; le ventre est aplati, creux comme une assiette, et la peau en est flasque et ridée; respiration inégale, intermittente, suspirieuse;

pas de grincements de dents; pouls irrégulier, inégal, intermittent; de temps à autre, quelques convulsions dans le côté droit de la face.

Le premier jour, j'examine les yeux; les papilles sont très-dilatées, la gauche plus que la droite. Dans l'œil droit il n'y a rien de particulier; dans l'œil gauche, au contraire, dilatation et flexuosités des veines à la partie supérieure de la papille, image renversée, stases sanguines à l'angle de chaque flexuosité; congestion générale de la rétine, par plaques, mais sans épanchement sanguin; la papille est voilée et ses bords peu distincts, cachés par une infiltration séreuse, ayant l'aspect d'une toile d'araignée couverte de rosée.

Deux sangsues derrière les oreilles.

Le lendemain, même état général; il y a eu dans la nuit quelques convulsions dans le côté gauche de la face et dans le côté droit du corps.

M. Desmarres fils, que j'avais invité à venir à l'hôpital pour examiner cette malade et pour contrôler mes observations, examine les yeux et constate que les lésions sont les mêmes au fond de l'œil gauche. Dans l'œil droit, qui n'avait rien hier, il y a aujourd'hui des altérations considérables; ainsi, la papille est voilée par de l'œdème, les veines sont en très-grand nombre et dilatées surtout en bas (image renversée); à côté de la plus grosse existe un petit épanchement sanguin de la rétine.

L'enfant succombe une heure après cet examen.

NÉCROPSIE (quarante-huit heures après la mort). — L'hémisphère cérébral gauche présente une injection plus marquée que l'hémisphère droit, et les veines superficielles beaucoup plus apparentes, sont remplies de sang liquide. La pie-mère est adhérente aux circonvolutions cérébrales, dont la substance est un peu ramollie ; à la face externe, dans une étendue de 4 centimètres, il y a une portion plus injectée et couverte de granulations miliaires grises : près de là existe une petite granulation jaune de tubercule cru, la seule qu'on ait trouvée dans cette nécropsie. Sur les vaisseaux de la scissure de Sylvius, on peut voir de chaque côté une légère infiltration purulente, sans granulations ; à la base, dans l'espace interpédonculaire, l'arachnoïde et la pie-mère épaissies sont infiltrées d'une grande quantité de matière gélatiniforme, verdâtre et purulente.

A l'intérieur du cerveau, la substance est un peu ramollie, sans injection et sans tubercules ; les ventricules latéraux sont dilatés, remplis de sérosité limpide, et leurs parois, ainsi que la voûte à trois piliers, sont ramollies en déliquium caséeux.

Les sinus remplis de sang ne renferment pas de thrombose ; mais dans le sinus caverneux, à gauche, c'est-à-dire dans le côté du cerveau correspondant à l'œil où se trouvent les lésions de la papille, à l'affluent de la veine ophthalmique, il y a un caillot décoloré qui entre dans cette veine, qu'on retire en le brisant, et qui avait environ 3 centimètres de largeur.

Chose extraordinaire, les poumons ne renferment aucun tubercule, et il en existe seulement à l'état de crudité sur deux ganglions bronchiques.

Quelques adhérences existent dans la plèvre, mais on n'y voit pas de granulations tuberculeuses.

Dans l'abdomen, point d'adhérences, point de granulations et nulle lésions de l'intestin.

Obs. XXXV. — Méningite. — Ophthalmoscopie. — Congestion péri-papillaire. — Dilatation et thrombose des veines rétiniennes. — Hydrophthalie.

Reine Magot, âgée de deux ans et demi, entrée le 28 juillet 1863, au n° 29 de la salle Sainte-Catherine, à l'hôpital des Enfants, est malade depuis quinze jours; elle a été prise de vomissements qui ont duré huit jours, avec constipation opiniâtre, somnolence, et on l'amène à l'hôpital.

Elle est endormie, presque sans connaissance, et tire encore la langue ou donne la main ; elle a des soupirs ; le ventre est un peu aplati, elle pousse des cris, mais sans grincements de dents, — un peu de strabisme convergent, et la pupille gauche est plus dilatée que la droite. Pouls fréquent, inégal, sans intermittence, 120. L'œil droit sous le doigt semble être un peu plus gros que l'œil gauche.

Congestion très-grande de la rétine droite, hypérémie des bords de la papille, dilatation des veines, thrombose de quelques-unes d'entre elles, — congestion moins grande de la rétine gauche, papille très-nette, dilatation des veines rétiniennes.

Application de teinture d'iode sur le crâne, iodure de potassium, 1 *gramme*.

30 juillet. — Même état. — *Même traitement.*

31 juillet. — Assoupissement, cris, soupirs; pas de grincements de dents, pas de vomissements ni de selles; pouls très-fréquent, irrégulier, 120.

Les yeux sont dans le même état relatif, mais la congestion est plus marquée qu'hier; elle est toujours plus forte à droite qu'à gauche.

Même traitement, *iodure de potassium*, 2 grammes.

1er août. — Même état général d'assoupissement, de soupirs; résolution complète, moins de cris, pas de convulsions. Pouls, 120, inégal, sans intermittence.

Même état des deux yeux à l'ophthalmoscope.

Même traitement.

2 août. — Mêmes symptômes; pouls irrégulier, 120; même état des yeux.

Même traitement.

3 août. — L'état semble s'aggraver; un peu d'hémiplégie incomplète à gauche, c'est-à-dire du côté opposé à l'œil le plus malade; prolapsus de la paupière supérieure gauche; soupirs fréquents, pas de convulsions; pouls petit, 160; même état des yeux.

Même traitement.

4 août. — Mort.

Autopsie. — Les veines méningées superficielles sont fort distendues par du sang noir, quelques-unes sont remplies de caillots, et sur l'hémisphère droit la congestion est beaucoup plus marquée que sur l'hémisphère gauche. Les sinus sont remplis de sang, mais sans caillots bien formés.

La pie-mère est adhérente aux circonvolutions cérébrales, qui sont ramollies à la surface ; elle est infiltrée de sérosité un peu trouble, à la surface de l'hémisphère droit et gauche ; mais c'est dans la scissure de Sylvius que cette lésion est apparente. Là, des deux côtés, l'infiltration séro-purulente est très-considérable ainsi, qu'à la base du cerveau, dans l'hexagone cérébral.

Dans les scissures de Sylvius existent de très-nombreuses granulations miliaires, demi-transparentes, excessivement ténues, qu'on ne voit bien qu'à contre-jour ; aucune ne paraît formée de tubercule cru, et il n'y a pas de tubercules dans la substance cérébrale.

Des tubercules crus, jaunes et durs existent dans les poumons, dans les ganglions bronchiques ; — il en existe également dans les ganglions mésentériques.

Les autres viscères sont sains.

Obs. XXXVI. — Méningite. — Ophthalmoscopie. — Congestion péripapillaire. — Dilatation et flexuosité des veines de la rétine.

Victorine Billet, âgée de quatre ans, entrée le 31 août 1863 à l'hôpital des Enfants malades, au n° 28, à la salle Sainte-Catherine, malade depuis dix-huit jours par la dysenterie, fut prise subitement de vomissements et de constipation. A son entrée, elle était dans un état d'hébétude, avec hémiplégie incomplète du côté gauche, et la sensibilité est conservée.

L'enfant a quelques soupirs, pas de cris, ni de grincements de dents; on constate avec l'ophthalmoscope dans l'œil gauche une hypérémie péripapillaire avec dilatation et flexuosité des vaisseaux veineux de la rétine.

La situation est restée la même pendant vingt-quatre heures, et ce matin, 2 septembre, à six heures, il y a eu quelques convulsions de courte durée.

L'enfant succomba dans la journée et l'autopsie a été interdite par opposition des parents.

Obs. XXXVII. — Méningite. — Ophthalmoscopie. — Congestion péripapillaire. — Dilatation phlébo-rétinienne. — Hémostase de quelques veines, à droite plus qu'à gauche.

Lucie Thierry, âgée de trois ans et demi, entrée au n° 30 de la salle Sainte-Catherine, malade depuis un an par une diarrhée presque continuelle avec intumescence du ventre, fut prise intercurremment de constipation et de vomissements avec fièvre. Au moment de son entrée, elle avait de l'abattement, quelques soupirs, des grincements de dents; du strabisme convergent, sans convulsions, ni paralysie; — le pouls, à 104, était inégal, irrégulier et intermittent.

L'enfant rendait par les garderobes des matières moulées. De la *teinture d'iode* fut appliquée sur le cuir chevelu, et 1 *gramme d'iodure de potassium* fut administré à l'intérieur.

Les jours suivants, les mêmes phénomènes continuèrent, en s'aggravant, et un commencement d'hémiplégie se montra dans le côté droit. A l'ophthalmoscope on constate: — à droite, une congestion péripapillaire, qui couvre les bords de la papille, une dilatation des veines de la rétine à la partie supérieure (image renversée) une dilatation à la partie inférieure et sur le côté interne; un vaisseau peu apparent sur la papille, très-large au contraire sur le fond rétinien sur une des veines inférieures, et, au centre de la papille existe une thrombose rétinienne. — Dans l'œil gauche, existent des altérations semblables moins avancées; nulle part il n'y a d'hémorrhagie. Le pouls est encore intermittent, mais commence à prendre de la fréquence.

Mort le 4 septembre 1863.

Autopsie. — Les sinus de la dure-mère sont gorgés de sang et la circulation des veines méningées moyennes est très-embarrassée. — Elles sont volumineuses, dilatées, surtout à droite, et renferment quelques caillots. —

La lésion existe aussi à gauche, mais elle est moins prononcée. La pie-mère est fortement congestionnée et l'arachnoïde, à la base du cerveau, dans l'espace, interpédonculaire et dans la scissure de Sylvius, est épaissie, opaline, gélatiniforme par suite de l'infiltration purulente. Dans la scissure de Sylvius, l'altération est moins forte, et il y a, çà et là, quelques granulations miliaires le long des vaisseaux. Nulle part il n'y a de tubercules ni de granulations grises.

La substance cérébrale est fortement congestionnée, un peu ramollie. La quantité de sérosité ventriculaire est peu considérable.

Obs. XXXVIII. — Méningite tuberculeuse. — Ophthalmoscopie. — Infiltration séreuse péripapillaire. — Varicosité des veines de la rétine.

Albertine Vilain, entrée le 3 septembre à l'hôpital des Enfants malades, pour une méningite tuberculeuse dont elle mourut le 13 du même mois. Une infirmière me l'apporta dans ma chambre obscure, et je l'examinai un matin, la veille de sa mort, au milieu des convulsions et dans un état de perte absolue de la connaissance.

A l'ophthalmoscope, l'œil gauche offrait une papille infiltrée de sérosité à sa circonférence, et une varicosité très-prononcée des veines de la rétine. Je n'y trouvai pas d'hémorrhagies rétiniennes.

Obs. XXXIX. — Méningite aiguë tuberculeuse. — Hydrophthalmie. — Dilatation des veines de la rétine.

Le 19 septembre 1863, je fus appelé pour voir un petit garçon, âgé de trente mois, nommé Doit, malade et triste depuis un mois, constipé et vomissant depuis huit jours, ayant au moment de ma visite un peu de somnolence, la respiration suspirieuse, le ventre aplati sous la peau duquel se dessinent les anses intestinales, et le pouls, intermittent. Il avait une méningite tuberculeuse, et était soigné par le docteur Chevalier.

Je constatai chez lui *une hydrophthalmie* prononcée de l'œil gauche.

Le 21 septembre, je revis une seconde fois l'enfant avec son médecin; il avait eu des convulsions dans le côté droit du corps, qui, en ce moment, avait de la contracture. — L'intelligence avait disparu, le coma était complet, et le pouls, encore inégal, irrégulier, avait pris une fréquence considérable. La respiration était inégale, intermittente, suspirieuse ; il y avait des grincements de dents, et, par instant, des bouffées de chaleur et de rougeur couvraient le visage. A l'ophthalmoscope, je constatai des dilatations considérables dans les vaisseaux de la rétine et de la papille, mais sans infiltration péripapillaire. L'altération était moins prononcée à droite.

Mort au bout de quelques jours.

OBS. XL. — Méningite. — Congestion péripapillaire. — Dilatation et flexuosité des vaisseaux, plus marquée à gauche qu'à droite.

Schwalgué, âgé de vingt-trois mois, dix-neuf dents, malade depuis sept mois, a été pris il y a quinze jours de vomissements et de constipation pour lesquels le docteur Pillon père lui a donné des soins, rue du Hasard-Richelieu, n° 1.

Le 19 octobre 1863, je fus appelé avec mon confrère pour voir l'enfant. — Il était sans connaissance, avec hémiplégie droite, la paupière de ce côté presque fermée, avec déviation du globe oculaire en bas; — l'œil gauche était dirigé en haut, —pas d'hydrophthalmie. — Les pupilles étaient également dilatées et la vision était abolie. — La commissure de la bouche était déviée à gauche. — Il y avait avec quelques cris hydrencéphaliques, — la respiration était inégale, intermittente, suspirieuse et le pouls petit, égal, très-fréquent, 140.

A gauche, la papille blanche au centre est rouge sur les bords qui sont indistincts, les veines sont très-dilatées, au double de leur volume et quelques-unes sont très-flexueuses; pas d'hémorrhagie rétinienne.

A droite, même état de la papille, mais les vaisseaux sont moins dilatés; il n'y en a pas de flexueux.

Obs. XLI. — **Méningite granuleuse.** — Congestion péripapillaire. — Dilatation des veines de la rétine. — Stase du sang sur les veines de la papille gauche.

Moreau, âgé de quatre ans, malade depuis douze jours, ayant eu des vomissements, de la constipation, des grincements de dents et des soupirs. Il était soigné à Plaisance par le docteur Maublanc. M. Gubler le vit en consultation. Je le vis à mon tour les 24 et 27 novembre 1863.

Le 27 novembre, l'enfant était dans le coma, entièrement insensible, sans strabisme, sans convulsions ni paralysie; il avait les deux pupilles très-dilatées, et son ventre, aplati, laissait voir les circonvolutions intestinales sous la paroi abdominale.

Je l'examinai à l'ophthalmoscope sans qu'il s'en doutât, tant l'insensibilité était grande.

Œil gauche. — Congestion péripapillaire; — dilatation excessive des veines de la rétine; — hypostase et flexuosité très-prononcée de ces veines sur la papille.

Œil droit. — Dilatation des veines de la rétine; congestion rétinienne; pas d'hémorrhagie rétinienne.

Obs. XLII. — Méningite granuleuse. — Ophthalmoscopie. — Dilatation des veines rétiniennes. — Hémorrhagies de la rétine.

Une fille de vingt mois, ayant vingt-deux dents, chez laquelle je fus appelé en consultation avec le docteur

Lepetit, était malade depuis douze jours. C'était le 10 décembre 1863.

Elle avait des vomissements, de la constipation, des cris, des grincements de dents, des soupirs, et, au moment de la consultation, elle était pâle, presque sans connaissance, le pouls petit et très-fréquent; elle avait du strabisme et des convulsions avec paralysie incomplète à droite.

Œil gauche. — Papille voilée à la circonférence par la congestion ; les vaisseaux veineux sont très-dilatés, flexueux, et, çà et là, il y a des hémorrhagies de la rétine.—En haut, j'ai cru trouver une exsudation blanche albumineuse.

Œil droit. — Congestion péripapillaire, dilatation des veines sans flexuosités ni hémorrhagie rétinienne.

OBS. XLIII. — Méningite tuberculeuse. — Congestion péripapillaire gauche. — Dilatation et flexuosités des veines. — Stase sanguine d'une veine. — Pas d'hémorrhagie.

Au mois de mai 1864, j'ai vu deux fois, en consultation avec le docteur Gindre, Marie Rousset, âgée de sept ans, malade depuis huit jours et à la fin de la deuxième période d'une méningite tuberculeuse ; — il n'y avait ni convulsions ni paralysie, mais seulement un peu de coma.

Les deux yeux examinés à l'ophthalmoscope me présentèrent une congestion très-vive de la choroïde, une dilatation considérable des veines de la rétine, surtout sur la papille, une flexuosité prononcée de ces vaisseaux et enfin une congestion papillaire périphérique cachant les bords de la papille et laissant une dilatation plus grande des veines en dehors de la papille.

Je fus appelé une seconde fois cinq jours après. L'enfant était dans le coma, avec du strabisme divergeant et une hémiplégie à droite. L'œil gauche offrait une congestion périphérique de la papille assez forte pour en cacher les bords et laissant le centre blanc et brillant. Les veines, très-tortueuses sur la papille, un peu dilatées, sont plus larges en dehors de la papille, et, en bas (image renversée), elles sont un peu dilatées. — L'une d'elles renferme une stase sanguine, pas d'hémorrhagie de la rétine.

L'œil droit présente les mêmes altérations, sans la stase sanguine des veines rétiniennes, et à cela près d'une congestion moindre.

Les troubles de la circulation oculaire, plus considérables à gauche qu'à droite, sont tout à fait en rapport avec les lésions du mouvement dans le côté droit du corps qui est paralysé.

Obs. XLIV. — Méningite tuberculeuse. — Infiltration péripapillaire. — Flexuosités rétiniennes.

Mademoiselle C..é, âgée de quatre ans, fille d'un employé de la prison de Saint-Lazare, et y demeurant. — Cette enfant, malade depuis douze jours, avait vomi, était constipée, poussait des cris, des soupirs, avait le pouls intermittent, du strabisme et un commencement de paralysie à droite.

Pas d'hydrophthalmie; — l'œil droit présente une forte hypérémie rétinienne, la dilatation et la flexuosité des veines de la rétine, une augmentation du nombre des vaisseaux, une infiltration péripapillaire et des vaisseaux venant se perdre sur la papille elle-même.

Même altération mais moins marquée dans l'œil gauche. Mort au bout de quelques jours.

Obs. XLV. — Méningite tuberculeuse. — Congestion péripapillaire. — Infiltration séreuse. — Varicosités rétiniennes.

Mademoiselle Lescure, âgée de treize ans, entrée le 14 septembre 1864 à l'hôpital des Enfants malades. Je ne la vis que le 28 septembre. Elle était sans connaissance, avec une hémiplégie incomplète à droite et sans convulsions.

La pupille droite est dilatée sans force contractile, tandis que la gauche est moins large et se contracte sous l'influence de la lumière.

Dans l'œil droit, la papille est irrégulière, frangée à son bord interne ; toute la moitié externe est à peine visible, parce qu'elle est couverte par la congestion sanguine et par l'infiltration séreuse péripapillaire. — Les veines rétiniennes sont très-dilatées, variqueuses en bas jusqu'à une certaine longueur, puis tout à coup elles deviennent très-minces. En haut, elles sont moins dilatées et très-nombreuses, surtout vers le côté interne de la rétine où existe un réseau capillaire normal très-riche.

Dans l'œil droit, les lésions sont semblables, mais un peu moins prononcées et la papille est plus claire, plus nette, et avec une congestion périphérique moindre.

L'enfant a été emmenée par ses parents et elle est morte au milieu de sa famille.

Obs. XLVI. — Méningite. — Convulsions terminales de vingt-quatre heures chez un enfant du vingt-six mois atteint de rachitisme et d'entérite chronique. — Mort. — Infiltration séreuse de la pie-mère.— Ophthalmoscopie.— Congestion péripapillaire. — Œdème de la papille.

En 1863, un petit garçon rachitique fut apporté par ses parents à l'hôpital des Enfants malades; il était affecté d'une diarrhée très-abondante depuis quinze jours. Il fut tout à coup pris de convulsions qui durèrent vingt-quatre heures et pendant lesquelles il mourut.

Il n'y avait pas d'hydrophthalmie. Je l'examinai un peu avant sa mort avec l'ophthalmoscope. Le fond de l'œil présentait une injection vasculaire très-considérable, plus prononcée à gauche qu'à droite; mais il n'y avait pas de flexuosités vasculaires ni de varices rétiniennes, ni d'hémorrhagie.

A gauche, les vaisseaux veineux de la papille étaient plus dilatés qu'à droite et uniformément distendus par le sang; ils étaient un plus larges en dehors de la papille qu'à sa surface et les bords papillaires semblaient un peu voilés par de l'œdème.

A droite existaient les mêmes lésions, mais elles nous parurent beaucoup moins marquées.

Autopsie. — Le fond de l'œil ne présente aucune altération appréciable. Dans le cerveau, il y a une replétion considérable des sinus de la dure-mère et de toutes les veines de la pie-mère par du sang liquide donnant au système vasculaire l'apparence d'une injection bleue bien réussie. Il n'y a pas d'hydrocéphalie ventriculaire, mais il y a un œdème énorme de la pie-mère qui soulève l'arachnoïde d'un centimètre, et qui est opaline, rosée, demi-transparente, par suite de l'infiltration séreuse. Pas de tubercules cérébraux. L'intérieur des sinus de la dure-mère n'a malheureusement pas été examiné.

L'intestin présente les caractères de l'entérite avec une psorentérie très-évidente.

Obs. XLVII. — Méningite rhumatismale, ou rhumatisme cérébral. — Ophthalmoscopie. — Double hydrothorax. — Guérison.

M. H....., âgé de cinquante-deux ans, après avoir passé en famille la soirée du 12 juin 1864, en plein air, sous les arbres humides et très-légèrement vêtu, fut pris le lendemain d'angine, d'insomnie, de fièvre, de céphalalgie et de douleurs rhumatismales dans toutes les jointures. Les douleurs n'étaient accompagnées que d'un faible gonflement ; mais le malade ne pouvait marcher, s'asseoir sur son séant ni fermer les doigts.

Au bout de deux jours, l'angine disparut, et la poudre de Dower, des bains de vapeur, avec sudation consécutive, enlevèrent les douleurs. Malgré cette amélioration, la fièvre augmenta ; au cinquième jour, l'insomnie fut remplacée par de la somnolence et un peu de délire ; la mémoire devint infidèle, le malade ne reconnut plus ses amis et se trompait de personnes ; il eut de fréquentes hallucinations et de nombreuses illusions sensoriales ; il se croyait loin de chez lui, voulait se lever pour s'y rendre, mais son délire n'alla jamais jusqu'à la violence ou à la fureur. Alors le pouls varia de 116 à 90 en restant régulier. Il n'y eut pas de vomissements, ni de troubles digestifs. La plèvre et le péricarde restèrent en bon état.

Au dixième jour, les phénomènes cérébraux durant depuis trois jours, M. Grisolle vit le malade et constata les phénomènes que je viens d'indiquer, le pouls était encore à 116.

Nous prescrivîmes une *purgation de jalap* et des *sinapismes* sur les jointures pour y rappeler le rhumatisme. Cela fit peu d'effet.

L'examen ophthalmoscopique des yeux me montra une hypérangie rétinienne avec dilatation des vaisseaux au double de leur volume et avec congestion péri-papillaire sur un seul point en haut et en dedans (image renversée) ; pas de flexuosités phlébo-rétiniques ni d'hémorrhagies de la rétine.

Je fis alors *appliquer la ventouse Junod sur les jambes*, de façon à y produire des ecchymoses et de grandes hémorrhagies capillaires. A chaque application il y avait comme une *menace de lipothymie* avec sueur au visage et diminution de la fréquence du pouls.

Quelques heures après, le délire cessa presque complétement. Il resta de l'hébétude et de l'apathie, il y eut encore quelques paroles incohérentes, mais le malade put connaître ce qui l'entourait et répondre juste ; — le pouls tomba à 76. — L'examen des yeux à l'ophthalmoscope, fait une seconde fois par M. Galezowski, donna les résultats suivants :

Les veines centrales engorgées dans la partie supérieure et externe (image renversée), on voit une légère infiltration séreuse qui, du reste, est très-limitée. Dans l'endroit où se trouve l'infiltration, les veines capillaires sont fortement dilatées et forment comme de petites varices. (Voy. à la fin du volume la fig. 11.)

Tous les vaisseaux capillaires sont dilatés et présentent un double volume. L'œil gauche est moins atteint que l'œil droit. Les artères ne sont pas très-volumineuses.

Le lendemain, le pouls était remonté à 96 et la lucidité était moins entière. Il y avait un peu de somnolence. Même état des yeux examinés à l'ophthalmoscope.

Nouvelle administration de jalap et application de ventouses Junod sur les jambes encore douloureuses des applications précédentes, et bien qu'elles soient couvertes d'ecchymoses capillaires confluentes.

Une notable amélioration suivit encore l'application de ces ventouses, l'intelligence revint tout à fait et à part un peu d'apathie son état était excellent. Pouls à 80.

Alors vinrent de nouveaux accidents au onzième jour de la maladie. Le malade se mit à tousser, et *deux hydrothorax* se manifestèrent l'un plus fort à droite qu'à gauche. La tête est débarrassée.

Six ventouses scarifiées, deux vésicatoires volants.

Peu à peu les accidents thoraciques disparurent et le malade a pu recouvrer la santé.

Obs. XLVIII. — Méningite chronique. — Tumeur du cerveau (tubercule probable). — Rétinite d'apparence albuminurique. — Pas d'albuminurie.

Le 8 septembre 1863 est entrée dans la salle Sainte-Catherine, n° 4, à l'hôpital des Enfants malades, la nommée Durieux (Alexandrine), âgée de sept ans, qui est morte le 23 décembre suivant. Cette enfant, dont la mère est morte de la poitrine, est habituellement valétudinaire ; elle a eu des gourmes, des bronchites et de la diarrhée fréquentes, la rougeole il y a treize mois, et elle est malade depuis trois mois.

A cette époque, elle a eu des vomissements quotidiens le matin, uniquement formés d'eaux glaireuses ; en même temps, elle avait des maux de tête très-forts à la région frontale. Six semaines après, le mouvement s'est affaibli dans le côté gauche du corps : un peu plus tard, la vision s'est également troublée. L'enfant, du reste, a continué de manger et n'a jamais pris le lit. Entre tous ces phénomènes, il n'y a que les vomissements qui aient montré de la ténacité, ainsi que la céphalalgie, qui n'a jamais cessé un seul jour.

État actuel. — L'enfant est un peu amaigrie, marche difficilement, a une hémiplégie gauche incomplète : elle traîne la jambe gauche, ne peut pas saisir sûrement les objets avec la main de ce côté et présente un peu de déviation dans le côté droit du visage. La sensibilité est conservée, l'ouïe intacte et la vision seule est profondément altérée. L'œil gauche présente une légère hydrophthalmie : les pupilles sont largement dilatées et le fond de l'œil présente les altérations de la rétinite albuminurique (voy. la fig. 18 placée à la fin du volume). L'enfant a bon appétit, vomit assez souvent : elle est habituellement constipée et n'a pas de fièvre.

Le 12 septembre, elle a vomi deux ou trois fois des matières glaireuses et des aliments : — constipation depuis trois jours, — bouffées de chaleur intermittentes; respiration de temps en temps suspirieuse, — cris aigus pendant la nuit; — pouls inégal, irrégulier, intermittent, 80. La céphalalgie persiste à un haut degré, l'hémiplégie augmente et la paralysie est plus marquée dans le bras gauche, qui ne remue plus, que dans le membre inférieur, incomplétement mobile. La paralysie est également plus marquée dans le côté gauche de la face qu'il y a trois jours : la sensibilité a presque disparu dans le côté gauche du corps; la vision est incomplète à droite, nulle à gauche, et de ce côté, l'œil présente encore une hydrophthalmie prononcée.

Le 24 septembre, l'enfant avait vomi ces jours-ci. Ce matin, le vomissement s'est reproduit, le pouls est manifestement cérébral, irrégulier et non fébrile.

Le 25 septembre, le matin, le pouls est redevenu un peu plus régulier et a perdu le caractère cérébral qu'il avait hier.

Le 4 octobre, l'enfant commence à avoir des cris hydrencéphaliques et des contractures, surtout du côté gauche : il y en a aussi de l'autre côté, mais elles sont moindres. Les vomissements ont lieu de deux jours l'un.

Le 15 octobre, les cris qui avaient un peu cessé, ont repris plus fort que jamais.

Prescription : *calomel*, 0gr,05, *fracta dosi.*

Le 29 octobre, idem. Le soir, les cris continuent

toujours : la perte de connaissance est complète ; la petite malade n'a pas pu parler à son père.

Le 21 décembre, injection très-vive de la face, de la conjonctive (la cinquième paire est très-probablement comprimée). Les extrémités supérieures sont très-violacées.

Opisthotonos cervical, strabisme supérieur externe, asphyxie lente, congestion de plus en plus marquée de la face.

Mort le 23 octobre 1863, à dix heures du matin.

Opposition à l'autopsie de la part des parents.

Obs. XLIX. — Méningite. — Congestion péripapillaire. — Infiltration séreuse de la papille. — Dilatation des veines rétiniennes. —Mort. — Opposition à l'autopsie.

Lamas (Gaston), âgé de six ans, entré le 23 mars 1865. Cet enfant, assez fort et bien développé, très-gras, a son père et sa mère bien portants. Il n'a ni frères ni sœurs ; il a eu beaucoup de gourmes, mais pas de glandes ; il n'a pas de diarrhée ni de bronchite habituelle.

Il est malade depuis six jours, et vomit constamment. Les selles sont naturelles. Depuis deux jours, il pousse des cris, a des grincements de dents, des soupirs et des colorations passagères, intermittentes, du visage.

État actuel. — L'enfant est un peu abattu, se plaint de la tête, dit avoir soif et faim ; il y a un peu de strabisme convergent et la pupille gauche est beaucoup plus dilatée que la droite.

Il dit ne pas bien voir clair, mais il reconnaît les objets qu'on lui montre, sans diplopie.

Respiration paisible, un peu intermittente et suspirieuse.

Langue blanche, couverte d'un enduit épais ; pas de vomissements ni diarrhée. Peau modérément chaude, pouls à 104 avec quelques intermittences.

A l'ophthalmoscope, il y a des deux côtés une congestion assez prononcée de la choroïde, une hypérémie veineuse avec dilatation des veines de la rétine et une infiltration séreuse générale voilant la papille de façon à la rendre peu distincte.

Une sangsue derrière chaque oreille.

25 mars. — Hier, les sangsues ont beaucoup coulé ; l'enfant a crié, a eu des grincements de dents, quelques soupirs ; de temps à autre, des colorations du visage plus marquées ; pas de vomissements ni de garderobes.

Il a toujours mal à la tête. Il conserve le strabisme, et n'a ni convulsions, ni paralysie ; — le pouls est faiblement irrégulier, 104.

Mort le 2 avril. — Opposition à l'autopsie.

Obs. L. — Méningite tuberculeuse. — Infiltration séreuse de la papille. — Phlébectasie et thrombose rétiniennes.

Bouquet (Henri), âgé de deux ans et demi, entré le

11 mars 1865. Cet enfant est entré à l'hôpital pour une diarrhée, qui a continué pendant huit jours ; il était triste, abattu et mangeait peu ; puis il s'est mis à vomir, et la diarrhée s'est arrêtée. Il a vomi pendant deux jours ses aliments et il est resté dans le même état d'abattement. C'était le 23 mars.

Ce jour-là, l'enfant était abattu, le pouls un peu intermittent ; il poussait des gémissements plaintifs avec quelques grincements de dents ; il avait quelques soupirs ; mais ces phénomènes de méningite étaient peu évidents, et je n'eusse pas osé me prononcer, sans les résultats suivants de l'examen ophthalmoscopique.

A l'ophthalmoscope, l'œil droit présente une forte congestion de la rétine, et une infiltration péripapillaire qui masque les contours de la papille : les veines sont très-flexueuses et quelques-unes dilatées, remplies de caillots noirs. La veine supérieure surtout avait un diamètre beaucoup plus considérable que les autres. — Dans l'œil gauche, l'infiltration péripapillaire est moindre, et les contours de la papille plus nets. Dans la veine supérieure de la rétine, il y a un caillot au centre de la papille, et au-dessus un autre, séparé du premier par un espace rétréci un peu coloré.

Le 24 mars, même état général et de l'œil.

25 mars. — Depuis hier, l'enfant a perdu connaissance ; il a du strabisme interne, gémit, grince des dents, a de la respiration suspirieuse, le pouls petit,

inégal, intermittent, 96, et il y a des convulsions cloniques des quatre membres.

Mort au bout de quelques jours.

AUTOPSIE. — Le cerveau offre dans la pie-mère un peu d'infiltration séreuse et à peine de congestion sanguine. Cette lésion est un peu plus marquée à la base du cerveau, dans l'hexagone cérébral, et il y a un épaississement blanchâtre puriforme, assez marqué, se prolongeant dans la scissure de Sylvius. Çà et là, dans la pie-mère et le long des vaisseaux, existent de petites granulations miliaires dures, opalines, demi-transparentes; mais elles sont peu nombreuses, et il n'y a nulle part de matière tuberculeuse jaune à l'*état de crudité.* La substance cérébrale est saine, sans ramollissement, et il n'y a pas d'hydrocéphalie ventriculaire.

Dans les sinus, il y a beaucoup de sang; quelques-uns renferment des caillots fibrineux décolorés, et dans le sinus caverneux droit, le feutrage est rempli de sang coagulé et décoloré.

Dans l'œil droit, on retrouve les altérations constatées pendant la vie, c'est-à-dire de la dilatation des veines de la rétine, remplies de sang ainsi que les flexuosités des veines; mais pas d'hémorrhagie. Les mêmes altérations existent au fond de l'œil gauche.

Obs. LI. — Tubercules du cervelet à gauche. — Convulsions rotatoires à droite. — Méningite. — Œdème péripapillaire. — Phlébectasie rétinienne. — Thrombose des veines. — Mort.

Cet enfant, privé de sa mère, et confié aux soins d'une voisine charitable, est amené dans mon service, à l'hôpital des Enfants, sans qu'on sache depuis quand il est malade, ni comment il est tombé malade. On sait que depuis trois jours il a des convulsions, et voilà tout.

A son entrée, il est dans la somnolence, il mâchonne et fait des soupirs, il a le pouls intermittent, irrégulier, et de temps en temps a des convulsions qui lui font tourner la tête et le corps du côté gauche, comme s'il voulait se rouler sur lui-même. Ces convulsions rotatoires sont très-prononcées et ne durent pas très-longtemps.

A l'ophthalmoscope, malgré une taie de la cornée qui empêche de bien voir le fond de l'œil, je constate à gauche de l'œdème péripapillaire avec congestion périphérique de la papille, de la phlébectasie rétinienne supérieure et inférieure, et, en haut, des thromboses bien marquées sur plusieurs points du trajet des veines. A droite, il n'y a que de l'œdème et de la phlébectasie rétinienne avec stase sanguine des vaisseaux.

L'enfant meurt, et à l'autopsie on constate : une méningite suppurée avec hydrocéphalie aiguë très-considérable, ayant donné lieu à un ramollissement pulpeux des parois ventriculaires; — un aplatissement des circonvolutions cérébrales poussées de dedans en dehors par l'épanchement ventriculaire; — une stase sanguine énorme, des veines méningées, la réplétion des sinus cérébraux par du sang liquide, notamment du côté droit, mais il n'y a pas de caillots ; enfin, dans le lobe droit du cervelet, en avant, un gros tubercule du volume d'une noisette, et un autre, en arrière, gros comme une lentille.

Dans l'œil gauche, on retrouve l'œdème péripapillaire, la phlébectasie rétinienne et les caillots renfermés dans les veines produisant leur dilatation et ressemblant à de petites hémorrhagies. Dans l'œil droit, il n'y a que l'œdème et la phlébectasie rétinienne.

Les poumons sont farcis de granulations tuberculeuses ainsi que les ganglions bronchiques.

Obs. LII. — Entérite. — Méningite et tubercule du cervelet. — Ophthalmoscopie. — Infiltration séreuse partielle autour de la papille. — Phlébectasie rétinienne. — Thromboses.

Leudet (Charles), âgé de deux ans et demi, entré le 24 février 1865, né de parents bien portants, n'a jamais été malade ; il est tombé du lit de sa mère à huit mois. Plus tard, il s'est démis l'épaule et a eu un abcès dans le côté.

Il y a un mois qu'il est tombé dans un escalier, et il a roulé tout un étage sans présenter de traces de contusion. Quatre jours après, il est tombé malade, a eu des vomissements, et bientôt après de la diarrhée.

A son entrée, l'enfant avait de la diarrhée, poussait

des cris continuels, n'avait ni grincements de dents ni soupirs. Il a vomi, puis, au bout de six jours, a eu quelques convulsions faibles, occupant les deux côtés du corps, sans strabisme, ni photophobie, ni perte de connaissance. Le pouls est toujours resté petit, régulier, presque insensible et très-fréquent.

Dans l'œil gauche, la papille présente vers la partie inférieure externe une infiltration séreuse étendue, et

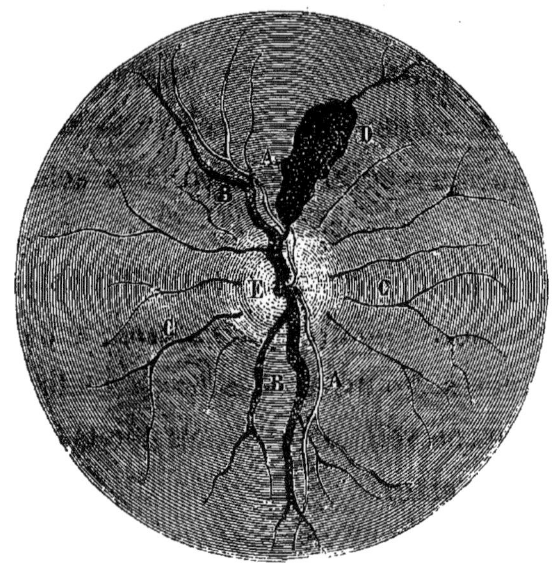

Phlébectasie rétinienne. Infiltration séreuse péripapillaire. Hémorrhagie de la rétine dans un cas de méningite tuberculeuse.

A. Artère de la rétine.
B, *B*. Veines de la rétine flexueuses et remplies de caillots.
C, *C*. Veinules de la rétine.
D. Hémorrhagie.
E. Papille du nerf optique voilée à sa circonférence par une infiltration séreuse.

(Voy. aussi les fig. 7 et 10, à la fin du volume.)

il existe de grosses veines flexueuses remplies de caillots, en même temps qu'à côté se trouvent d'autres petites veines, plus petites et perméables.

Dans l'œil droit, il y a une congestion et une infiltration séreuse péripapillaire qui masque tous les contours de la papille, et les vaisseaux veineux, extrêmement dilatés en haut et en bas, sont remplis de caillots qui gênent la circulation ; à côté se trouvent d'autres veines, plus petites et perméables. A la partie supérieure existe une hémorrhagie grosse comme un grain de blé, dont le dessin se trouve à la page 151.

Autopsie. — Le cerveau semble aplati et les veines méningées sont distendues par du sang noir, coagulé sur quelques points. — L'arachnoïde est poisseuse, sèche, en quelques point adhérente à l'arachnoïde de la dure-mère.

On voit çà et là, à la surface des hémisphères, de petites granulations miliaires blanchâtres ; mais elles sont peu nombreuses. Au niveau des circonvolutions, le long des vaisseaux, on voit sur quelques points un peu d'infiltration purulente.

Dans la scissure de Sylvius et dans l'espace interpédonculaire, cette infiltration est beaucoup plus prononcée. Là, l'épaississement est considérable, et forme une toile opaline assez résistante.

Les ventricules latéraux sont assez dilatés, mais leurs parois ne sont pas ramollies. Il n'y a rien de particulier dans la substance cérébrale : c'est dans le cervelet que se trouvent les lésions.

Dans l'hémisphère droit du cervelet, à la partie externe, sous la pie-mère, existe un tubercule cru, jaune verdâtre, dur, du volume d'une petite noisette allongée, qui déprime la substance cérébelleuse grise, en la refoulant sans y adhérer. Autour de ce tubercule, la substance nerveuse ne paraît point malade.

Du même côté, et un peu plus loin, existent encore quelques granulations tuberculeuses, agglomérées dans la pie-mère, formant une plaque jaunâtre très-mince occupant la superficie de l'organe. L'intérieur du cervelet n'offre rien de particulier.

Les sinus sont gorgés de sang noir coagulé sur quelques points, et dans le tissu caverneux droit existe un coagulum fibrineux d'un rouge violacé grisâtre, assez résistant. On trouve un coagulum beaucoup moins prononcé dans le tissu caverneux gauche.

L'œil droit ayant été ouvert, on retrouve la thrombose phlébo-rétinienne et l'hémorrhagie de la rétine constatée pendant la vie. La pièce a été présentée à la Société de biologie et montrée à un grand nombre de médecins assistant à ma clinique.

Les poumons sont remplis de granulations tuberculeuses, renfermées dans une vésicule pulmonaire dilatée, formant ainsi un emphysème vésiculaire tuberculeux (1). Tout le poumon est ainsi criblé d'une masse de petites vacuoles, grosses comme un grain de chènevis, ayant chacune sa granulation grise demi-transparente.

Çà et là quelques tubercules crus et ramollis.

(1) Voy. *Traité des maladies du nouveau-né, des enfants à la mamelle et de la seconde enfance*, par E. Bouchut, 4e édition.

On en trouve également dans le péritoine et dans les ganglions mésentériques.

Obs. LIII. — Méningite. — Abcès du cerveau. — Carie du rocher. — Ophthalmoscopie. — Infiltration séreuse péripapillaire. — Dilatation et thrombose des veines de la rétine. — Mort.

Chomont (Alphonse), âgé de onze ans et demi, entré, le 27 janvier 1865, au n° 32 de la salle Saint-Jean, à l'hôpital des Enfants malades. Cet enfant, qui a depuis six mois une otorrhée chronique droite, et sur les antécédents morbides et sur la famille duquel on n'a pas de renseignements, est malade depuis huit jours.

Il a été pris de fièvre, de malaises et de vomissements pendant deux jours, avec forte céphalalgie, sans épistaxis. Il a eu de la constipation, phénomène qui dure encore aujourd'hui, huitième jour, mais il a continué à manger un peu. En buvant, ses boissons lui reviennent depuis cinq jours par l'oreille droite.

État actuel. — Enfant brun, d'apparence assez forte, sans ophthalmie et sans engorgement ganglionnaire.

Il se plaint de céphalalgie frontale, sans trouble de vision, ni surdité.

Pas de soif; langue villeuse; ventre souple, indolent, sans obstruction stercorale.

L'enfant ne tousse pas; il a toute sa connaissance

et toute son intelligence, il paraît très-tranquille et tient seulement les yeux souvent fermés.

Le pouls est inégal, un peu intermittent, 80.

Dans l'œil droit, la papille est petite, et offre un peu de congestion péripapillaire, une augmentation du nombre de ses vaisseaux (hypérangie), et à la partie

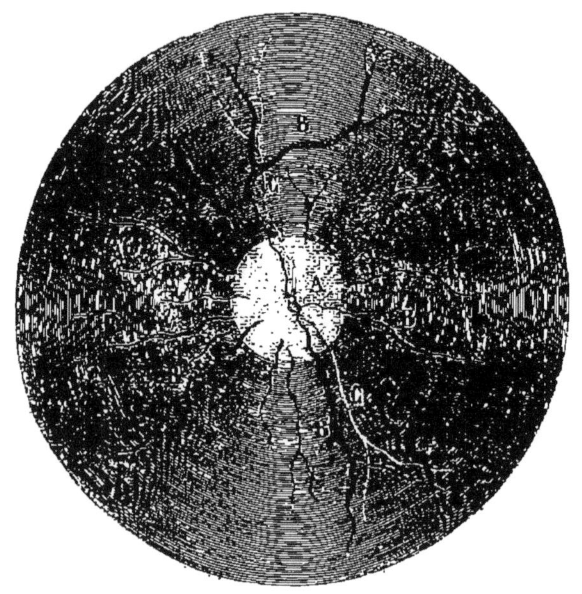

Phlébectasie rétinienne dans un cas de méningite tuberculeuse.

A. Papille du nerf optique voilée par l'œdème.
B, *B*, *B*, *B*. Veines de la rétine dilatées en dehors de la papille et resserrées au niveau de la partie infiltrée de sérosité.
C, *C*. Artère centrale de la rétine.

(Voy. aussi les fig. 4, 7, 8, 9, 10, 11, 12, 13, 14, 15, 16, 17, 21 et 23, à la fin du volume.)

inférieure on voit une thrombose phlébo-rétinienne qui s'arrête à sa circonférence.

A la partie supérieure, la veine s'élève au-dessus de la papille, avec un calibre ordinaire, puis se divise et jette sur la droite un rameau dilaté par une thrombose.

A gauche, il y a une congestion externe de la papille, dont le bord est tout confus, et il y a une hypérangie veineuse considérable, sans thrombose.

28 janvier. — *Deux sangsues aux apophyses mastoïdes.*

29 janvier. — *Réapplication de deux sangsues, et lavement purgatif.*

30 janvier. — L'enfant se trouve mieux ; il a moins mal à la tête, mais reste souvent les yeux fermés sans dormir.

Le lavement purgatif a produit deux abondantes évacuations ; pas de vomissement. L'enfant ne demande pas à manger, et même pas à boire. Il n'a ni grincement de dents, ni soupirs, ni coloration rouge intermittente du visage. Le pouls devient un peu plus fréquent, inégal, sans intermittence, 112. Le fond des yeux est dans le même état.

1 *gramme iodure de potassium.*

3 février. — L'enfant a toujours mal à la tête, ne vomit pas, et va à la garderobe ; son oreille droite jette toujours, et de temps à autre les boisons reviennent par le conduit auditif externe.

Même état du fond de l'œil.

Injection d'acide phénique dans l'oreille et potion avec 1 gramme d'iodure de potassium.

10 février. — Les accidents ont continué sous la même forme ; seulement, après un ou deux jours de rétention de l'écoulement d'oreille et de douleurs plus vives, l'enfant a tout d'un coup rendu par la bouche une

certaine quantité de pus, et quand il faisait des mouvements de mastication, du pus sortait par le conduit auditif externe.

On constate en même temps un prolapsus de la paupière supérieure droite, sans déviation de la face, sans strabisme et sans inégalité des papilles.

L'enfant peut fermer l'œil, mais ne peut l'ouvrir entièrement; et sur aucun point de la face il n'y a d'insensibilité.

Pas de vomissements; l'enfant va un peu à la garderobe, et demande à manger.

Le fond de l'œil est dans le même état. Fièvre modérée, sans intermittence ni irrégularité du pouls.

Même prescription.

16 février. — L'écoulement d'oreille continue, et l'enfant paraît assez accablé, avec de la fièvre; pouls 112.

Il vient de vomir, et a été à la garderobe. Depuis hier, au prolapsus de la paupière indiquée, s'est jointe une paralysie faciale, caractérisée par la difficulté de fermer l'œil gauche, la flaccidité de la joue et la déviation des traits à droite, dont les muscles sont seuls contractiles.

Avec cela, un peu d'affaiblissement musculaire dans tout le côté gauche, et peut-être aussi une diminution de la sensibilité tactile.

Le fond de l'œil est dans le même état que les jours précédents.

Depuis hier l'enfant est tombé dans le coma avec

sueurs profuses considérables et coloration rouge violacé, intermittente du visage.

L'hémiplégie a augmenté, et, cette nuit, a été remplacée par des convulsions générales avec perte absolue de connaissance et de sensibilité. Elles sont accompagnées de contracture des poignets et de mouvements des membres du côté droit, car le côté gauche reste immobile.

Le pouls très-petit, sans intermittence, 128.

Le fond de l'œil offre les mêmes lésions, mais beaucoup plus prononcées.

Autopsie (24 heures après la mort). — *Cerveau.* — Il paraît augmenté de volume surtout dans l'hémisphère droit; la pie-mère est congestionnée; les veines méningées très-distendues par du sang, quelques-unes remplies de petits caillots noirâtres, entièrement décolorés sur quelques points. En écartant la scissure interhémisphérique, on voit l'hémisphère droit faisant saillie et comprimant la partie correspondante de l'hémisphère gauche. A la partie moyenne et externe, le cerveau fait une saillie considérable. Sa substance est d'un blanc verdâtre, et, en ce point, il offre une fluctuation manifeste. Là se trouve un abcès du volume d'un oeuf, rempli de pus sale, granuleux, infect, remplissant toute cette partie inférieure du lobe moyen, jusqu'à la scissure de Sylvius.

Le pus baigne la substance cérébrale elle-même, verdâtre et ramollie, et en avançant du côté du centre, les parois du foyer sont infiltrées de pus et il y en a même jusque dans le corps strié, qui est ramolli.

En avant de ce foyer, dans le lobe antérieur, près de la scissure de Sylvius, se trouve un second petit foyer, rempli de pus de même nature, entouré d'un ramollissement jaunâtre de la substance cérébrale au centre duquel se trouve un piqueté rouge d'apoplexie capillaire.

Il n'y a dans le cerveau aucun corps étranger, et dans les méninges aucune granulation tuberculeuse. On ne voit pas de pus dans la pie-mère, au niveau des circonvolutions cérébrales ; il y a seulement de l'épaississement blanchâtre à la base du cerveau, au niveau de l'espace interpédonculaire.

Il n'y a rien dans l'arachnoïde, qui est seulement poisseuse.

Une fois le cerveau enlevé, la dure-mère paraît saine dans toute son étendue, et au niveau du rocher droit on ne voit aucune tache qui indique la maladie osseuse subjacente, et cette membrane n'est perforée sur aucun point de son étendue.

Le sinus longitudinal supérieur renferme, d'un bout à l'autre, un caillot blanc jaunâtre, opaque, résistant, formé de fibrine décolorée, adhérant sur un côté du sinus et permettant la circulation veineuse ; ce caillot s'étend jusqu'au pressoir d'Hérophile, qui est obstrué jusque dans le sinus latéral droit.

En enlevant la dure-mère, on constate l'altération

de la pointe du rocher et du corps du sphénoïde, et l'on voit le sinus caverneux entièrement distendu par un caillot résistant, rougeâtre, rosé, résistant, se prolongeant dans la veine ophthalmique jusqu'à l'endroit où cette veine entre dans le nerf optique.

Toute l'extrémité du rocher est le siége d'une carie avec infiltration purulente; il en est de même du corps du sphénoïde, car, en enlevant la face supérieure de cet os, on tombe sur les sinus sphénoïdaux remplis de pus. Ces sinus ne communiquent pas avec les sinus ethmoïdaux.

Le nerf optique droit a le même volume que le gauche et offre une vascularité plus grande sur son névrilème.

Le nerf de la troisième paire est soulevé par le caillot du sinus caverneux et comprimé entre ce caillot et la dure-mère.

Dans le fond de l'œil, on constate, au microscope, l'infiltration séreuse de la papille et les caillots de la branche supérieure et inférieure de la veine rétinienne, constatés pendant la vie.

Obs. LIV. — Méningite. — Infiltration séreuse péripapillaire. — Phlébectasie rétinienne.

Sauvageot (Georges), âgé de deux ans et demi, entré le 30 mars 1865 au n° 6 de la salle Saint-Jean, à l'hôpital des Enfants malades. Cet enfant a eu des convulsions deux fois dans sa vie. Il est habituellement d'une bonne santé, ne tousse pas et est sujet à la diarrhée.

Il est malade depuis trois semaines, avec la fièvre, de la diarrhée sans vomissements, et un peu de toux.

Arrivé à l'hôpital, la diarrhée persistait, et à peine entré dans la salle, il y a eu deux vomissements.

L'enfant était accablé, avait du mâchonnement et la respiration suspirieuse, sans cris d'hydrencéphalie ; on constatait chez lui une grande fréquence et beaucoup d'irrégularités du pouls.

Ses yeux, vus à l'ophthalmoscope, ont montré un œdème péripapillaire avec phlébectasie rétinienne.

Traitement. — 50 centigrammes *iodure de potassium.*

3 avril. — Cette nuit l'enfant a été pris de convulsions générales avec plaintes continuelles, et de l'écume à la bouche. En ce moment, les yeux ouverts sont convulsés à gauche et en haut.

Tout le corps est roide, tétanique, et peut être soulevé par les pieds comme un seul morceau de bois. Les quatre membres sont dans la rigidité la plus absolue et les doigts fléchis avec une extrême violence.

Le pouls est très-petit, très-fréquent, impossible à compter.

A l'ophthalmoscope, on constate dans l'œil gauche de l'œdème, de la congestion péripapillaire, de la congestion et de la phlébectasie rétinienne avec une tache rouge au centre de la papille, ressemblant à une petite hémorrhagie.

A droite, même altération sans hémorrhagie.

Mort avec convulsions épileptiformes ayant duré vingt-quatre heures. — Opposition à l'autopsie.

Obs. LV. — Méningite tuberculeuse. — Infiltration séreuse papillaire. — Dilatation phlébo-rétinienne avec thrombose.

Louis Grémy, entré le 8 avril 1865 au n° 15 de la salle Saint-Jean, à l'hôpital des Enfants malades. Il est âgé de six ans, et est né de parents bien portants. Il a eu des gourmes, des glandes, la rougeole, et n'est pas sujet à s'enrhumer, ni à la diarrhée.

Il a été pris de douleur de tête avec fièvre, vomissements, constipation et, presque aussitôt, de cris aigus assez violents.

Il est aujourd'hui sans connaissance, dans le décubitus latéral droit, avec du strabisme convergent, sans convulsions ni paralysie. La sensibilité tactile est conservée.

Le ventre est déprimé, fort creux et la peau a perdu son élasticité. La respiration se fait sans soupirs ; pouls régulier, 9 .

A l'ophthalmoscope, toute la papille est voilée par l'infiltration séreuse, et ressemble à la lune couverte par les nuages. — Les veines se voient à peine à sa surface, mais en dehors, en haut comme en bas, elles sont tortueuses, livides, énormément dilatées. — En haut, il y a un arrêt du sang, c'est-à-dire une thrombose dans l'une d'elles ; pas d'hémorrhagie rétinienne.

Mort le 10 avril.

AUTOPSIE. — Les veines méningées et les sinus sont fortement remplis de sang et renferment quelques caillots. — La pie-mère est transparente, un peu infiltrée de sérosité, mais elle ne semble pas renfermer de pus, même dans la scissure de Sylvius. On n'y trouve qu'une ou deux granulations miliaires grises, et encore cela est-il douteux.

C'est dans la pie-mère du cervelet qu'existent les altérations. Là, cette membrane est épaissie, et quand on la détache de l'organe, on trouve que vers la surface interne, elle est couverte par des milliers de granulations miliaires autour de deux tubercules à l'état de crudité, gros comme de petits pois.

Des granulations tuberculeuses et des tubercules existent aussi dans les poumons, dans le foie, dans la rate et dans le péritoine.

L'estomac et son orifice cardiaque sont complétement digérés par le suc gastrique et sont dans un état de ramollissement complet.

Les yeux présentent dans les veines la même altération constatée pendant la vie, c'est-à-dire un accroissement du nombre des veines qui sont dilatées et l'une d'elles est imperméable au sang par suite du caillot qui s'y trouve enfermé.

Obs. LVI. — Méningite tuberculeuse. — Mort. — Congestion péripapillaire. — Infiltration séreuse partielle des bords de la papille. — Dilatation des veines rétiniennes.

Tisseaux (Alfred), âgé de dix ans, entré le 27 avril 1865 au n° 37 de la salle Saint-Jean, à l'hôpital des Enfants malades. Cet enfant, dont le père et la mère sont vivants, a perdu sept de ses frères et sœurs ; un du croup, les six autres à l'époque de la dentition.

Il a eu des gourmes, des glandes, la rougeole, et jamais de convulsions.

Il y a un mois qu'il a été battu par ses camarades; et, ayant été mis par terre, on lui a marché sur le ventre. Il a continué d'aller à l'école comme de coutume. Trois jours après, il a été pris de constipation, de nausées et vomissements pendant deux jours.

Comme il n'allait pas à la garderobe, on l'a purgé.

Au même moment, il a été pris de douleurs de tête et d'hyperesthésie générale avec fièvre et diplopie.

Chez lui il a été ainsi purgé trois fois, et on lui a mis des ventouses de chaque côté de la colonne vertébrale.

État actuel. — L'enfant est accablé, ne peut se remuer sans douleurs, et ne peut s'asseoir sur son lit.

Il y a une hyperesthésie générale de la peau, également marquée le long de la colonne vertébrale.

L'enfant se plaint continuellement, a de vives douleurs de tête, et voit encore double. Il a du strabisme convergent.

Cette nuit, le sommeil a été mauvais et troublé par un peu de délire.

Langue blanche, peu de soif, un peu de mal au cœur.

Une selle en diarrhée. — Il n'y a rien dans la poitrine et la respiration est régulière, sans aucun de ces soupirs qui accompagnent la méningite; pouls, 112.

Les deux pupilles sont également dilatées, et il y a un peu de photophobie.

Dans l'œil droit, il y a un peu d'infiltration séreuse de la papille, vers la partie inférieure et externe, et en haut, deux veines sont dilatées, mais le sang est peu foncé en couleur. — Dans l'œil gauche il n'y a rien.

L'enfant a depuis hier des gémissements continuels avec un peu de délire; et ce matin, il y a de l'hyperesthésie générale, sans convulsions ni paralysie, de l'embarras de la parole, et du strabisme avec diplopie.

Le pouls est régulier, 88.

Les accidents sont restés dans le même état jusqu'au 6 mai, et alors l'enfant, qui avait sa connaissance, ne présentait encore ni convulsions ni phénomènes de paralysie. — Il pouvait répondre, s'asseoir, et se servir lui-même de son verre à boire. — Dans la journée il a eu une syncope et s'est éteint sans crise.

Autopsie (8 mai). — La moelle présente une faible

augmentation de volume avec infiltration séro-purulente de la pie-mère et dilatation considérable du réseau veineux superficiel. Toute sa substance grise est fort injectée.

Le cerveau semble comprimé de dedans en dehors, tant ses circonvolutions sont aplaties, et, dans la pie-mère, il y a le long des vaisseaux une légère infiltration purulente. — Cette lésion est très-prononcée à la base, dans l'espace interpédonculaire, sur la protubérance, et à la partie supérieure du cervelet. — Là, l'infiltration est très-épaisse et a une couleur jaune verdâtre très-prononcée. Elle ne se prolonge pas dans la scissure de Sylvius; çà et là se remarquent des granulations miliaires blanches dans la pie-mère.

La substance du cerveau est saine, mais il y a dans les ventricules latéraux une quantité considérable de sérosité, sans ramollissement des parois ventriculaires.

Dans le cervelet, se trouvent deux tubercules crus du volume d'une lentille, sans altération de la substance nerveuse au voisinage.

Les poumons contiennent quelques petits tubercules à l'état de crudité.

Les autres organes sont sains.

Obs. LVII. — Méningite aiguë, suite de tubercule cérébral. — Œdème de la papille. — Plaques blanches de la rétine.

Une petite fille de quinze mois, mademoiselle J....,

appartenant à une famille où il y avait eu un cas de mort par méningite tuberculeuse et différentes manifestations scrofuleuses sur d'autres enfants, fut prise le 16 avril 1865, pendant la nuit, d'une convulsion violente avec fièvre qui produisit une hémiplégie droite très-complète. — L'enfant reprit sa connaissance, mais resta hémiplégique pendant vingt-quatre heures, puis le mouvement revint et trois jours après l'enfant était rétablie en apparence. — Cinq semaines après, l'enfant, qui avait progressivement maigri, fut prise de vomissements avec constipation, de fièvre avec pouls irrégulier, eut des cris continuels et un peu d'amaurose.

Appelé à Nogent-sur-Marne en consultation avec le docteur Poinsot, je la vis dans l'état que je viens d'indiquer sommairement et j'examinai ses yeux à l'ophthalmoscope.

A droite. — Congestion et dilatation des veines rétiniennes avec œdème de la papille voilant tout le fond de l'œil.

A gauche. — Congestion et dilatation des veines de la rétine, œdème de la papille plus prononcé que dans le côté droit, et, le long des veines, existent un grand nombre de petites plaques blanches larges, en apparence au moins, les unes de trois à cinq millimètres et les autres formant un pointillé blanc miliaire.

Trois jours après je revis l'enfant. Son état s'était aggravé ; elle avait du strabisme, des convulsions et et une paralysie presque complète des quatre membres. L'examen du fond de l'œil à l'ophthalmoscope montra que les lésions indiquées plus haut n'avaient pas changé.

La mort eut lieu le lendemain, et il n'y a pas eu possibilité de faire l'autopsie.

OBS. LVIII. — Méningite tuberculeuse. — Mort. — Infiltration séreuse de la papille. — Dilatation et flexuosité des veines de la rétine. — Ecchymose du tissu cellulaire de l'orbite. — Thrombose de la veine ophthalmique.

Auguste Mallet, âgé de cinq ans, entre le 16 juin 1865 au n° 14 de la salle Saint-Jean, à l'hôpital des Enfants malades. Cet enfant, dont les parents sont bien portants et qui n'a aucune apparence de scrofule, est malade depuis trois semaines. Pendant huit jours, il n'avait que de la tristesse, de la tendance au sommeil et un noble changement d'humeur, puis, il y a dix jours, il s'est couché avec de la fièvre, de la somnolence, avec de la constipation, sans vomissement ; et il a eu enfin des grincements de dents et des soupirs.

Depuis quatre jours, convulsions, perte de connaissance et de la sensibilité cutanée.

État actuel. — Décubitus dorsal, perte de connaissance et insensibilité complète ; pas de strabisme ; hémiplégie droite alternant avec de la contracture ; quelques soupirs, pas de cris hydrencéphaliques ; pouls petit, filiforme, 128.

Dans le fond de l'œil gauche, dilatation et flexuosité

des veines rétiniennes, avec congestion péripapillaire intense ; il semble qu'à droite de la papille il y ait une petite hémorrhagie.

A droite, les lésions sont moins fortes, mais la dilatation des veines est très-considérable.

Autopsie. — Les sinus sont remplis de sang liquide, avec quelques caillots récents dans le sinus transverse gauche et dans le sinus longitudinal supérieur.

Les veines méningées, remplies de sang, sont très-apparentes. Le sinus caverneux est rempli de sang et dans l'orbite, autour de la veine ophthalmique dilatée et variqueuse, il y a dans le tissu cellulo-graisseux une suffusion sanguine formant une petite ecchymose large comme une lentille. Dans cette veine existe un petit caillot, mobile, qu'on voit par transparence et que l'on fait circuler dans son intérieur.

La pie-mère est très-rouge, et adhérente aux circonvolutions aplaties du cerveau.

Du côté gauche, les vaisseaux qui rampent dans son épaisseur sont bordés par une couche légère de pus peu épais. Dans le voisinage de ces vaisseaux existent un grand nombre de granulations grises, demi-transparentes.

Dans la scissure de Sylvius, elle est très-épaissie, adhérente à la substance cérébrale ramollie, et l'on y trouve une innombrable quantité de granulations grises, demi-transparentes.

A droite, la pie-mère est rouge, moins adhérente à

la substance cérébrale; on n'y voit pas de pus le long des vaisseaux, et, dans la scissure de Sylvius où elle n'est pas épaissie, elle offre un seul tubercule, jaune d'ocre, du volume d'un grain de millet.

A la base du cerveau, et dans l'hexagone cérébral, elle est épaissie, et à peine infiltrée de sérosité louche, demi-transparente.

Le cerveau est distendu par une grande quantité de sérosité placée dans les ventricules latéraux, dont les parois sont réduites en bouillie crémeuse.

La substance cérébrale est aussi un peu ramollie, mais on n'y trouve aucun tubercule.

L'œil *gauche* correspondant à l'hémisphère malade a été examiné, et on trouve à la loupe une augmentation considérable du nombre des vaisseaux, qui sont dilatés et flexueux dans les points où on les avait constatés avant la mort; et la papille semble infiltrée, car on voit au côté interne un vaisseau qui vient se perdre sur sa circonférence et qu'on ne suit pas jusqu'au centre du nerf optique. L'hémorrhagie qu'on croyait avoir vue sur la rétine n'existait pas.

Les poumons sont fortement congestionnés, et ont subi un commencement de putréfaction; des tubercules existent dans les ganglions du médiastin.

Aucune altération du foie et des intestins.

OBS. LIX. — Méningite. — Infiltration séreuse de la papille et dilatation des veines rétiniennes. — Guérison.

Derosière, âgé de neuf ans, entré le 31 mai au n° 23 de la salle Saint-Jean, à l'hôpital des Enfants malades, et sorti le 18 juin 1865.

Cet enfant, malade depuis huit jours, a eu mal à la tête, de l'inappétence, avec courbature, des vomissements et une constipation absolue.

État actuel. — Céphalalgie frontale intense, photophobie, obnubilations, plus de vomissements. Ventre souple, aplati, pas de garderobes. Mauvais sommeil, pas de cris, de soupirs, de grincement de dents, ni de gémissements. Pouls extrêmement ralenti, inégal, irrégulier, 60 par minute.

A l'ophthalmoscope, les yeux présentent une congestion péripapillaire assez forte, surtout marquée à droite. De ce côté, existe un peu d'infiltration séreuse brouillant toute la papille, dont les contours sont peu distincts, et on y observe une phlébectasie rétinienne assez forte sur la choroïde, et disparaissant sur la papille.

Deux sangsues furent appliquées aux apophyses mastoïdes, l'enfant resta dans le même état de photophobie, avec de la céphalalgie, un grand ralentissement du pouls et de la constipation pendant trois ou quatre jours.

Un *purgatif* fut alors donné, qui débarrassa l'intestin; puis la céphalalgie disparut peu à peu, ainsi que la sensibilité des yeux à la lumière. Le pouls perdit ses irrégularités, reprit sa fréquence ordinaire : 80. — L'enfant recouvra sa gaieté, son appétit et ses forces, et enfin sortit de l'hôpital.

Réflexions. — Dans ce cas, on peut se demander si l'on a eu vraiment affaire à un commencement de méningite, à une poussée méningitique avortée sous l'influence du traitement. Ma réponse n'est pas douteuse. Il s'agit bien ici d'un commencement de phlegmasie méningée dont les symptômes de céphalalgie, de photophobie, de troubles visuels, de vomissements, de constipation et de ralentissement du pouls, indiquèrent l'existence, corroborée d'ailleurs par l'ophthalmoscopie. C'est là un de ces cas où l'ophthalmoscope donnant plus de certitude au diagnostic et permettant d'affirmer la maladie à un moment où elle pouvait sembler douteuse, a autorisé l'emploi d'émissions sanguines qui ont sauvé le malade.

Sous ce rapport, l'ophthalmoscopie pouvant quelquefois donner au diagnostic de la méningite une précision que l'analyse des symptômes ordinaires ne donne pas toujours, rendra de grands services à la pratique. Il permettra d'agir en temps opportun contre une maladie que l'on n'a l'habitude de combattre qu'un peu tard, lorsque les symptômes n'ont plus rien d'équivoque et lorsque le mal est sans ressources.

Obs. LX. — **Méningite granuleuse. — Hydrophthalmie. — Dilatation et flexuosités des veines de la rétine. — Œdème péripapillaire. — Hémorrhagie rétinienne.** (*Cette observation ne figure pas au tableau.*)

Deliska Débuire, âgée de cinq ans, entrée le 8 août 1865 au n° 44 de la salle Sainte-Catherine, à l'hôpital des Enfants malades et morte le 14 août suivant.

Cette enfant a eu de la fièvre il y a huit jours, et peu après elle a eu des vomissements, de la constipation et une somnolence assez caractérisée.

A son entrée, elle est dans un état comateux intense, ne répondant pas aux questions qu'on lui adresse, ouvrant les yeux, mais ne voyant pas les objets, se tournant de côté et d'autre quand on veut l'examiner, enfin, n'étant pas sans connaissance, mais paraissant très-étrangère au monde extérieur.

Il n'y a ni strabisme, ni paralysie, ni convulsions; on constate le coma, quelques soupirs, des grincements de dents et un pouls fréquent assez régulier, 120.

A l'ophthalmoscope, il existe un peu d'œdème péripapillaire, mais pas de congestion de la rétine autour de la choroïde; les parties sont au contraire un peu décolorées. Les veines de la rétine sont très-larges et très-flexueuses, mais il n'y a pas d'hémorrhagies.

A droite, la papille est plus nette, les vaisseaux veineux sont moins dilatés et moins nombreux.

Bromure de potassium un gramme, et, pour nourriture, du lait.

Les symptômes sont restés à peu près les mêmes pendant trois jours, puis il s'est montré de la contracture, du strabisme, quelques mouvements convulsifs des membres et du renversement de la tête en arrière. — La respiration est restée suspirieuse ; il y a eu des bouffées de chaleur au visage, des grincements de dents et une excessive fréquence du pouls.

Dans l'œil gauche, les lésions vasculaires de la rétine sont restées les mêmes et l'on n'a constaté en plus qu'un peu d'hydrophthalmie. Mêmes altérations de l'œil droit. L'examen de cette enfant a été fait par M. Galezowski et par les médecins qui suivent la visite.

Mort le 14 août.

Autopsie. — Le cerveau est distendu par un épanchement séreux considérable inclus dans les ventricules latéraux ; ses circonvolutions sont aplaties surtout à gauche. — De ce côté, la pie-mère est infiltrée de sang et de sérosité. — Les vaisseaux sont très-apparents et les veines méningées sont fortement distendues par du sang liquide et coagulé sur quelques points. Le long des vaisseaux, l'infiltration séreuse est accompagnée d'une faible infiltration louche purulente, avec quelques rares granulations miliaires, demi-transparentes. — La scissure de Sylvius ne présente rien de plus, et à la base du cerveau, dans l'hexagone cérébral, il n'y a qu'un peu d'infiltration séreuse opaline de la pie-mère.

Dans le côté droit du cerveau les lésions sont les mêmes, mais moins prononcées qu'à gauche.

La substance cérébrale est fortement injectée, un peu ramollie dans les ventricules, mais ne présente aucune altération tuberculeuse en aucun point de son étendue.

Les sinus sont fortement remplis de sang, et, dans le sinus transverse, il y a des caillots volumineux, noirs, en partie décolorés ; l'un deux a un centimètre de diamètre et trois centimètres de long. — Il y en a d'autres dans le sinus pétreux et dans le sinus caverneux gauche.

L'œil gauche correspondant à l'hémisphère cérébral le plus malade est plus tendu que l'autre, et ce caractère démontre qu'il est atteint d'*hydrophthalmie*. — Les vaisseaux de la rétine sont très-nombreux, très-apparents, flexueux et fort dilatés ; sur l'une des plus petites veines de la rétine il y a une petite hémorrhagie miliaire à peine visible à l'œil, mais très-apparente à la loupe. — Comme l'enfant n'a pas examiné pendant les deux derniers jours de sa vie, il est probable que c'est à ce moment que l'hémorrhagie s'est produite.

Dans l'œil droit, vaisseaux flexueux et dilatés moins

nombreux qu'à gauche, mais pas d'hémorrhagie rétinienne.

Les poumons sont sains, ne renferment aucune granulation tuberculeuse, mais les ganglions bronchiques sont remplis de tubercules à l'état de crudité.

Remarque. — Cette observation ayant été recueillie pendant la correction des épreuves de ce livre, n'a pu figurer au tableau des observations de méningite, placé à la page 49.

CONCLUSIONS.

I

Dans la méningite aiguë, l'hypérémie cérébrale, l'hydrocéphalie ventriculaire, l'engorgement et la thrombose des veines méningées, la réplétion des sinus cérébraux, et surtout des sinus caverneux, gênent la circulation veineuse de l'œil et peuvent retenir le sang dans les veines de la rétine, de façon à produire assez souvent (1) des lésions intra-oculaires caractéristiques de la phlegmasie des méninges.

(1) 49 fois sur 57 malades. (Voy. le tableau de la page 49, et § I, pages 51 et suivantes.)

II

Dans la méningite aiguë simple, dans la méningite tuberculeuse et dans la méningite rhumatismale, le trouble de la circulation cérébrale étant à peu près identique, il se produit mécaniquement dans le fond de l'œil des lésions vasculaires à peu près semblables.

III

Les lésions vasculaires du fond de l'œil dans la méningite aiguë s'observent dans les deux yeux du malade, mais elles sont plus marquées dans l'œil qui correspond à l'hémisphère cérébral où existent la phlegmasie la plus intense et les obstacles les plus considérables à la circulation.

IV

La gêne de la circulation veineuse du cerveau, faisant obstacle au passage du sang de la veine ophthalmique dans le sinus caverneux, est la cause toute mécanique des lésions du fond de l'œil révélées par l'ophthalmoscope.

V

La congestion péripapillaire qui s'observe chez presque tous les malades atteints de méningite aiguë (1) n'a d'importance que si elle est très-considérable et lorsqu'elle voile le tout ou une partie de la papille.

VI

L'œdème péripapillaire partiel ou général qui produit la dilatation des veines de la rétine au delà des bords de la papille chez un sujet qui a des phénomènes douteux de méningite (2), doit faire diagnostiquer cette maladie.

VII

Les dilatations variqueuses et la flexuosité excessive des veines de la rétine qui forment de grandes ondulations au fond de l'œil indiquent habituellement une grande gêne de la circulation veineuse occasionnée par une méningite aiguë (3), par une grosse tumeur du cerveau ou par une maladie du cœur ; mais, dans ce dernier cas, une faible cyanose de la choroïde permet de distinguer la flexuosité produite par une lésion du cœur de celle qui dépend d'une maladie de l'encéphale.

(1) 57 fois sur 57 malades. (Voy. le tableau p. 49 et p. 51.)
(2) 26 fois sur 57 malades. (Voy. le tableau p. 49 et p. 52.)
(3) 31 fois sur 57 malades. (Voy. le tableau p. 49 et p. 54.)

VIII

Des hémorrhagies de la rétine de un à plusieurs millimètres de diamètre (1) et des plaques congestives de la choroïde, chez un enfant qui a quelques phénomènes cérébraux aigus consécutifs à un état fébrile bien caractérisé, indiquent une méningite aiguë.

IX

Des stases sanguines et des thromboses se produisent souvent dans les veines de la rétine (2) chez des sujets atteints de méningite aiguë, et alors on voit sur le trajet d'une veine rétinienne, là où se trouve le caillot, des parties noirâtres séparées par une partie plus claire correspondant au lieu où existe l'interruption à la marche de la colonne sanguine.

X

Des exsudations blanchâtres albumineuses et graisseuses, plus ou moins larges, ont été quelquefois observées sur la rétine (deux fois sur 57 malades dans le cours de la méningite aiguë, une fois dans un cas de méningite chronique), mais leur présence n'a aucune

(1) 10 fois sur 57 malades. (Voy. le tableau p. 49 et p. 55.)

(2) 21 fois sur 57 malades. (Voy. page 55 et les figures 15 et 17.)

importance séméiotique, car ces exsudations ressemblent à celles de la néphrite albumineuse, et elles résultent d'hémorrhagies rétiniennes dont la matière colorante s'est résorbée.

XI

La déformation de la papille, observée deux fois sur cinquante-sept cas de méningite aiguë, n'a pas une grande signification; cependant, comme il pourrait se faire qu'elle fût le résultat d'une compression ancienne du nerf optique par quelque corps étranger situé à la base du crâne, c'est un phénomène à ne pas négliger.

XII

La décoloration de la choroïde s'observe assez souvent dès la veille de leur mort, ou dans les dernières heures de leur vie, chez des enfants atteints de méningite aiguë, ce qui donne à ce phénomène une importance pronostique assez grande.

XIII

L'atrophie de la papille n'existe pas dans la méningite aiguë, à moins que cette phlegmasie ne soit la complication d'une méningite chronique, d'une encéphalite ancienne ou d'une vieille tumeur du cerveau.

XIV

L'inégale dilatation des pupilles existe assez souvent dans la méningite aiguë, mais ce phénomène n'est pas assez ordinaire pour qu'on puisse en tirer grand parti pour le diagnostic.

XV

Le strabisme et le prolapsus de la paupière supérieure, chez un enfant qui est malade depuis quelques jours, ont une très-grande importance et annoncent presque fatalement une méningite au commencement de la période convulsive et paralytique.

XVI

Dans la méningite aiguë il y a parfois une augmentation de volume d'un œil, ce qu'on apprécie très-bien par la palpation du doigt et ce qui indique une hydrophthalmie en rapport avec la gêne de la circulation veineuse du cerveau, de la choroïde et de la rétine; mais ce phénomène n'a rien de spécial à la méningite, et il s'observe également dans une forte hémorrhagie cérébrale.

XVII

Il ne faut pas donner aux lésions vasculaires du fond

de l'œil produites par les méningites une importance exagérée, car ce sont des phénomènes qui viennent s'ajouter aux autres symptômes de la maladie, soit pour en confirmer la signification quand ils sont évidents, soit pour éclairer le diagnostic quand il est douteux.

XVIII

Dans beaucoup de cas, il n'est pas besoin des lésions vasculaires du fond de l'œil pour arriver au diagnostic de la méningite aiguë; mais chez d'autres malades ces symptômes se montrant à une époque où l'on doute du mal et avant l'apparition de ses phénomènes pathognomoniques, l'ophthalmoscope permet d'affirmer l'existence du mal.

XIX

En examinant chaque jour le fond des yeux d'un malade atteint de méningite aiguë, on peut, d'après l'œil le plus affecté, dire quel est le côté du cerveau qui est le plus malade, et l'on peut suivre les progrès du mal par l'apparition de nouvelles lésions intra-oculaires.

XX

Chez les enfants qui, par hasard, guérissent de la méningite aiguë, il y a souvent des troubles visuels persistants qui dépendent de l'altération des milieux et des membranes de l'œil, à la suite des lésions vasculaires occasionnées par la phlegmasie des méninges.

CHAPITRE II

DES TROUBLES OCULAIRES DANS L'HÉMORRHAGIE CÉRÉBRALE.

L'hémorrhagie cérébrale s'accompagne souvent de troubles, de *motilité*, de *sensibilité*, de *circulation*, et quelquefois de *nutrition*, dans l'œil ; mais ces derniers désordres sont très-rares et n'existent que si la maladie est ancienne.

1° Troubles de motilité.

Au moment d'une hémorrhagie cérébrale il y a souvent un peu de strabisme divergent ou convergent, et alors les malades voient double. Cela dure de un à trois ou quatre jours, et l'œil reprend sa position habituelle en même temps que la vision revient à son état normal. — (Obs. 73 et 76.) C'est là un symptôme qui n'a rien de particulier à l'hémorrhagie cérébrale.

2° Troubles de la sensibilité.

Les troubles de la sensibilité oculaire varient selon l'abondance des hémorrhagies cérébrales. S'il y a beaucoup de sang épanché, la vision est complétement abolie, il y a une *amaurose* qui dure de deux à huit jours et qui disparaît graduellement. Lorsque au contraire l'hémorrhagie est moindre, il n'y a qu'une amaurose de plus courte durée ou seulement de la *Berlue* (voyez obs. 74 et 77.)

La *photophobie*, c'est-à-dire l'hyperesthésie oculaire, accompagne quelquefois l'hémorrhagie cérébrale (obs. 71 et 73), mais ce trouble de la sensibilité est bien plus rare que dans la méningite, et quand il existe, c'est peut-être à un commencement de phlegmasie des méninges qu'il faut le rapporter.

3° Troubles de la circulation oculaire.

Quand on applique à l'hémorrhagie cérébrale le procédé d'exploration que j'ai mis en usage dans la méningite aiguë, et qu'on examine le fond de l'œil à l'ophthalmoscope, on y découvre souvent, mais non toujours, des lésions vasculaires très-marquées dans le fond de l'œil. Je n'ai encore trouvé que peu d'exceptions à cette règle, car sur trente et un cas d'hémorrhagie cérébrale étudiés à l'ophthalmoscope il y en a eu vingt-trois qui m'ont offert des lésions assez considérables et très-significatives. C'est ce qu'on peut voir d'un coup d'œil sur le tableau suivant :

Numéros des observations.	Dilatation des veines de la rétine.	Infiltration séreuse.	Hémorrhagie de la rétine.	Hydrophthalmie.	Déformation de la papille.	Atrophie de la papille.	Flexuosités des veines de la papille.	Glaucome.	Hyperesthésie oculaire.	Strabisme.
61....	»	»	»	»	»	»	»	»	»	»
62....	»	»	1	»	1	»	»	»	»	»
63....	»	»	1	1	»	»	»	»	»	»
64....	1	1	1	»	»	»	»	»	»	»
65....	1	1	»	»	»	»	»	»	»	»
66....	»	1	»	1	»	1	»	»	»	»
67....	»	»	»	»	»	»	1	»	»	»
68....	»	1	»	»	»	»	»	»	»	»
69....	»	1	»	1	»	»	»	1	»	»
70....	»	»	»	1	»	»	»	1	»	»
71....	»	»	»	»	»	»	»	»	1	»
72....	1	1	»	1	»	»	»	»	»	»
73....	1	1	»	1	»	»	»	»	1	1
74....	»	1	»	1	»	»	»	»	»	»
75....	»	»	»	»	»	»	»	»	»	»
76....	»	1	»	1	»	»	»	»	»	1
77....	1	1	»	1	»	»	»	»	»	»
78....	»	»	»	»	»	1	»	»	»	»
79....	1	1	»	»	»	»	»	»	»	»
80....	»	»	»	»	»	1	»	»	»	»
81....	1	»	»	»	»	»	»	»	»	»
82....	1	»	»	»	»	»	»	»	»	»
83....	»	»	»	1	»	»	»	»	»	»
84....	1	»	»	»	»	»	»	»	»	»
85....	»	»	»	»	»	1	»	»	»	»
86....	Ancienne hémorrhagie cérébrale n'ayant rien laissé dans l'œil.									
87....		Id.		Id.			Id.		Id.	
88....	»	1	»	»	»	»	»	»	»	»
89....	»	1	»	»	»	1	»	»	»	»
90....	»	»	1	»	»	»	»	»	»	»
91....	1	1	»	»	»	»	1	»	»	»
	10	14	4	10	1	5	2	2	2	2

Les lésions de circulation du fond de l'œil observées dans l'hémorrhagie cérébrale ressemblent beaucoup à celles de la méningite et se produisent sous l'influence du même mécanisme de compression intra-cérébrale. Ce sont :

1° La *congestion papillaire passive*, masquant plus ou moins les bords de l'épanouissement du nerf optique sur la rétine, mais ne donnant jamais lieu à une coloration rouge si foncée que celle de la méningite ;

2° L'*infiltration séreuse* de la papille couvrant le fond de l'œil d'un voile blanchâtre au-dessous duquel on voit confusément les vaisseaux de l'œil ; lésion observée quatorze fois sur trente et un cas d'hémorrhagie.

3° La *dilatation plus ou moins considérable des veines de la rétine*, ou *phlébectasie rétinienne*, quelquefois accompagnée de la flexuosité des vaisseaux ; mais, jusqu'à présent, je n'ai observé sur aucun de mes malades les *thromboses*, ni les *hémostases phlébo-rétiniennes*, si fréquentes dans la méningite aiguë tuberculeuse ;

4° Les *hémorrhagies de la rétine* ne sont pas très-fréquentes. J'en rapporte seulement quatre exemples, dont deux ont été recueillis à la Charité, l'un sur un sujet encore jeune, et l'autre sur un vieillard de soixante-seize ans qui avait un épanchement sanguin de la rétine, large comme une lentille. Les deux autres ont été recueillis sur de vieux invalides observés par mon ancien élève et ami, M. le docteur Picard, à l'infirmerie de l'hôtel des Invalides. Sur un de ces yeux conservé depuis plusieurs mois dans de la glycérine on voit très-nettement cette hémorrhagie, offrant une étendue de 5 à 6 millimètres.

5° L'*hydrophthalmie*, caractérisée par la tension, et la saillie du globe oculaire imitant l'exophthalmie ; cette lésion est assez fréquente dans l'hémorrhagie cérébrale, et mérite d'être mieux étudiée qu'elle ne l'a été jusqu'ici, car on n'en parle pas dans les livres de pathologie. Ce phénomène est important à rechercher, car il n'existe pas dans le ramollissement cérébral sénile. Je l'ai rencontré dix fois sur vingt-quatre malades.

6° Le *glaucome aigu* est un phénomène rare, que je n'ai observé que deux fois et qui doit dépendre d'une hydrophthalmie excessive. En effet, si l'hémorrhagie cérébrale gêne assez la circulation sanguine du cerveau pour amener la suffusion séreuse péripapillaire et l'hydrophthalmie, il n'est pas impossible qu'une plus grande quantité de liquide dans l'œil ne produise le *glaucome*. Dans ces deux cas, et surtout chez le malade de l'obs. 70, la coloration verdâtre était extrêmement prononcée. Ces faits sont d'ailleurs en rapport avec ce qu'on observe chez les lapins dont on brise la tête d'un coup de marteau, et chez lesquels on constate quelquefois de l'hydrophthalmie et du glaucome (voir plus loin, les expériences sur les animaux).

7° L'*atrophie de la papille* n'a jamais lieu dans une hémorrhagie cérébrale récente, mais, dans les épanchements sanguins considérables qui se résorbent lorsque le malade est guéri, il se produit quelquefois une véritable atrophie papillaire entraînant l'amaurose. C'est ce qu'on verra dans les obs. 78 et 80.

Les lésions vasculaires du fond de l'œil produites par les hémorrhagies cérébrales sont très-variables dans leur étendue, dans leur durée et dans leur siége. — Elles sont souvent plus marquées sur un œil que sur l'autre. — Elles sont en rappport avec le volume de l'hémorrhagie cérébrale, et si l'épanchement est peu abondant, on les voit disparaître assez rapidement.—Au contraire, dans les cas où il s'est fait un foyer sanguin volumineux comprimant les vaisseaux de l'encéphale, la lésion persiste davantage ; elle se prolonge pendant quelques semaines, et entraîne des changements anatomiques assez importants dans la texture du nerf optique pour occasionner l'amaurose.—Elles sont d'autant plus prononcées que la lésion cérébrale est plus forte, ce qui s'explique très-bien par le degré de gêne apportée à la circulation du cerveau et des sinus par l'épanchement. Enfin, elles sont en général plus marquées dans l'œil qui correspond à l'hémisphère malade que dans l'œil opposé. Ce fait est encore la conséquence de l'obstacle apporté à la circulation du sinus caverneux correspondant à la lésion cérébrale, car il est évident que cette lésion agit davantage sur la circulation de l'œil attaché à l'hémisphère malade que sur la circulation de l'autre œil. Il y a cependant des cas exceptionnels, observés peut-être d'une façon insuffisante, où la lésion de l'œil m'a paru exister à un plus haut degré d'intensité; dans l'œil opposé à l'hémisphère malade ; ainsi, sur dix cas d'hydrophthalmie inscrits dans mes notes, j'en ai trouvé deux qui sont indiqués comme existant dans le côté opposé à l'hémorrhagie cérébrale. Ce sont là des faits qui demandent de nouvelles études.

§ IV. — De l'importance séméiotique des lésions oculaires dans l'hémorrhagie cérébrale.

Si les lésions que je viens de décrire se rencontraient d'une façon constante dans tous les cas d'hémorrhagie cérébrale qui se présentent à l'observation du médecin, et si ces lésions avaient le degré de fréquence qu'elles offrent dans la méningite aiguë, leur importance serait considérable. Ce serait le diagnostic entre l'hémorrhagie et le ramollissement aigu du cerveau assis sur des bases inébranlables.— Il n'en est pas tout à fait ainsi. — Comme je l'ai dit, il y a des exemples d'hémorrhagie cerébrale où le foyer sanguin étant peu considérable, les troubles visuels sont à peu près nuls ; mais à part ces exceptions, les altérations vasculaires du fond de l'œil produites par les hémorrhagies du cerveau peuvent encore donner au diagnostic un degré de précision considérable.

En effet, quand un sujet, avec ou sans symptômes précurseurs, est frappé tout à coup d'hémiplégie avec perte de connaissance, et de sensibilité et qu'on se demande avec embarras s'il a une hémorrhagie ou un ramollissement aigu du cerveau, — l'hydrophthalmie, la flexuosité, la dilatation, les varices des veines de la rétine ; l'œdème péripapillaire ; le glaucome aigu ; les hémorrhagies de la choroïde, permettent d'affirmer l'hémorrhagie et de repousser l'hypothèse d'un ramollissement aigu. Ces lésions indiquant une compression intracérébrale, attestent la présence d'un corps étranger subitement placé au sein de la substance du cerveau, corps étranger qui ne peut être qu'un foyer sanguin, et sous ce rapport elles ont un importance considérable.

Dans le ramollissement aigu du cerveau, comme je le redirai plus loin, il n'y a aucun de ces phénomènes, ce qui s'explique d'ailleurs très-bien par le défaut de compression intracérébral et par l'altération de nutrition de la substance du cerveau.

Ainsi, quelquefois, dans l'hémorrhagie cérébrale, des lésions vasculaires du fond de l'œil qui ne se rencontrent jamais dans le ramollissement aigu du cerveau, voilà les bases nouvelles du diagnostic des épanchements sanguins du cerveau chez quelques malades.

Maintenant que j'ai montré la nature des différentes lésions oculaires de *motilité*, de *sensibilité*, de *circulation* et de *nutrition* produites par l'hémorrhagie cérébrale, en indiquant le degré d'importance qu'elles donnent au diagnostic, il ne me reste plus qu'à publier mes observations, afin que chacun puisse contrôler mes recherches. Ce sont des faits recueillisdans ma clientèle, dans les hôpitaux, surtout à la Charité, et dans les hospices, chez M. Léger, dans le service de

Bicêtre ou, enfin, à l'hospice des Incurables (femmes), dans le service de mon ami, M. Empis.

Plusieurs de ces observations sont incomplètes au point de vue de l'ensemble des symptômes et de la marche des accidents; mais il ne faut pas oublier que je n'ai pas la prétention de faire l'histoire de l'hémorrhagie cérébrale. Les faits que je rapporte ont été rassemblés dans mes excursions au milieu des hospices et des hôpitaux, lorsque je savais qu'un cas intéressant pour mes recherches se trouvait dans les salles. Ils n'ont été recueillis qu'à un seul point de vue, celui des phénomènes fournis par l'ophthalmoscopie au diagnostic des maladies du système nerveux. A cet égard donc, il ne faut leur demander que ce que j'ai voulu y mettre, c'est-à-dire le résumé des symptômes fournis par l'ophthalmoscope.

Obs. LXI. — Hémorrhagie cérébrale. — Ophthalmoscopie. — Résultat négatif.

Le 15 avril 1863, je vis à la Charité, dans le service de M. N. Guillot, une femme de soixante-trois ans qui avait été frappée d'hémiplégie gauche incomplète avec troubles légers de la vision dans l'œil gauche. Cet accident datait de huit jours. La malade voyait bien, était entièrement paralysée du bras gauche, mais le mouvement était revenu incomplétement dans le membre inférieur correspondant.

Rien au fond de l'œil; -- pas d'hydrophthalmie.

Réflexions. — Il s'agit d'une hémorrhagie moyenne n'exerçant pas une compression bien considérable sur le cerveau, et la lésion cérébrale n'a eu aucun effet sur la circulation intra-oculaire.

Obs. LXII. — Hémorrhagie cérébrale à droite. — Ophthalmoscopie. — Hémorrhagie de la rétine dans l'œil droit.

Un homme frappé de paralysie subite au moment où il frottait son escalier, resta hémiplégique du côté gauche pendant huit jours. A peine pouvait-il marcher qu'il vint consulter M. Desmarres pour un affaiblissement de la vue produit au moment de l'apoplexie.

Dans l'œil droit existent plusieurs hémorrhagies de la rétine, et il y a une forte déformation de la papille.

Réflexions. — Ici, la lésion cérébrale a été assez intense pour empêcher la circulation veineuse du cerveau et pour amener *plusieurs hémorrhagies de la rétine.*

Obs. LXIII. — Hémorrhagie cérébrale droite datant de la veille, ayant occasionné la mort. — Ophthalmoscopie. — Hémorrhagie de la rétine. — Hydrophthalmie à droite.

Un vieillard de soixante-seize ans, très-affaibli, fut

frappé d'hémorrhagie cérébrale et porté à la Charité dans le service de M. Guillot. Il était sans connaissance et paralysé des quatre membres et des sens. La respiration était stertoreuse, la peau insensible et le pouls fort à 76. — Mort au bout de deux jours.

L'ophthalmoscope montra dans l'œil droit atteint d'hydrophthalmie un épanchement de sang sur la rétine large de 6 millimètres environ, et placé à côté de la papille. Rien de semblable à gauche.

A l'*autopsie*, hémorrhagie énorme du volume du poing dans l'hémisphère cérébral droit.

Réflexions.. — Dans ce cas, l'hémorrhagie du cerveau a été assez forte pour gêner la circulation du sinus caverneux et produire l'*hydrophthalmie* et l'*hémorrhagie de la rétine* dans le côté correspondant à l'hémisphère cérébral affecté.

Obs. LXIII.— Hémorrhagie cérébrale à droite, datant de huit jours, ayant occasionné la mort. — Hémorrhagie de la rétine.

Sur un vieillard frappé d'hémorrhagie cérébrale et mort à l'infirmerie de l'hôtel des Invalides, un de mes amis, M. Picard, médecin aide-major, a constaté par l'ophthalmoscope une hémorrhagie de la rétine dans le côté droit correspondant à l'hémorrhagie très-considérable du cerveau.

L'œil a été conservé dans la glycérine, et on y voit encore cette hémorrhagie.

Réflexions. — Dans ce cas, une *hémorrhagie de la rétine* a été la conséquence de la pression intracrânienne exercée par une hémorrhagie du cerveau.

Obs. LXIV. — Hémorrhagie cérébrale gauche au troisième jour. — Ophthalmoscopie. — Œdème péripapillaire des deux côtés. — Double hydrophthalmie. — Diplopie passagère, suivie de berlue. — Mort.

M. B......y, âgé de cinquante-sept ans, fut frappé tout à coup d'hémiplégie à droite, le mardi 6 septembre 1864. Tout le côté droit du corps et de la face fut paralysé du mouvement, sans anesthésie ; il y eut de la diplopie avec tension égale des deux globes oculaires, mais l'intelligence resta nette en même temps que la parole était très-embarrassée. Je le vis le 7 septembre, avec les docteurs Fauconneau, Dufresne et Belman, jusqu'au jour de la mort, qui eut lieu le mardi 13, au milieu d'un état de lucidité parfaite.

Examinés tous les jours à l'ophtalmoscope, les yeux assez tendus, un peu divergents, présentaient une hypérémie considérable des veines de la rétine et de la papille, urtout dans l'œil gauche, correspondant à l'hémisphère cérébral occupé par l'hémorrhagie. Il y avait également des deux côtés une infiltration séreuse de la papille qui en voilait complétement le contour et dans laquelle se perdaient les veines de la rétine plus dilatées en dehors de la papille optique que sur la papille elle-même.

Nulle part il n'y avait d'hémorrhagie rétinienne ni de rupture des vaisseaux.

Réflexions. — Chez ce malade, la gêne de la circulation intra-oculaire produite par l'hémorrhagie du cerveau n'a produit que de l'*hydrophthalmie* et de l'*œdème péripapillaire*.

Obs. LXV. — Hémorrhagie cérébrale gauche, datant de quinze jours, avec ramollissement consécutif. — Ophthalmoscopie. — Infiltration séreuse de la papille à gauche.

Le 4 novembre 1863, je fus appelé par le docteur Coquard, mon ancien élève, pour M. F..., âgé de soixante-quinze ans, atteint d'hémiplégie.

Ce malade, dont les artères radiales sont très-ossifiées, avait depuis deux mois de la faiblesse dans les jambes. — Il y a quinze jours, au moment d'un incendie dans sa maison, il eut une grande frayeur et tomba sans connaissance, pour se relever promptement avec une hémiplégie à droite. — Il avait repris connaissance et pouvait parler et manger; — au bout de quelques jours il survint des roideurs dans le côté droit du corps et il perdit peu à peu l'usage de la parole.

Au moment de notre consultation, cet homme était au

lit, entendant ce qui se disait, pouvant tirer la langue à volonté, mais voyant à peine et semblant ne pas suivre du regard. Il ne pouvait parler et ne disait plus que le seul mot : *Oui*. — Sa bouche était un peu déviée à gauche ; — tout le côté droit était paralysé du mouvement et du sentiment. Il y avait en outre une contracture du bras, de l'avant-bras, des doigts et des membres inférieurs. — A gauche, le membre n'était pas inerte, mais le malade ne pouvait s'en servir et il n'y avait pas de contracture. — La sensibilité était très-émoussée.

Ophthalmoscope. — Dans l'œil gauche, dont l'iris fut préalablement dilaté avec l'atropine, la papille est complétement voilée, indistincte ; les vaisseaux sont invisibles et la choroïde très-rouge à droite. — La papille est congestionnée sur les bords, qui sont presque indistincts, et les veines peu volumineuses offrent des flexuosités très-prononcées.

Réflexions. — De ces observations à l'ophthalmoscope résulte qu'une gêne très-grande de la circulation existait dans l'œil gauche et qu'il y avait un obstacle au retour du sang vers le cerveau. — C'est là, ce qui produisit la congestion choroïdienne susceptible de voiler la papille. — Un obstacle à la circulation dans les circonstances où se trouvait le malade, ne pouvait être là qu'une méningo-encéphalite autour d'une tumeur ou d'un foyer hémorrhagique. En effet, il y eut de la paralysie subite, de la contracture consécutive apparut progressivement et la paralysie augmenta de jour en jour.

A droite, il n'y avait pas d'obstacle considérable à la circulation, car on voyait nettement la papille, mais il y avait difficulté au retour du sang, puisque l'on observait de la congestion péripapillaire et une notable flexuosité des veines.

Ce malade avait une hémorrhagie de l'hémisphère cérébral gauche avec encéphalite consécutive et un peu de méningite occupant la base du cerveau.

Obs. LXVI. — Hémorrhagie cérébrale gauche au trentième jour. — Hémiplégie à droite. — Hydrophthalmie à droite. — Infiltration séreuse de la papille du côté droit.

M. Paquet, âgé de trente-huit ans, entre à l'hôpital de la Pitié dans le service de M. Empis, salle Saint-Benjamin, n° 6, le 18 août 1863, pour une perte subite de connaissance et de mouvement dans le côté droit.

Aujourd'hui le malade conserve de l'hydrophthalmie et une hémiplégie incomplète à droite, en voie de guérison.

Œil droit. — Papille confuse au bord externe, un peu atrophiée en dedans; vaisseaux petits, artères très-petites; un peu d'hydrophthalmie de ce côté.

Rien à l'œil gauche.

Réflexions. — Dans ce cas, les lésions de l'œil ont été très-peu accusées et sans utilité pour le diagnostic.

OBS. LXVII. — Hémorrhagie cérébrale gauche datant de dix mois. — Atrophie choroïdienne : flexuosité des veines de la rétine.

Bonnet, âgé de trente-sept ans, entre à l'hôpital de la Pitié, dans le service de M. Empis, salle Saint-Benjamin, n° 14, le 15 septembre 1863, pour une hémiplégie droite datant de dix mois, et presque guérie ; — pas d'hydrophthalmie. L'œil droit et le gauche sont semblables ; dénudation de la sclérotique au côté interne de la papille ; vaisseaux flexueux à droite.

Réflexions.— Chez ce malade, les lésions du fond de l'œil n'ont pas eu d'importance séméiotique.

OBS. LXVIII.— Hémorrhagie cérébrale gauche au huitième jour. — Infiltration séreuse de la papille dans les deux yeux ; — pas d'hydrophthalmie.

Bigot, âgé de soixante ans, entre à l'hôpital de la Pitié, dans le service de M. Empis, salle Saint-Benjamin, n° 16, le 15 septembre 1863, avec hémiplégie subite à droite depuis le 10 septembre, c'est-à-dire depuis cinq jours.

Quand je le vis, c'était le 13 du même mois, il n'y avait pas d'hydrophthalmie, et l'on constatait une infiltration séreuse de l'œil droit masquant la papille et rendant les vaisseaux peu distincts.

La lésion existait à gauche, mais à un état moindre.

Le malade voyait mieux de loin que de près, et son hémiplégie était déjà presque guérie.

Réflexions. — Dans ce cas, l'infiltration séreuse du fond de l'œil indiquait une gêne de la circulation veineuse cérébrale, et sous ce rapport elle a été d'une grande utilité pour la confirmation du diagnostic.

OBS. LXIX. — Hémorrhagie cérébrale gauche au troisième jour. — Glaucome. — Infiltration séreuse papillaire. — Hydrophthalmie.

Bona, âgé de soixante et onze ans, entré à Bicêtre, à la salle Sainte-Foi, n° 20, le 1er novembre 1862, dans le service de M. Léger. Il est sujet aux étourdissements et à un tremblement habituel; il a eu avant-hier une perte de connaissance subite, sans paralysie consécutive considérable.

Sa langue est embarrassée et déviée à gauche, la commissure labiale déviée à gauche, et le côté droit du corps un peu plus faible, car il serre moins de la main droite. — La sensibilité est conservée. L'œil droit est plus tendu et plus saillant que le gauche; il voit un peu moins, mais la vision n'est pas abolie.

Œil droit. — Le fond de l'œil est moins rouge et les humeurs un peu verdâtres, glaucomateuses; papille petite, un peu voilée par une infiltration séreuse, et les vaisseaux sont très-petits.

Œil gauche. — Le fond de l'œil est plus rouge, pas

de teinte verdâtre des humeurs de l'œil; papille petite, plus nette qu'à droite, un peu voilée; vaisseaux petits.

Réflexions. — Chez ce vieillard, l'infiltration séreuse de la papille et la *teinte glaucomateuse* des humeurs de l'œil droit ont une grande importance. En rapport avec une hémiplégie subite du côté gauche, elles indiquèrent une lésion matérielle gênant la circulation de l'hémisphère cérébral droit, et de là au diagnostic d'une hémorrhagie du cerveau il n'y avait qu'un pas.

Obs. LXX. — Hémorrhagie cérébrale gauche au deuxième jour. Hémiplégie. — Glaucome aigu à gauche.

Une vieille femme fut apportée sans connaissance à la Charité le 10 novembre 1863 (service de M. N. Guillot). Elle était complétement paralysée du côté droit, et elle mourut au bout de vingt-quatre heures, ce qui permit de constater l'existence d'un énorme foyer sanguin dans l'hémisphère cérébral gauche.

Elle avait un peu d'hydrophthalmie de l'œil droit.

Œil droit. — Quelques opacités du cristallin, rétine rouge, vaisseaux papillaires normaux, mais la papille est parfaitement distincte.

Œil gauche. — Un reflet verdâtre remplit le fond de l'œil; on n'y peut rien distinguer et on croit voir un nuage verdâtre.

Réflexions. — Dans ce cas, existait une *hydrophthalmie*, et, ce qui est plus rare, un *glaucome aigu* dans l'œil correspondant à l'hémisphère cérébral affecté. Il est évident que cette lésion était la conséquence d'une tension extrême de la sclérotique par l'accroissement de quantité des humeurs de l'œil. — C'est la lésion qu'on produit quelquefois chez des animaux dont on brise le crâne et chez lesquels il y a une hémorrhagie méningée.

Obs. LXXI. — Hémorrhagie cérébrale gauche au deuxième jour. — Pas d'hydrophthalmie. — Hyperesthésie de l'œil gauche.

Une femme de cinquante-cinq ans fut apportée sans connaissance, avec hémiplégie, à la Charité, le 12 septembre 1863 (service de M. Guillot).

On n'a aucun renseignement sur elle.

L'hémiplégie occupe le côté droit, la bouche est déviée à gauche; il n'y a pas d'hydrophthalmie; — la sensibilité tactile est détruite à droite et conservée à gauche.

Œil droit. — Rien d'anormal.

Œil gauche. — Rien d'anormal, si ce n'est de l'hyperesthésie assez prononcée à la lumière du réflecteur.

Réflexions. — Cette observation n'est pas moins curieuse par l'*absence de lésions intra-oculaires* que celles dans lesquelles on observe l'hydrophthalmie, l'œdème ou les hémorrhagies de la rétine. Elle prouve que, même avec un foyer sanguin dans le cerveau, quand l'épanchement n'est pas très-considérable, il peut ne pas se faire de lésions dans l'œil, fait très-utile à connaître afin de ne pas demander à l'ophthalmoscopie plus qu'elle ne peut donner au diagnostic.

Obs. LXXII. — Hémorrhagie cérébrale au premier jour. — Paralysie des quatre membres. — Hydrophthalmie double. — Infiltration de la papille.

Un vieillard, âgé de soixante-huit ans, fut apporté à l'infirmerie des Invalides le 8 juillet 1864. Je le vis le soir avec mon élève et mon ami le docteur Picard.

Résolution complète et insensibilité des quatre membres, perte de connaissance et hydrophthalmie double. — Les deux papilles sont très-petites, un peu atrophiées et un peu voilées. — Les vaisseaux se voient au centre, on les perd de vue à la circonférence, et en dehors de la papille, sur la rétine, ils sont immédiatement dilatés et renflés également sur le reste de leur trajet. Il y a peu de congestion sur la rétine.

Réflexions. — Dans ce cas, bien que les lésions de l'œil ne soient pas très-considérables, elles ont cependant une réelle importance. — L'*hydrophthalmie* et l'*infiltration séreuse autour de la papille* indiquèrent un obstacle à la circulation veineuse du fond de l'œil, et par cela même une lésion cérébrale.

Obs. LXXIII.— Hémorrhagie cérébrale droite au deuxième jour.— Hémiplégie. — Hydrophthalmie à droite. — Infiltration séreuse des deux papilles.

Un vieillard de soixante-douze ans, fut frappé d'hémiplégie avec insensibilité et perte de connaissance le 7 juillet 1864. Je le vis le 8 avec le docteur Picard.

Il avait repris connaissance et avait son hémiplégie gauche, de l'embarras de la parole et déviation de la langue à gauche.

Un peu de strabisme externe à droite, avec dilatation de la pupille correspondante.

L'œil droit présente de l'hydrophthalmie ; — de ce côté papille très-petite et voilée. Les vaisseaux sont peu apparents à sa surface et dilatés en dehors, sur la rétine, qui est infiltrée de matière pigmentaire.

Pas d'altération dans l'œil gauche. La vision est moins bonne dans l'œil droit que dans l'autre, et la lumière de l'ophthalmoscope moins pénible de ce côté.

Réflexions. — Chez ce vieillard subitement frappé d'hémiplégie, l'*hydrophthalmie* et l'*œdème péripapillaire* indiquèrent une lésion cérébrale que les autres symptômes firent caractériser du nom d'hémorrhagie.

Obs. LXXIV. — Hémorrhagie cérébrale droite. — Infiltration séreuse. — Hydrophthalmie.

Oction (Mathurin), âgé de quatre-vingt et un ans, malade depuis cinq jours, entré le 1er novembre 1862 à Bicêtre, salle Saint-André, n° 12, chez M. Léger. Ce vieillard très-faible a perdu l'appétit, a toujours mal à la tête et de fréquents étourdissements, dont l'un l'a fait tomber sans amener de perte de connaissance entière. Depuis six mois son côté gauche est plus faible et souvent engourdi. — Il y a cinq jours qu'il se tient mal sur ses jambes et parle très-mal ; sa jambe gauche est paralysée et sa main gauche est plus faible.— Il voit moins de l'œil gauche, qui est gonflé et plus tendu qu'à droite, mais il voit assez bien au milieu d'un peu de brouillard.

Œil gauche. — Infiltration séreuse péripapillaire ; double contour énorme des vaisseaux qui sont très-petits sur la papille.

Œil droit. — Mêmes altérations, seulement l'infiltration séreuse est moins marquée et le double contour plus net.

Réflexions. — Ici, comme chez les malades précédents, il y avait lieu de soupçonner une hémorrhagie cérébrale ; mais les lésions du fond de l'œil, telles que l'*hydrophthalmie* et l'*œdème péripapillaire*, se trouvèrent à propos pour confirmer ce diagnostic.

Obs. LXXV. — Hémorrhagie cérébrale moyenne. — Pas d'hydrophthalmie. — Cataracte empêchant l'ophthalmoscopie.

Kinguel (Louis), âgé de soixante-douze ans, entré le 3 novembre 1862 à Bicêtre, salle Saint-André, n° 19, chez M. Léger.

Il a été pris, dans la rue, de perte de connaissance, de sentiment et de mouvement. On l'a relevé, il était hémiplégique du côté gauche et a été porté à l'infirmerie.— Dans la journée, il a en partie repris sa connaissance.— Le deuxième jour, hémiplégie complète à gauche avec anesthésie, déviation de la bouche à droite; déviation de la langue du côté paralysé et embarras de la parole; pas d'hydrophthalmie.

Le malade voit un peu et il a une double cataracte qui empêche d'examiner le fond de l'œil; il meurt au bout de dix jours, et on lui trouve dans le centre ovale droit une énorme hémorrhagie n'ayant pas pénétré dans les ventricules.

Réflexions. — Ici l'ophthalmoscopie n'a pu servir beaucoup à éclairer le diagnostic, car une opacité du cristallin empêcha d'examiner convenablement le fond de l'œil.

Obs. LXXVI. — Hémorrhagie cérébrale à droite au troisième jour. Infiltration séreuse de la papille. — Hydrophthalmie.

Bernard, âgé de quatre-vingts ans, entré le 15 octobre 1862 au n° 19 de la salle Sainte-Foi (service de M. Léger, à Bicêtre). Il a été frappé avant-hier d'un étourdissement qui l'a fait tomber, avec perte passagère de la connaissance. — Il lui reste du strabisme divergent droit, de la diplopie, de l'embarras de la langue, mais pas de paralysie.

L'œil droit, divergent, est plus saillant et plus dur que le gauche. — La papille est voilée, peu apparente et comme infiltrée de sérosité ; à gauche, la papille est saine, mais difficile à voir, à cause d'un commencement de cataracte. — Au dixième jour, le strabisme et la diplopie ont disparu ainsi que l'hydrophthalmie ; le malade n'a pas de paralysie, mais un peu de démence sans fièvre.

Réflexions. — Chez ce malade, un commencement de cataracte a beaucoup uni à l'ophthalmoscopie, mais dans l'œil dont le cristallin était resté normal, on put constater une *hydrophthalmie* et un *œdème péripapillaire* qui donnèrent plus de précision au diagnostic.

OBS. LXXVII. — Congestion cérébrale au troisième jour. — Hypérémie de la papille gauche. — Hydrophthalmie. — Berlue.

Parizot, âgé de soixante-dix-huit ans, entre le 14 octobre 1862 au n° 20 de la salle Sainte-Foi (service de M. Léger).

Ce vieillard a de vives douleurs dans le côté gauche de la tête et, de temps à autre, des étourdissements. — Le 13, il a eu un très-fort étourdissement avec embarras de la langue, sans perte de connaissance, ni paralysie ni anesthésie. — Il a de l'embarras de la langue et un affaiblissement de l'œil gauche, qui est tendu et plus volumineux que l'autre. Cet homme ne voit que du brouillard avec cet œil, mais l'autre est bon.

A gauche. — La papille est voilée dans sa moitié interne par une congestion très-prononcée qui existe aussi sur l'autre moitié, mais à un degré plus faible. Les vaisseaux sont peu distincts, tout le fond de l'œil est rouge et il y existe beaucoup de pigment : rien à droite.

Au douzième jour, infiltration séreuse des deux papilles, qui sont peu distinctes, et la congestion a disparu.

Réflexions. — Ici, les symptômes ophthalmoscopiques n'ont pas été très-évidents, et ils eussent été insuffisants pour permettre de poser un diagnostic. Cependant l'*hypérémie papillaire* et l'hydrophthalmie sont des phénomènes dont la présence ne doit pas être négligée; car en les associant aux autres symptômes offerts par le malade, ils peuvent être de la plus grande utilité pour le diagnostic.

Obs. LXXVIII. — Hémorrhagie cérébrale gauche, datant de cinq ans. — Hémiplégie. — Amaurose. — Atrophie de la papille. — Mort. — Ancien foyer sanguin de la couche optique.

Decaufflet, âgé de soixante-huit ans, entré au n° 10 de la salle Sainte-Foi, le 7 octobre 1862, mort le 10 (service de M. Léger à Bicêtre), avait une ancienne hémiplégie à droite datant de cinq ans, et son œil gauche était très-affaibli. — Il entre à l'infirmerie pour un catarrhe pulmonaire, et je constate une atrophie de la papille à gauche.

Mort au bout de quelques jours.

Autopsie (13 octobre 1862). — Outre les lésions du poumon et une hypertrophie du cœur, on trouve dans l'hémisphère gauche, au-dessous de la couche optique, une petite partie de la substance cérébrale molle-celluleuse d'un jaune ocré, bistre dans l'étendue d'une noisette. — Il n'y a pas de cavité. — On dirait un vieux foyer d'hémorrhagie cicatrisé et coloré par du sang altéré. — Le nerf optique est atrophié jusqu'au chiasma.

Toutes les artères du cerveau sont ossifiées en différents points, mais l'ossification est plus prononcée à gauche.

Obs. LXXIX. — Hémorrhagie cérébrale gauche au troisième jour. Congestion oculaire. — Infiltration séreuse de la papille.

Godinet, âgé de soixante-quatorze ans, entre le 8 octobre 1862 à l'infirmerie de Bicêtre pour une hémiplégie droite datant de quelques heures, et venue subitement après quelques maux de tête.

Je le vis le 11 octobre. — Il avait un peu de strabisme divergent de l'œil droit, de la diplopie à distance, de la déviation de la bouche à gauche, de l'embarras de la parole et une hémiplégie incomplète à droite, car il pouvait remuer le bras et serrer faiblement avec sa main. — La papille droite est toute voilée, rouge, et les vaisseaux sont moins nombreux; — la choroïde est très-congestionnée. — La papille gauche est plus apparente, non voilée, et la congestion choroïdienne moins forte.

Au dixième jour, infiltration séreuse de la papille à gauche, c'est-à-dire dans l'œil correspondant à l'hémisphère affecté.

Obs. LXXX. — Hémorrhagie cérébrale à droite, datant de huit mois. — Atrophie d'une papille.

Meignant, âgé de soixante ans, entré le 4 octobre 1862 au n° 12 de la salle Saint-André, à Bicêtre, pour une hémiplégie gauche venue subitement il y a huit mois, et sans symptômes précurseurs. — Il a été dix minutes sans connaissance, puis il s'est remis, et il était paralysé du côté gauche ; sa vue était trouble et est restée ainsi pendant deux mois, alors il voyait double ; mais tout cela a disparu. Maintenant il voit du brouillard de l'œil gauche et tout ce côté du corps est toujours paralysé.

Atrophie dans la papille gauche et dilatation considérable d'un vaisseau à la partie supérieure de la papille (image renversée).

Obs. LXXXI. — Hémorrhagie cérébrale droite au deuxième jour. — Décoloration de la papille et de la choroïde. — Dilatation des vaisseaux de la rétine.

Charrier, âgé de cinquante-sept ans, entra le 24 septembre 1862 à la Charité, salle Saint-Félix, dans le service de M. Potain, pour une hémorrhagie cérébrale ayant produit la perte de connaissance, de la sensibilité et une hémiplégie à gauche.

Décoloration de la papille, de la choroïde et dilatation des vaisseaux dans l'œil gauche ; rien à droite.

Au troisième jour, contractures et convulsions dans le côté gauche, qui est paralysé, surtout à la face.

Même état de la papille à gauche, rien à droite.

Le malade meurt, et je trouve dans l'œil gauche une congestion très-vive des vaisseaux avec coloration violacée de la choroïde, tandis qu'à droite il n'y a pas un seul vaisseau apparent, mais il y a aussi une forte coloration violacée de la choroïde. — Elle est moins vive que dans le côté opposé.

Le cerveau renfermait dans le lobe antérieur droit un foyer sanguin gros comme un œuf, et, 3 centimètres en arrière, un second foyer gros comme une noisette.

Obs. LXXXII. — Hémorrhagie cérébrale à gauche. — Hémiplégie à droite. — Ophthalmoscopie. — Dilatation des veines de la rétine dans l'œil gauche.

Bouchard, âgé de soixante-huit ans, entré le 14 novembre 1862 au n° 19 de la salle Sainte-Foi, à Bicêtre, a été frappé la veille d'apoplexie avec perte de connaissance, de sensibilité et de mouvement; au deuxième jour, il lui est revenu un peu de connaissance et de sensibilité; mais il lui est resté une hémiplégie complète du mouvement et du sentiment dans le côté droit.

Au sixième jour, même état, la vue est confuse et je constate une congestion considérable du fond de l'œil gauche. La papille est fortement injectée et les veines de la rétine très-distendues ont un diamètre supérieur à celui de l'état normal. La lésion est moins prononcée dans le côté gauche. Cet état est le lendemain confirmé par l'examen de M. Galezowski, qui eut l'obligeance de venir à Bicêtre avec moi pour examiner le malade.

Obs. LXXXIII. — Hémorrhagie cérébrale à droite. — Hydrophthalmie.

Pendant le concours du bureau central des hôpitaux dont j'étais juge en 1863, j'ai vu, à la Charité, une femme atteinte d'hémiplégie gauche ancienne, remontant à deux mois. Il n'y avait pas de troubles de la vision ; mais cependant, dans l'œil droit, il y avait une hydrophthalmie assez prononcée, et c'était le côté correspondant à la lésion de l'encéphale.

Obs. LXXXIV. — Hémorrhagie cérébrale à droite. — Dilatation des veines de la rétine.

Un homme entre à la Charité en 1863 pour une hémiplégie subite gauche, datant de trois jours. Il avait la vue brouillée, et à l'ophthalmoscope il présentait une dilatation considérable des veines de la rétine.

Obs. LXXXV. — Hémorrhagie cérébrale à gauche, datant de seize mois, avec hémiplégie droite et amaurose.

Au n° 23 de la salle Sainte-Marthe, à Bicêtre, service de M. Léger, est couché le nommé Ancelin, âgé de soixante-quatre ans ; frappé subitement d'hémiplégie depuis seize mois et huit jours après, il eut un commencement d'amaurose qui dure encore aujourd'hui.

Atrophie des vaisseaux de la papille à gauche dans

le côté correspondant à la lésion de l'hémisphère cérébral.

Obs. LXXXVI. — Ancienne hémorrhagie cérébrale droite. — Troubles de la vision pendant les premiers jours. — Il n'y a plus rien à l'œil.

Au n° 15 de la salle Saint-André, à Bicêtre, service de M. Léger, se trouve le nommé Bousa, âgé de soixante-deux ans, entré le 7 octobre 1862.

Hémiplégique à gauche depuis cinq ans, d'abord aveugle pendant plusieurs jours, et il n'a plus aucun trouble de la vision.

La papille gauche est normale; mais les vaisseaux sont dilatés à sa surface et offrent une stase sanguine très-prononcée; rien à droite. Il sort de l'infirmerie en bon état.

Obs. LXXXVII. — Ancienne hémorrhagie cérébrale à gauche. — Guérison. — Les troubles de la vision ont disparu.

Au n° 13 de la salle Saint-André, à Bicêtre, service de M. Léger, se trouve le nommé Janquet, âgé de cinquante-six ans, entré le 6 octobre 1862, avec une hémiplégie à droite depuis quatorze mois. Il avait d'abord été aveugle pendant quelques jours; mais il n'a plus aucun trouble de la vision.

Les deux papilles sont dans leur état normal.

Il sort de l'infirmerie en bon état.

Obs. LXXXVIII. — Hémorrhagie cérébrale droite au septième jour. — Infiltration séreuse de la pupille dans les deux yeux, mais surtout dans l'œil droit.

Jolivet, âgé de soixante-douze ans, entré le 16 octobre 1862, au n° 4 de la salle Sainte-Foy, à Bicêtre, service de M. Léger. Il a eu hier un étourdissement et est revenu à lui sans avoir de paralysie des membres ; mais il y a une hémiplégie faciale gauche, avec un prolapsus de la paupière supérieure, et un strabisme divergent avec contraction de la pupille et embarras de la langue. — Pas de diploplie ; mais léger trouble de la vision constituant la berlue.

Au septième jour, il est encore dans cet état : les deux papilles, surtout à droite, sont le siége d'une infiltration séreuse très-prononcée, et les vaisseaux à la surface sont très-rétrécis, tandis qu'ils sont très-larges sur la rétine.

Obs. LXXXIX. — Hémorrhagie cérébrale gauche datant de neuf mois. — Amaurose de l'œil correspondant. — Atrophie et infiltration séreuse de la papille.

Le 27 juillet 1862, je vis à l'hôpital Saint-Antoine, dans le service de M. Boucher de la Ville-Jossy, un homme âgé de quarante ans, frappé d'apoplexie neuf mois avant et ayant une hémiplégie du côté droit avec amaurose de l'œil gauche.

L'œil droit ne présente aucune altération, mais dans l'œil gauche la papille est très-petite, noyée à son côté externe par une congestion péripapillaire énorme. — Le côté interne, au contraire, est atrophié et offre aussi un peu d'atrophie choroïdienne. — Les veines, très-petites sur la papille, sont au contraire plus larges en dehors au niveau de l'infiltration séreuse. (Voy. dans l'Atlas la fig. 3.)

Obs. XC. — Hémorrhagie cérébrale récente. — Ophthalmoscopie. Congestion rétinique. — Hémorrhagie de la rétine.

Sur un invalide atteint d'hémorrhagie cérébrale datant de la veille, M. le docteur Picard constata une vive congestion de la rétine dans l'œil correspondant à l'hémisphère labouré par le sang et, en même temps, existait près de la papille une hémorrhagie de la rétine large de 4 à 5 millimètres.

Le malade mourut le lendemain. On trouva un très-gros foyer sanguin dans le cerveau et, au fond de l'œil, existait l'hémorrhagie de la rétine facile à voir. Cet œil a été conservé dans de la glycérine, placé dans une capsule de verre bien fermée, et la pièce pourra être conservée indéfiniment.

Obs. XCI. — Hémorrhagie cérébrale. — Double attaque à un an de distance. — Résorption totale du premier foyer hémorrhagique. — Examen ophthalmoscopique.

Quantin, ancien militaire, âgé de soixante-quatre

ans, a eu au mois de juillet 1864 une première attaque d'apoplexie cérébrale pendant laquelle le malade a présenté les symptômes suivants. Perte de connaissance entière avec résolution complète des membres du côté droit. — L'hémiplégie est manifeste de ce côté. — La sensibilité est conservée et le malade cherche à se soustraire à la douleur qu'on lui fait éprouver lorsqu'on le pince. — Respiration stertoreuse; le pouls a de l'ampleur, il est fort, plein et dur. — Le malade reste dans le coma pendant les trois premiers jours de sa maladie; puis, sous l'influence d'un traitement énergique appliqué dès le début (sangsues aux apophyses mastoïdes, révulsifs aux extrémités pelviennes, purgatifs répétés), les symptômes s'amendent. La perte de connaissance cesse sans trouble de la parole; l'hémiplégie elle-même disparaît peu à peu, et après un mois environ le malade est assez bien pour pouvoir sortir sans conserver de trace d'affaiblissement intellectuel ni de paralysie du côté droit.

Dès le premier jour de son attaque, l'examen ophthalmoscopique a été pratiqué, et nous constatâmes alors que l'œil à demi fermé est immobile. La pupille n'est que modérément dilatée et ne se contracte pas sous l'influence des excitations de la lumière.

On instille de l'atropine dans les deux yeux, et alors l'examen avec le miroir donne les résultats suivants: Les milieux de l'œil sont parfaitement transparents et n'empêchent par l'examen des membranes profondes. C'est surtout sur la papille et ses vaisseaux que portent les altérations qu'on rencontre.

En effet, l'examen de l'œil gauche par l'image renversée laisse voir la papille optique augmentée de volume, gonflée et présentant un relief assez notable. — C'est là un résultat de son imbibition et de son œdème. Cet état de choses ne permet pas de limiter d'une façon bien nette les bords mêmes de la papille, et la font apparaître comme à travers un léger nuage. Les altérations des vaisseaux sont encore plus importantes à noter. Les veines sont gonflées, turgescentes, et ont un parcours tortueux, mais on n'y constate pas le pouls veineux; elles sont seulement dilatées et très-flexueuses. — Les artères apparaissent par place pour disparaître et reparaître de nouveau; enfouies qu'elles sont au milieu de la papille, qui par son imbibition et son gonflement les recouvre et les tient en quelque sorte captives. Cette disparition par place ne permet pas de juger d'une façon précise le volume de ces derniers vaisseaux.

L'examen ophthalmoscopique a été refait le surlendemain, et déjà on a pu constater une amélioration notable dans les altérations que nous avons indiquées. En effet, la papille était plus nette, mieux délimitée, les veines toujours variqueuses cependant; mais les artères s'apercevant plus nettement et sur une plus grande étendue de leur parcours.

L'examen de l'œil droit n'a donné lieu à aucune observation particulière. Le 3 avril 1865 Quantin a une nouvelle attaque : l'hémiplégie porte cette fois sur le côté gauche; il y a perte de connaissance complète; sensibilité diminuée et coma profond. — Même traitement que précédemment. Le malade semble se réveiller un peu et sortir un instant de cet état de stupeur générale, il répond même à quelques questions, mais il ne tarde pas à retomber dans un coma profond, et meurt au bout de six jours.

Cette fois encore, mais le troisième jour seulement, nous avons instillé l'atropine et pratiqué l'examen ophthalmoscopique (œil droit). Les caractères que nous avons constatés, moins accusés que la première fois, ne laissent pas cependant que d'offrir aussi un grand intérêt. La papille offre, comme précédemment, une légère infiltration générale de sa substance, jointe à une teinte jaunâtre caractéristique que nous n'avions pas observée la première fois. De plus, les vaisseaux sont distendus, variqueux, et apparaissent comme enfouis dans la papille, sans cependant disparaître complétement par place. On les suit pendant tout leur trajet, ils sont seulement filiformes sur le terrain de la papille, pour reprendre un volume bien plus considérable en dehors de cette zone.

L'œil gauche n'offre aucune particularité importante.

Autopsie. — Quarante-huit heures après la mort.

Rien de particulier dans les méninges, ni à la surface des circonvolutions. — Foyer hémorrhagique récent dans l'hémisphère droit ayant détruit une grande partie du corps strié, une partie plus petite de la couche optique, et remplissant le ventricule latéral. — Autour du foyer, la pulpe cérébrale est ramollie et infiltrée de sang dans une épaisseur d'environ 1 centimètre. Ce foyer a le volume d'un petit œuf de poule et la consistance de la gelée de groseille.

Dans l'hémisphère gauche, on n'aperçoit rien en ouvrant le ventricule latéral, mais immédiatement en dehors et au-dessous du corps strié, un coup de scalpel ouvre un kyste d'où s'écoule une sérosité jaunâtre ; c'est l'ancien foyer. Il présente aussi le volume d'un petit œuf de poule ; il répond, ainsi que nous venons de le dire, en haut et en dedans au corps strié, et en bas à la scissure de Sylvius et à la corne sphénoïdale du lobe postérieur du cerveau. — Il est tapissé par une membrane assez épaisse, finement vascularisée, qu'il est facile de soulever avec la pointe du scalpel. Dans l'intérieur du kyste existent plusieurs points membraneux. assez résistants, allant d'une paroi à l'autre, et présentant aussi des vaisseaux très-ténus dont les arborisations rosées tranchent sur la coloration jaunâtre de la membrane kystique.

Autour du foyer, la pulpe cérébrale n'est pas ramollie, elle paraît saine.

Remarque. — J'ai examiné ce malade à plusieurs reprises avec M. Picard, qui a rédigé l'observation qu'on vient de lire.

CONCLUSIONS.

XXI

Dans l'hémorrhagie cérébrale il se produit souvent des lésions de la *motilité*, de la *circulation*, de la *sensibilité* et de la *nutrition* de l'œil, qui sont la conséquence de l'épanchement de sang au milieu de la substance du cerveau.

XXII

Les lésions de la motilité et de la sensibilité de l'œil (strabisme et photophobie) observées dans l'hémorrhagie cérébrale dépendent toujours de la compression des nerfs du cerveau.

XXIII

C'est à la compression des veines méningées ou des sinus de la dure-mère, c'est-à-dire à la gêne plus ou moins grande de la circulation veineuse intracrânienne, produite par une forte hémorrhagie cérébrale, qu'il faut attribuer l'apparition des lésions vasculaires révélées au fond de l'œil par l'ophthalmoscope.

XXIV

Il n'y a que les hémorrhagies cérébrales assez abondantes, pour gêner d'une façon considérable la circulation intracrânienne qui déterminent des lésions vasculaires au fond de l'œil.

XXV

L'hypérangie et la phlébectasie rétinienne (10 *fois sur* 31 *malades*) avec flexuosités des veines (2 *cas*) l'œdème péripapillaire (14 *cas*), et plus rarement, les hémorrhagies de la rétine (4 *cas*), voilà les lésions de circulation qu'on observe au fond de l'œil dans les fortes hémorrhagies cérébrales.

XXVI

Quand l'hydrophthalmie (10 *fois sur* 31 *malades*) et le glaucome aigu (2 *cas*) se montrent en même temps qu'une hémorrhagie cérébrale, il faut les considérer comme une hydropisie oculaire passive produite par la compression de l'épanchement sanguin.

XXVII

Les lésions de circulation de l'œil produites par l'hémorrhagie cérébrale existent habituellement dans l'œil correspondant à l'hémisphère cérébral occupé par le foyer sanguin.

XXVIII

Il n'y a de lésions de nutrition au fond de l'œil dans l'hémorrhagie cérébrale que chez les sujets qui guérissent incomplétement de leur hémorrhagie; alors il se produit parfois une *atrophie de la papille* qui est la conséquence éloignée de l'irritation du nerf optique par l'infiltration séreuse dont il a été un instant le siége.

CHAPITRE III

DES TROUBLES OCULAIRES PRODUITS PAR L'ENCÉPHALITE CHRONIQUE PARTIELLE.

Ainsi que tous les autres organes, le cerveau peut être partiellement le siége d'une altération de substance par le fait d'une infiltration granuleuse ou graisseuse, par la production de tissu conjonctif consécutive à une hémorrhagie cérébrale, ou enfin par la destruction traumatique, spontanée ou syphilitique de ses cellules nerveuses.

Un coup ou une chute sur le crâne; — la fatigue

du cerveau par des travaux intellectuels excessifs ; — l'application trop prolongée des yeux sur un travail délicat par sa petitesse ; — la propagation lente d'une phlegmasie du nerf optique aux corps genouillés et à la substance cérébrale voisine ; — une embolie cérébrale ; — les exostoses du crâne ; — les gommes syphilitiques de la dure-mère ou du cerveau, etc., produisent fréquemment cette forme d'encéphalite partielle, *latente*, et sans fièvre, qui paralyse un membre, qui détruit un sens ou une faculté de l'intelligence et qui engendre l'amaurose (obs. 103, 104, 105, 106, 110, 111), la surdité (obs. 112) ou la monomanie ; c'est une variété distincte à mettre à côté de l'encéphalite diffuse caractérisée par l'embarras de la parole, le tremblement oculaire et la paralysie générale progressive, dont je parlerai dans le chapitre suivant.

Chez les enfants, l'encéphalite partielle produit l'idiotie (1).

Mais chez l'adulte elle produit, soit la surdité consécutive aux tintements et aux douleurs intracrâniennes, soit l'amaurose consécutivement à la céphalée, au strabisme, à la berlue, à la diplopie et à l'infiltration séreuse de la papille du nerf optique suivie de son atrophie. Je n'ai pas fait d'autopsies de cas de ce genre ; elles sont bien rares ; mais Lallemand, Todd,

(1) Voy. E. Bouchut, *Traité des maladies de l'enfance ;* article SCLÉROSE CÉRÉBRALE.

Graefe, Liebreich, Qualieno, Lancereaux et d'autres en ont fait quelques-unes, ce qui a permis de suivre la lésion du nerf optique jusque dans le cerveau pour constater la disparition des tubes nerveux et l'infiltration de ce nerf et de la partie cérébrale correspondante par du tissu cellulaire. — Dans ces cas, la lésion se prolonge jusque dans la substance cérébrale sur la bandelette des nerfs optiques, dans la couche, de ce nom, sur les corps genouillés et dans le pédoncule antérieur qui sont également le siége d'une atrophie plus ou moins étendue ; ou bien elle consiste dans une tumeur de la base du crâne, donnant lieu par sa présence à une altération partielle de la substance cérébrale.

Les faits de cette nature sont extrêmement nombreux dans les cliniques d'ophthalmologie de Paris, chez M. Sichel, chez M. Liebreich, chez M. Follin et chez M. Desmarres, où, sans exagération, il s'en trouve plusieurs par jour.—Tous ces malheureux sont, comme les diabétiques et les albuminuriques, atteints d'amaurose partielle ou incomplète; ils ne savent pas plus qu'ils ont une maladie du cerveau que les autres ne se doutent qu'ils urinent du sucre ou de l'albumine, et, comme ils n'ont que la surdité (obs. 112) ou de l'amaurose, ils s'adressent d'abord au médecin des yeux ou des oreilles. — J'en ai vu un très-grand nombre que par malheur je n'ai pu suivre, car dans ces cliniques externes les malades disparaissent et vont ailleurs, ou, s'ils tombent plus malades, ils entrent à l'hôpital et l'on ne sait pas ce qu'ils sont devenus. Cependant, dans mes visites à Bicêtre j'en ai retrouvé deux qui avaient passé par la clinique de M. Desmarres, et qui ont pu, grâce à leur incurabilité, obtenir leur admission dans cet hospice. — L'un deux est mort, et j'ai pu assister à son autopsie, qu'on trouvera dans le chapitre consacré à l'exposition des troubles oculaires produits par les maladies de la moelle épinière. — D'autres ont succombé dans les hôpitaux, et leurs observations ont été publiées, soit dans les journaux de médecine, soit dans les atlas de MM. Sichel et Liebreich, soit enfin dans un intéressant mémoire de M. Lancereaux sur l'*amaurose liée à la dégénération des nerfs optiques*. Ces faits sont très-curieux ; je les reprendrai pour compléter ce qui manque à mes observations personnelles.

L'encéphalite partielle, qui porte son action sur la couche optique, sur les corps genouillés et sur le nerf optique, détermine des troubles considérables de *sensibilité*, de *mouvement*, de *circulation* et de *nutrition* oculaires.

Ces lésions existent dans l'œil correspondant à l'hémisphère malade, si la destruction de la substance cérébrale occupe la partie antérieure du cerveau ou les environs du chiasma, mais on les trouve quelquefois dans l'œil opposé, si c'est la partie moyenne ou postérieure de l'encéphale qui est désorganisée. (Voyez les observations d'Abercrombie, de Lallemand, de Todd, de Bérard, etc., rapportées par Lancereaux *Archives de médecine*, 1864). A cet égard je dirai que si l'atrophie de la papille résulte, comme le pense de Graefe, d'une altération consécutive à l'hypérémie papillaire chronique occasionnée par l'obstacle à la circulation du sinus caverneux, cette atrophie doit correspondre à l'hémisphère cérébral malade, tandis que si elle dépend de l'action nerveuse amoindrie ou détruite, il faut, par suite de l'entrecroisement des nerfs optiques, qu'elle se produise dans le côté opposé. Quoi qu'il en soit, ces malades éprouvent une céphalalgie frontale vive, continue, très-douloureuse (obs. 96, 101, 103, 104), avec photophobie prononcée (obs. 112); ils ont des vomissements opiniâtres sans fièvre, et leurs selles sont régulières. Pendant quelques semaines, on constate des paralysies partielles et incomplètes, puis la vue s'affaiblit ; il y a quelquefois du strabisme, de la diplopie (obs. 95, 96, 103, 105 et 106), du nystagmus (obs. 92 et 102), de la berlue, et enfin de l'amaurose avec infiltration séreuse ou atrophie de la papille (obs. 92, 93, 94, 98, 100 et suivantes).

Ce sont là des symptômes bien significatifs et qu'une simple maladie du nerf optique ne saurait produire. La céphalalgie, les vomissements, le strabisme et la diplopie sont caractéristiques d'une lésion circonscrite du cerveau ayant une période d'acuité de un à deux mois environ, aboutissant à un état chronique qui est la perte définitive de la vision.

Toutefois, il n'est pas impossible qu'il ne se fasse, à la suite d'une phlegmasie du nerf optique, une altération de la substance cérébrale, comme cela se produit après une lésion du nerf frontal dans une plaie du sourcil; ou dans les *paralysies ascendantes* des membres inférieurs de la moelle. Dans ce cas, la lésion gagne de la périphérie au centre, et la marche des phénomènes autorise à croire qu'il en est souvent ainsi. C'est une forme spéciale de l'encéphalite chronique partielle. Au lieu de débuter dans le cerveau, elle commence par un des nerfs optiques ou crâniens, et la dégénérescence, gagnant de proche en proche, arrive aux centres nerveux, qui s'altèrent à leur tour, se congestionnent, s'infiltrent de tissu conjonctif ou de graisse, et donnent lieu à des troubles fonctionnels plus ou moins graves. Ici, dans le cas qui m'occupe, c'est la lésion du nerf optique qui, dans sa marche ascendante, peut s'étendre aux couches optiques et produire une encéphalite chronique partielle et latente.

Voici maintenant quelques-unes des observations que j'ai recueillies dans les journaux de médecine, dans les livres, à l'hôpital ou à la clinique de MM. Liebreich et Desmarres, et je pourrais en ajouter une centaine d'autres, si je ne craignais de grossir démesurément ce volume. — D'ailleurs, ces observations se ressemblant beaucoup et restant incomplètes, faute d'autopsie, il n'y a aucune utilité à les multiplier.

Obs. XCII. — Encéphalite chronique partielle. — Kyste séreux du lobe antérieur droit. — Atrophie des corps genouillés et des bandelettes optiques. — Atrophie du pédoncule cérébral gauche. Double amaurose. — Accès épileptiformes. — Nystagmus. — — Hémiplégie incomplète avec contracture à gauche. — Chancre il y a huit ans. — Gommes syphilitiques du foie.

Un homme âgé de trente-huit ans entre à la Pitié, dans le service de Becquerel, pour une hémiplégie incomplète avec contracture du côté gauche, accès épileptiques, et pour une amaurose presque complète, sans aucune altération des facultés intellectuelles.

Il ne distingue pas le jour de la nuit ; les yeux sont fixes, affectés de nystagmus, et les pupilles dilatées. Il est évident qu'il y avait là une atrophie des deux papilles.

Cet homme meurt, et on trouve chez lui les traces d'une encéphalite partielle, avec kyste cérébral et atrophie des nerfs optiques jusqu'à leur origine dans les corps genouillés et dans le pédoncule cérébral.

Il avait eu un chancre huit ans avant ; son foie était rempli de noyaux fibro-plastiques, par conséquent c'était une affection syphilitique du cerveau (1).

(1) Extrait d'une observation de M. le docteur Lancereaux publiée dans un mémoire *sur l'amaurose occasionnée par la dégénérescence des nerfs optiques.*

OBS. XCIII. — Encéphalite chronique. — Accès convulsifs. — Amaurose. — Atrophie et infiltration séreuse de la papille. — Mort. — Tumeur du lobe antérieur de l'hémisphère gauche. — Atrophie des bandelettes et des nerfs optiques, surtout à gauche.

Une femme P..., âgée de trente et un ans, couchée à l'Hôtel-Dieu dans le service de M. Potain, était entrée à cet hôpital pour une affection cérébrale, suite de convalescence d'une fièvre typhoïde.

Après un peu de céphalalgie, il survint de l'amaurose, avec dilatation des pupilles dans les deux yeux, puis de l'amnésie, des vertiges, des accès convulsifs et la mort subite dans un accès.

A l'ophthalmoscope, M. Liebreich constate que la papille du nerf optique gauche est étalée, proéminente et grisâtre; les grands vaisseaux, qui sont voilés à son niveau, reparaissent sitôt qu'ils l'ont traversée, avec leurs contours normaux; les artères sont minces et pâles, les veines au contraire gonflées et tortueuses; — à droite, la papille, moins saillante et blanchâtre, est atrophiée surtout à sa partie interne. On y aperçoit à peine quelques vaisseaux.

AUTOPSIE. — On constate l'atrophie et le ramollissement des deux bandelettes optiques, et le nerf à son passage dans le trou optique est épaissi.— Atrophie du pédoncule gauche et de la pyramide correspondante; — tumeur gélatineuse, vasculaire, semée de foyers hémorrhagiques, formée de noyaux embryoplastiques et de tissu cellulaire, remplie au centre d'un liquide jaunâtre, et entourée de substance cérébrale ramollie (1).

OBS. XCIV. — Encéphalite chronique partielle à droite. — Amaurose à gauche. — Mort. — Tumeur de la couche optique. — Atrophie du pédoncule cérébral et de la bandelette optique correspondante.

Une femme B..., couchée au n° 30 de la salle du Rosaire, à la Pitié, avait eu, huit ans avant, une hémorrhagie cérébrale droite avec hémiplégie gauche, qui disparut à peu près complétement.

Vingt-cinq jours avant son entrée à l'hôpital elle eut une encéphalite autour de son ancien foyer d'hémorrhagie cérébrale, qui lui enleva de nouveau l'usage des membres du côté gauche et qui amena une amaurose incomplète.

La malade mourut au bout de quelques jours, et à l'autopsie on trouva la couche optique droite, le corps strié et une partie du corps calleux occupés par une espèce de kyste, vide, aplati, entouré de substance cérébrale ramollie et dissociée, n'ayant plus ses éléments. — Le pédoncule cérébral droit est atrophié, ainsi que l'étage inférieur de la protubérance et le cordon antérieur de la moelle. La bandelette optique droite est atrophiée, et, au milieu de fibres non altérées, il y a

(1) M. le docteur Lancereaux, *extrait du Mémoire cité*.

d'autres fibres, qui sont grisâtres, granuleuses, et entremêlées de petits corps granuleux (1).

OBS. XCV. — Encéphalite chronique partielle. — Paralysie incomplète du bras droit et du bras gauche. — Prolapsus de la paupière droite. — Dilatation de la pupille droite. — Amaurose du même côté. — Induration de la couche optique droite. — Aplatissement et ramollissement de la bandelette du nerf optique.

Une femme de trente-deux ans, couchée à l'Hôtel-Dieu, salle Saint-Antoine, n° 8, avait depuis deux ans une céphalalgie très-vive accompagnée d'un véritable désordre mental. Son état s'était amélioré; mais, il y a un mois, après de nouvelles douleurs de tête, elle eut une paralysie avec contracture du bras et de la main gauches, et une paralysie du bras droit.

Prolapsus de la paupière droite ; hémiplégie faciale à gauche. — Strabisme divergent, amaurose droite, gagnant ensuite l'œil gauche, coma, et enfin mort.

AUTOPSIE. — Atrophie générale du cerveau et du cervelet avec suffusion séreuse des ventricules. — Induration lardacée de la couche optique droite et tumeur rougeâtre vasculaire du corps strié gauche. — Bandelettes optiques molles, aplaties, et ramollissement de la substance cérébrale autour des tumeurs que je viens d'indiquer (2).

(1) M. le docteur Lancereaux, *extrait du Mémoire cité*.
(2) *Ibid.*, *idem*.

Obs. XCVI. — Encéphalite chronique partielle de l'hémisphère gauche avec ramollissement autour d'un kyste vasculaire rempli de sérosité. — Strabisme et amaurose.

Dans cette observation, le malade eut de la céphalalgie, du strabisme, une paralysie incomplète du bras droit, de l'amaurose à droite, et mourut au bout de trois mois (1).

Il avait un ramollissement de la substance du cerveau, à gauche, autour d'un kyste rempli de sérosité, et ici le trouble de la vision indiquait la présence d'une lésion matérielle de l'encéphale.

Obs. XCVII.—Encéphalite chronique partielle ayant produit le ramollissement du corps strié à droite, ainsi qu'un peu de ramollissement du corps strié à gauche. — Amaurose.

Dans ce cas, après une sorte d'attaque apoplectique, le malade, âgé de soixante et dix ans, eut, un an plus tard, de la céphalalgie, de la paralysie à gauche, avec amaurose, suivie de paralysie générale et de mort (2).

L'altération de la vision indiquait bien chez lui une lésion organique du cerveau, et il y avait ramollissement complet blanchâtre de la couche des nerfs optiques, du corps strié et d'une partie de l'hémisphère

(1) Abercrombie, cité par Lallemand, *Lettres sur l'encéphale*, t. III, p. 81.

(2) Lallemand, *Lettres sur l'encéphale*, t. I, p. 138.

droit. Une altération semblable existait, à gauche, dans la partie supérieure de l'hémisphère.

OBS. XCVIII. — Encéphalite partielle chronique avec amaurose et altération des bandelettes optiques constatées à l'autopsie.

Un jeune homme, âgé de vingt-huit ans, d'abord atteint d'accès épileptiformes, perdit *peu à peu la vue de l'œil gauche*, plus tard *celle de l'œil droit*, sans qu'il existât la moindre paralysie du côté du mouvement ou du sentiment, et l'iris resta contractile.

A l'*autopsie* on trouva dans le lobe antérieur de l'hémisphère droit une large tumeur dure et résistante dans l'épaisseur de laquelle étaient dispersés plusieurs petits kystes ayant le volume d'une noisette. Les bandelettes optiques parurent ramollies, les corps genouillés offraient une coloration noire non habituelle. — Les deux nerfs optiques, examinés au microscope, contenaient de nombreux globules d'huile, et la consistante de l'un d'eux était plus molle que celle de l'autre (1).

Réflexions. — Il est bien évident ici que si l'on avait examiné l'œil à l'ophthalmoscope, on eût trouvé, pendant la vie, une atrophie de la papille indiquant une altération semblable des nerfs optiques, et que les accès épileptiques ainsi que l'amaurose progressive gagnant

(1) Todd, *Medical Times and Gaz.*, 1853, t. II, p. 166.

les deux yeux, eussent été légitimement rapportés à une lésion organique du cerveau.

Obs. XCIX. — Encéphalite chronique partielle avec amaurose et altération des nerfs optiques.

Il s'agit ici d'un enfant privé des *sens* de la *vue*, de l'*ouïe*, du *goût* et de l'*odorat*. — A sa mort, on découvrit que les nerfs optiques et olfactifs étaient plus minces que de coutume, mais de plus le corps calleux, la voûte à trois piliers, le corps strié et les couches optiques ne formaient qu'une seule masse aplatie, homogène et adhérente aux méninges (1).

Réflexions. — Si dans ce cas différents symptômes pouvaient annoncer une maladie du cerveau, l'amaurose constatée chez le sujet devait le faire prévoir, et nul doute que si l'atrophie de la papille du nerf optique eût été constatée à l'ophthalmoscope, cela n'eût donné plus de précision au diagnostic.

Obs. C. — Encéphalite chronique partielle avec amaurose. — Destruction des nerfs optiques réduits à leur névrilème.

Un malade, d'abord atteint de céphalalgie violente, suivie d'accès épileptiformes, puis d'*amaurose*, mourut presque subitement à la Pitié, en 1824.

A l'*autopsie* on trouva les deux lobules antérieurs

(1) Treviranus, *Journ. compl. du Dict. des sciences médicales.*

du cerveau confondus, indurés à leur partie interne antérieure et externe. — Les nerfs olfactifs étaient détruits, et les nerfs optiques réduits à leurs canaux névrilématiques (1).

Obs. CI. — Encéphalite chronique partielle.

Un homme, âgé d'environ quarante ans, fut atteint, après plusieurs affections syphilitiques, de céphalalgie, de *cécité*, d'aliénation mentale, d'accès épileptiformes et de paralysie dans le côté droit. — Il mourut.

A l'*autopsie* on trouva à la partie antérieure de l'hémisphère gauche quatre tumeurs du volume d'une noix, et les nerfs optiques, réduits à la moitié de leur volume, étaient tellement mous, qu'on les brisait en les touchant (2).

Réflexions. — Ici encore, je ne puis que regretter l'ignorance où l'on était alors de l'ophthalmoscope, car nul doute qu'on n'eût découvert l'atrophie de la papille optique, et que cette observation n'ait ajouté à la certitude qu'on pouvait avoir relativement à l'existence d'une lésion de l'encéphale.

(1) P. Bérard, *Journal de physiologie expérimentale*, 1825, t. V, p. 17.

(2) On trouvera des exemples semblables dans la *Nouvelle Bibliothèque médicale*, Bayle et Kergaradec; dans les *Transactions philosophiques*, par Tyson, t. III, p. 27.

Obs. CII. — Encéphalite chronique partielle. — Atrophie de la papille et de la choroïde. — Taches pigmentaires. — Nystagmus.

Un homme âgé de quarante-six ans se présente à la clinique de M. Desmarres, le 15 octobre 1862, pour une amaurose datant de près de dix-huit mois. Il a d'abord été pris de quelques maux de tête, puis de diplopie pendant deux mois, et sa vue a baissé. Aujourd'hui il ne voit plus rien, et ne peut même pas se conduire.

Il n'a plus mal à la tête, il entend bien, mais depuis un mois il a de l'embarras de la langue et peut à peine parler. Aucune autre paralysie. Depuis quelque temps il a de l'engourdissement dans les mains, mais il n'y a aucun trouble des fonctions.

Œil droit. — Nystagmus; quelques opacités dans la capsule du cristallin; innombrables taches de pigment sur la rétine; plusieurs plaques blanches irrégulières d'atrophie chroïdienne; atrophie de la papille et des vaisseaux.

Œil gauche. — Atrophie de la papille sans atrophie choroïdienne, ni pigment de la rétine.

Obs. CIII. — Encéphalite chronique partielle due à la syphilis. — Céphalalgie intense. — Strabisme divergent à droite et diplopie. — Amaurose et iritis à droite. — Atrophie de la papille du même côté.

Madame Dereu, âgée de trente-six ans, vint à la

clinique de M. Desmarres, le 13 octobre 1862, pour se faire traiter d'une amaurose. Elle avait été prise, il y a six mois, de vives douleurs de tête avec strabisme divergent à droite, de diplopie, et un peu plus tard sa vue a notablement diminué. — En ce moment, elle a un iritis à droite, ayant déterminé des adhérences à la partie inférieure de la pupille, et il y a une atrophie notable de la papille à droite.

Il n'y a eu ni perte de connaissance, ni paralysie, et la santé serait bonne sans une exostose du front, des douleurs ostéocopes nocturnes, une ulcération de la voûte palatine et des amygdales, enfin, sans une altération très-prononcée de la voix.

Obs. CIV. — Encéphalite chronique partielle. — Atrophie de la papille. — Rétinite pigmentaire. — Hémiplégie faciale.

Le 20 septembre 1862, vint à la clinique de M. Desmarres le nommé Chapelle, âgé de soixante-deux ans, berger, malade depuis six semaines.

Cet homme qui n'est pas buveur, mais qui fume beaucoup, a été pris, il y a six semaines, d'étourdissements très-fréquents, deux à trois fois par semaine, de douleurs très-vives de tête, au front, dans l'œil et sur le nez. Ces douleurs ont été suivies de diplopie avec affaiblissement de la vision. — La vision a continué de s'affaiblir, puis il y a eu paralysie du côté gauche de la face, sans paralysie du reste du corps.

L'œil droit présente une rétinite pigmentaire et un commencement d'atrophie de la papille. L'œil gauche a une taie de la cornée depuis vingt ans. — Aucun trouble de l'estomac ni des membres. Il y a seulement de la constipation.

Réflexions. — Je ne sais si l'influence du tabac a été pour quelque chose dans les accidents éprouvés par Chapelle, mais cela est douteux, à cause de la paralysie faciale qui a existé chez lui. La marche des accidents, leur début par de la céphalée, suivie de diplopie et d'hémiplégie de la face, indiquent plutôt une lésion organique des corps genouillés et des couches optiques du côté droit, ce qui est d'ailleurs confirmé par l'atrophie de la papille.

Obs. CV. — Encéphalite chronique partielle. — Strabisme. — Amaurose. — Atrophie des deux papilles.

Le 16 septembre 1862, j'ai vu à la clinique de M. Desmarres le nommé Tissier, âgé de cinquante-deux ans, cocher, qui m'a dit ne pas boire avec excès et ne pas fumer. Il est malade depuis un an.

Au début, il y a eu strabisme subit par paralysie de la sixième paire gauche. Cet état a duré trois semaines, puis la vue est restée faible et s'est affaiblie au point de disparaître. Elle est presque nulle depuis cinq mois. Il a des maux de tête, de la lourdeur au front et de la chaleur au sinciput, avec des élancements aux tempes. Il a des nausées après le repas, de la faiblesse des membres inférieurs et du membre supérieur gauche.

Dans les yeux, examinés à l'ophthalmoscope, on constate une double atrophie de la papille.

Réflexions. — La céphalalgie, le strabisme, la diplopie, l'hémiplégie incomplète et l'amaurose indiquent évidemment chez ce malade une lésion du cerveau, produisant l'atrophie du nerf optique et de la papille.

Obs. CVI. — Encéphalite chronique partielle. — Amaurose. — Surdité. — Anesthésie. — Faiblesse et fourmillements des membres. — Douleurs musculaires. — Atrophie de la papille.

Bernard, âgé de trente-cinq ans, terrassier, malade depuis deux ans, s'est présenté à la clinique de M. Desmarres, le 17 septembre 1862.

Cet homme, buveur et fumeur, a eu des douleurs de tête, puis du strabisme pendant quinze jours, et tout à coup il a cessé de distinguer les objets pour voir du brouillard et des nuages bleus, blancs et rouges. — Depuis lors, il n'a cessé d'avoir des douleurs vives dans toute la tête, et surtout à l'occiput, des engourdissements, des fourmillements et des crampes dans les pieds, de la faiblesse dans la marche, des douleurs aiguës dans les membres, dans les reins, dans le dos, dans les bras et jusqu'au bout des ongles. — Il a de l'anesthésie partielle et de la surdité à gauche avec bruit de flot d'eau intermittent dans l'oreille. — Pas de nausées, bon appétit, amaigrissement et constipation. — Pas de paralysie ni de convulsions. — Le malade ne voit que du brouillard et il a une grande pesanteur sur le front.

Atrophie des deux papilles, plus marquée à droite qu'à gauche.

Obs. CVII. — Encéphalite chronique partielle. — Hémiplégie, incomplète. — Diplopie. — Hydrophthalmie et infiltration séreuse de la papille droite donnant lieu à l'amaurose.

Madame Toulier, âgée de cinquante-cinq ans, a été prise, il y a six ans, de douleurs de tête et d'hémiplégie incomplète progressive à gauche; au début, il y a eu de la diplopie pendant un mois, suivie d'amaurose à droite.

Aujourd'hui, 24 septembre 1863, le mouvement des membres est revenu, mais il reste une amaurose de l'œil droit. — C'est alors que je la vis à la clinique de M. Desmarres.

Cet œil est plus gros plus et tendu que l'autre; — on constate une infiltration séreuse de la papille, surtout au côté externe, dont les bords sont indistincts.

Les vaisseaux dilatés au centre se perdent sur la circonférence infiltrée de la papille et se revoient plus loin sur la rétine.

Réflexions. — Des phénomènes de congestion cérébrale ont ici commencé la série des accidents, qui s'est terminée par de l'amaurose et par une infiltration séreuse de la papille, indiquant une gêne de circulation cérébrale en rapport avec une lésion organique.

Obs. CVII. — Congestion cérébrale. — Paralysie partielle, affaiblissement de vision. — Atrophie de papille.

Le 23 septembre 1862, vint à la clinique de M. Desmarres le nommé X..., souffleur en verre. Cet homme a eu des étourdissements en 1861, puis, sans perte de connaissance, une paralysie incomplète du membre supérieur droit, qui a duré six mois et qui a disparu par des vésicatoires volants. — A cette époque aussi sont venues de vives douleurs de tête, sur le front, sur l'œil et à la racine du nez, puis, sans avoir effert de diplopie, la vue s'est affaiblie. - Il ne voit plus que du brouillard.

Congestion de la papille à droite; — atrophie commençante de la papille à gauche.

Réflexions. — Chez cet homme, il est évident qu'une congestion cérébrale, caractérisée par des étourdissements et une paralysie partielle du bras droit, a été le point de départ des accidents. C'est alors que la vue s'est affaiblie, et que l'ophthalmoscope permettant de constater une congestion papillaire d'un côté et un commencement d'atrophie de l'autre, ont pu faire diagnostiquer une encéphalite partielle.

Obs. CVIII. — Encéphalite chronique partielle. — **Flexuosités des veines de la rétine. — Infiltration séreuse de la papille.**

Aline (Joseph), âgé de trente-cinq ans, cultivateur au Plessis-Bouchard, malade depuis vingt mois, a été pris tout à coup, sans cause connue, de douleurs de tête avec vomissements continuels, selles régulières, sans fièvre. — Un vésicatoire volant a été appliqué sur la tempe. — Cela a duré deux mois, et le malade n'a pas pris le lit. Alors la vue a commencé à baisser. — Il n'y y a jamais eu de paralysie, de convulsions, de crampes, de somnolence, ni d'anesthésie. — Il vient à la clinique de M. Desmarres, au mois de septembre 1862.

Le malade voit mieux le soir que le jour, il voit trouble, et jamais double. Ses yeux ne sont le siége d'aucune douleur. — On y trouve une surabondance considérable de vaisseaux veineux, dont quelques-uns sont très-flexueux. Les bords de la papille sont masqués par une infiltration séreuse étendue.

Réflexions. — Des douleurs de tête, des vomissements cérébraux sympathiques et une amaurose avec infiltration séreuse péripapillaire et avec flexuosité des veines de la rétine, indiquent ici, d'une façon non équivoque, une phlegmasie chronique partielle du cerveau.

Obs. CIX. — Encéphalite partielle chronique suite de congestion cérébrale. — Amaurose consécutive. — Excavation de la papille avec commencement d'atrophie.

Moreau, âgée de cinquante-neuf ans, non réglée depuis sept ans, vient à la clinique de M. Desmarres, le 30 septembre 1862. Elle a eu, il y a un mois, un coup de sang qui lui a fait subitement perdre connaissance pendant cinq heures et qui ne lui a laissé aucune paralysie ni aucun désordre de la santé. Elle a été saignée le lendemain, et depuis lors sa vue s'affaiblit, elle ne peut plus lire et voit à peine à diriger ses pas. — Il n'y a chez elle aucun autre trouble de santé.

Au moyen de l'ophthalmoscope on constate un commencement d'atrophie de la papille gauche, avec excavation centrale. — Il y a en outre quelques stries d'opacité cristallinienne,

A droite, excavation commençante de la papille, qui est blanche, peu vasculaire, et sur laquelle on constate un peu d'atrophie.

Réflexions. — Chez cette femme, une congestion cérébrale aiguë, suivie de perte de connaissance, a été également suivie d'altération de la substance du cerveau et des nerfs optiques, de façon à produire l'atrophie de la papille.

Obs. CX. — Encéphalite partielle. — Congestion cérébrale. — Hémiplégie. — Perte de la vision. — Atrophie de papille.

Le 22 septembre 1862 vint à la clinique de M. Desmarres le nommé Guillot, âgé de cinquante-deux ans, malade depuis dix-sept mois.—Il a eu des étourdissements sans douleurs de tête, et trois attaques de congestion cérébrale, avec perte de connaissance sans paralysie, puis, sans nouvelle attaque, une hémiplégie subite à droite pendant deux mois. La vision s'est alors peu à peu affaiblie, et aujourd'hui elle est presque nulle. Il n'y a plus d'hémiplégie, et il n'existe aucun trouble dans les fonctions, ni surdité, ni céphalalgie, ni insensibilité partielle. — La santé est bonne, mais la vision est à peu près abolie.

Je constate une double atrophie de la papille.

Réflexions. — Trois attaques d'apoplexie, puis, un peu plus tard, une hémiplégie à droite, suivie d'amaurose. En voilà certes assez pour indiquer un ramollissement chronique du cerveau, ou, si l'on veut, une encéphalite partielle du côté gauche, avec altération de la substance des nerfs optiques. S'il y avait eu le moindre doute, la constatation de l'atrophie des papilles à l'ophthalmoscope aurait pu les dissiper.

Obs. CXI. — Encéphalite chronique partielle. — Double amaurose et double atrophie de la papille du nerf optique.

Madame Tanquin, âgée de cinquante-trois ans, venue le 16 septembre 1862 à la clinique de M. Desmarres, est malade depuis cinq ans. — Subitement affectée par une douleur de la main gauche, avec affaiblissement de sa motilité, gênée par un brouillard épais situé devant l'œil, et par un prolapsus tel de la paupière supérieure gauche, qu'elle avait besoin du doigt pour la soulever; elle avait de vives douleurs de tête à la racine du nez. — Elle n'a pas eu autre chose; — au bout d'un mois, la paupière s'est relevée, et depuis lors l'affaiblissement de la vue a augmenté à tel point que la malade ne voit plus que de très-gros caractères. — Pas de paralysie, ni de fourmillement, ni d'anesthésie dans les jambes. — Toujours des douleurs de tête au-dessus du nez, et il n'y a rien de particulier, pas plus dans les membres supérieurs que dans les fonctions viscérales et dans les autres organes des sens.

A l'ophthalmoscope, je constate une double atrophie de la papille, surtout à gauche, où existe en dehors une petite zone mince, blanchâtre, due à un cercle d'atrophie scléroticale.

A droite, il y a une légère excavation au centre de la papille avec déviation des vaisseaux sur le côté externe, à l'image renversée.

Réflexions. — L'atrophie des deux papilles succédant à une paralysie partielle de la face et du bras gauches, ainsi qu'à une amaurose consécutive à de vives douleurs de tête, indiqua ici nettement une maladie du cerveau, et probablement une encéphalite chronique partielle.

Obs. CXII. — Encéphalite partielle chronique. — Céphalalgie, surdité, amaurose. — Atrophie de la papille.

Le 19 septembre 1862 est venu à la clinique de M. Desmarres le nommé Moreau, âgé de soixante-deux ans, arquebusier, malade depuis cinq mois, et subitement pris de douleurs de tête, du front, du nez, du cou et des bras, avec un peu de surdité. — Il n'y avait pas de paralysie, mais seulement des engourdissements des membres.

A l'ophtalmoscope, on constate un commencement d'atrophie de la papille dans les deux yeux.

Obs. CXIII. — Encéphalite chronique partielle; suite d'un érysipèle du cuir chevelu. — Double amaurose et double atrophie de la papille.

Le 18 septembre 1862 est venue, à la clinique de M. Desmarres, la fille Cultur, âgée de quatorze ans. — Elle avait les yeux faibles depuis trois mois, lorsqu'elle fut prise d'un érysipèle de la tête avec violent délire, et à sa guérison elle avait une amblyopie complète avec douleurs permanentes de la tête à la région frontale.

A l'ophthalmoscope, on constate une double atrophie de la papille.

Réflexions. — Dans ce cas, il est probable que l'atrophie des deux papilles indique une maladie des nerfs optiques et du cerveau, occasionnée par la méningo-encéphalite, compliquant un grave érysipèle de la tête. Le délire a été symptomatique d'une phlegmasie aiguë de l'encéphale, et l'amaurose observée au moment de la guérison de cette enfant est certainement l'effet de la lésion du cerveau. — Sous ce rapport, l'ophthalmoscope levant toute incertitude relativement à la lésion des nerfs optiques, lève aussi tous les doutes qu'on pourrait avoir sur l'existence d'une encéphalite chronique partielle latente.

OBS. CXIV. — Encéphalite chronique partielle. — Strabisme. — Surdité. — Atrophie de la papille.

Le 18 septembre 1862 est venu à la clinique de M. Desmarres le nommé Alexandre, âgé de trente-neuf ans, chauffeur, malade depuis un an. — Douleurs vives de toute la tête ; un peu de surdité, rien dans les membres ni dans les viscères; un peu de strabisme, et il se plaint surtout d'un affaiblissement subit de la vue, qui a augmenté au point de l'empêcher de distinguer le jour de la nuit.

Je constate une atrophie des deux papilles avec excavation centrale dans les deux yeux.

Obs. CXV. — Encéphalite chronique avec épilepsie et hémiplégie gauche datant de plusieurs mois. — Atrophie d'une papille.

Midorge, âgée de neuf ans, entre dans mon service le 9 avril 1863, au n° 10 de la salle Sainte-Marie (Enfants malades). Elle est malade depuis plusieurs années, et avec une hémiplégie incomplète, elle a des attaques d'épilepsie assez fréquentes.

Œil droit. — Papille nette, vaisseaux distincts, choroïde un peu pâle.

Œil gauche. — Papille infiniment plus petite et plus blanche que du côté droit, vaisseaux peu dilatés, infiltration légère de pigment dans la choroïde.

La vue est un peu trouble, mais l'intelligence est si obtuse qu'il est impossible de savoir si un œil est meilleur que l'autre.

Hémiplégie gauche incomplète permettant la marche avec claudication, et laissant l'usage du membre supérieur.

Atrophie et abaissement de température du côté malade.

De temps à autre, attaques épileptiques violentes très-caractérisées.

Réflexions. — Chez cette enfant, que j'ai eue longtemps dans mon service, il y avait un commencement d'atrophie de la papille gauche, indiquant bien qu'une encéphalite chronique partielle était la cause de l'hémiplégie et des attaques épileptiques.

Obs. CXVI. — Encéphalite partielle chronique. — Amaurose. Atrophie de la papille.

Le 7 septembre 1862 est venu à la clinique de M. Desmarres le nommé Marraine, âgé de quarante-neuf ans. Cet homme a eu, il y a sept ou huit ans, une congestion cérébrale pendant la nuit. Le matin, au réveil, sans avoir eu de perte de connaissance, de convulsion, de paralysie ni de somnolence, il a vu trouble, puis double pendant sept mois, et il a guéri. — Depuis six mois, il cesse peu à peu de distinguer les objets, et l'on constate chez lui une double atrophie, avec forte excavation de la papille, qui est la conséquence d'un travail morbide d'encéphalite partielle latente autour d'une ancienne hémorrhagie cérébrale.

Obs. CXVII. — Encéphalite chronique partielle, suite de nicotisme. Commencement d'atrophie papillaire.

Le 13 septembre 1862 vint à la consultation de M. Desmarres le nommé Janson, âgé de quarante-cinq ans, employé qui fume pour quatre sous de tabac par jour, mais qui ne boit pas. — Il n'a pas eu de syphilis.

— Il est malade depuis deux mois. — Dans la nuit il a été pris d'amaurose, et au réveil il pouvait à peine écrire et voyait tout trouble. — Depuis ce temps il y a eu de la pesanteur au front, de la faiblesse des jambes, du froid aux pieds et aux mains, et de temps en temps chaleur intérieure de ces parties. — Fourmillements aux pieds et aux mains. — Rien aux oreilles. — Anesthésie incomplète aux membres supérieurs.

Au début il n'y avait rien d'apparent dans l'œil, mais depuis huit jours la papille est à demi atrophiée, pâle, décolorée sur la face interne, et les vaisseaux ne sont point déviés de leur direction naturelle.

Obs. CXVIII. — Encéphalite partielle latente avec hydrocéphalie chronique. — Ophthalmoscopie.

Le fils d'un de nos confrères, M. L......r, âgé de six mois, tombé de son berceau à six semaines, et pris de convulsions pendant plusieurs jours, est resté, à la suite de cette maladie, dans un état d'hébétude considérable. Il reconnaît peu sa nourrice et reste indifférent à ce qui l'entoure. — Sa tête est volumineuse; il n'a pas de dents; il y a strabisme divergent avec hydrophthalmie à gauche; aucun membre n'est paralysé.

Œil gauche. — La papille est nette, entourée d'une large couche de pigment, et les vaisseaux nombreux sont dans un état de dilatation considérable.

Œil droit. — Il n'y a point de pigment autour de

sa papille, qui est nette, et les vaisseaux sont peu développés.

Cet enfant est mort à l'âge d'un an.

Réflexions. — Cette observation pourrait aussi bien figurer dans le chapitre de l'hydrocéphalie chronique que dans celui-ci ; mais comme une chute sur la tête a été le point de départ des accidents, et que sans nul doute il y a eu d'abord une phlegmasie consécutive à la contusion du cerveau, je l'ai placée au milieu des faits relatifs à l'encéphalite chronique. — L'hydrophthalmie et la dilatation des veines rétiniennes indiquaient suffisamment l'existence d'une lésion organique.

Obs. CXIX. — Encéphalite chronique partielle, suite de contusion du crâne et du cerveau. — Infiltration séreuse partielle de la papille (1).

Cette observation, publiée sous le titre de *ramollissement cérébral aigu*, me paraît beaucoup plutôt appartenir à l'encéphalite chronique. — En effet, la maladie a succédé à une contusion du crâne, produite dans une chute sur le sol ; elle s'est développée lentement, et elle a mis trois mois et demi à atteindre son plus haut degré d'intensité avant de faire périr le malade.

« Un domestique, âgé de vingt-sept ans, est renversé

(1) Observation publiée par M. Gayet dans l'*Union médicale* du 27 juin 1865.

à terre par un cheval qui lui échappe, et la frayeur encore plus que le mal détermine, dans la nuit même de l'accident, un tremblement général de plusieurs heures et des cauchemars relatifs à cet accident. Sa santé s'altère, la vue se trouble, bourdonnements d'oreilles incessants qui gênent l'ouïe.

» A son entrée à l'Hôtel-Dieu de Lyon, salle Saint-Louis, n° 49, service de M. Gayet, deux mois et demi après, ce garçon a tout l'air d'un amaurotique, il marche la tête levée et les yeux dirigés en haut. Ses bourdonnements d'oreilles reviennent toujours d'une manière intermittente, ses réponses sont lentes. Céphalalgie très-intense, constipation opiniâtre, intelligence parfaite, sans faiblesse ni tremblement du corps.

» On était donc conduit naturellement dans ce cas à l'examen ophthalmoscopique. L'œil droit présente un milieu parfaitement transparent, papille très-nettement visible, plus grosse qu'à l'état normal, d'une teinte moins rose; ses détails n'apparaissent plus; les vaisseaux sont atrophiés et même voilés en quelques points.

» Même aspect de la papille dans l'œil gauche; plus en haut et en dehors (image renversée) se distingue un léger nuage gris masquant le bord papillaire ainsi qu'un groupe de vaisseaux se dirigeant dans ce sens. C'était un œdème papillaire avec exsudations, symptômes d'une névrite du nerf optique et l'image se rapportant trait pour trait à une affection dessinée dans l'atlas de M. Liebreich, et signe d'exsudation de la base du crâne; le même diagnostic est porté sur ce malade.

» L'événement ne le justifia que trop. Malgré un séton à la nuque et des purgatifs répétés, une crise épileptiforme survient avec roideur tétanique des membres qui se répète de plus en plus; coma profond dans les intervalles, sans que le malade recouvre connaissance. Après cinq jours de cet état, un mois après son entrée à l'hôpital, ou trois mois et demi après l'accident, il succombe le 27 décembre, alors que la veille même on a constaté que les lésions oculaires ne sont pas modifiées.

» A l'*autopsie*, congestion manifeste des méninges; sinus cérébraux gorgés de sang; sur le lobe antérieur droit du cerveau, au niveau de l'angle qui réunit la face interne de cet hémisphère avec sa surface supérieure, faisant saillie dans la grande scissure médiane, on aperçoit une masse rougeâtre gélatiniforme, qui, partagée par une coupe, dénote la présence d'un ramollissement cérébral aigu, avec épanchement sanguin récent. Un autre foyer apoplectiforme se voit à l'extrémité antérieure du même lobe, et un troisième dans la partie antéro-latérale du corps calleux, à peu près à l'endroit où les fibres transverses de ce corps se recourbent au-dessus de la corne antérieure du ventricule latéral.

» Tout autour de ces foyers, la substance cérébrale a un aspect gélatiniforme; le reste de la masse est œdématié et présente un piqueté manifeste. On ne remarque aucune lésion au niveau des couches optiques, des tubercules quadrijumeaux, non plus qu'aux environs de l'origine du nerf auditif. Un léger aplatissement du nerf optique du côté droit attire seul l'attention.

»En résumé, rien qui puisse expliquer les lésions du globe oculaire et les troubles de l'ouïe, tandis que l'on trouve des lésions assez étendues et qui coexistaient cependant avec une intégrité parfaite de l'intelligence et une absence complète de toute paralysie (1). »

Obs. CXX. — **Encéphalite chronique partielle. — Atrophie incomplète des nerfs optiques.**

Paul Hurbes, âgé de dix ans, entré le 10 juillet 1865 au n° 42 de la salle Saint-Jean, à l'hôpital des Enfants malades.

Cet enfant a été pris, il y a trois ans, de convulsions qui se sont reproduites très-fréquemment pendant trois ou quatre mois, et qui étaient accompagnées d'hébétude, de fièvre, mais sans vomissements ni rétention des matières fécales.

Depuis lors l'enfant est resté dans un état d'affaiblissement intellectuel très-marqué et n'a jamais pu se tenir debout tout seul.

Il ne parle pas. Ses mouvements sont mal coordonnés. Il ne se tient pas debout, mais il n'a point de

(1) *Société des sciences médic.* et *Gazette médicale de Lyon*, 1865.

paralysie. La sensibilité est intacte. Il boit et mange bien, mais il urine et fait sous lui.

La figure exprime de l'hébétude. L'enfant comprend à peine.

Sa tête est très-petite. Il voit, mais il est très-difficile d'apprécier la netteté de la vision.

A l'ophthalmoscope, on constate un aplatissement et une diminution de volume de la papille droite, qui présente au côté externe un liséré de pigment très-noir.

Elle est très-blanche, et les vaisseaux sont fort petits.

A gauche, la papille est également aplatie, peu vasculaire, très-pâle, mais un peu plus colorée qu'à droite.

Réflexions. — Des convulsions dont la cause est restée inconnue sont ici le point de départ des accidents. Il est probable que, sous leur influence, il s'est fait une congestion cérébrale permanente ayant produit l'altération de la substance cérébrale, et un arrêt de développement caractérisé par de la microcéphalie et l'atrophie des nerfs optiques.

Obs. CXXI. — Encéphalite suite de contusion du cerveau. — Céphalalgie, amaurose immédiate. — Ophthalmoscopie douze ans après l'accident. — Atrophie du nerf optique. — Cas rare de pigment dans la papille (1).

Remarques préliminaires. — Dans cette observation il est dit que la malade, renversée par une voiture,

(1) Liebreich, *Annales d'oculistique.*

n'a eu aucune commotion de la tête. — Cela me paraît bien difficile à croire. — En effet, presque aussitôt après sa chute, la malade souffre de la tête, cesse de voir, perd connaissance, reste quatorze jours dans cet état, et quand elle revient à elle la vision est irrévocablement perdue. — De tels phénomènes, après une chute, ne viennent que d'une contusion du cerveau suivie d'encéphalite ou d'une contusion de la moelle, dont l'action oculo-pupillaire peut occasionner l'amaurose. — Après ces réserves, je rapporte l'observation.

Observation. — « Marie T..., âgée de trente-deux ans, avait, il y a douze ans, à l'époque précise où ses menstrues étaient apparues, été renversée par une voiture, qui cependant ne lui avait occasionné, à son dire, aucune commotion à la tête. La suppression de la menstruation, de violentes douleurs de tête et la diminution de la vue l'avaient fait conduire à l'hôpital, où elle avait perdu conscience d'elle-même. Au bout de quatorze jours, quand elle était revenue à elle, il ne lui restait plus aux deux yeux qu'une faible perception de la lumière, et, trois jours plus tard, cette faculté était même entièrement perdue.

« L'ophthalmoscope indique dans les deux yeux une atrophie complète du nerf optique et une pigmentation abondante de ce nerf. L'atrophie peut être reconnue par la coloration, d'un blanc de chaux, des parties non pigmentées, et par l'accentuation trop grande des limites de la papille. Aucune excavation pathologique de celle-ci n'a pu être démontrée. L'excavation aux alentours du point d'émergence des vaisseaux est un phénomène physiologique. Les vaisseaux de la rétine ont presque leurs dimensions normales : les artères sont peut-être un peu plus déliées. (La ténuité des vaisseaux de la rétine n'est nullement en rapport direct avec l'atrophie de la papille, mais varie considérablement suivant la cause de l'atrophie.) En outre, les ramifications les plus déliées possèdent à peu près leur diamètre ordinaire, comme on peut s'en convaincre en observant *e*, *f*, *g*, de la figure ci-dessous (1); et parmi ces ramifications très-déliées qui pénètrent dans la *macula lutea*, on peut en suivre quelques-unes jusqu'au *foramen centrale*. Au contraire, on reconnaît sur certains vaisseaux isolés (notamment *g* et *k*) le signe caractéristique de l'état d'atrophie de la rétine et du nerf optique, dans la présence de ces petites lignes blanches, placées des deux côtés des vaisseaux, qui proviennent de l'augmentation du tissu cellulaire environnant.

» La pigmentation est toutefois différente dans les deux yeux. La figure montre l'image droite du fond de l'œil gauche. Le pigment y est étendu à gauche, en haut et à gauche, en bas du centre, dans le tissu fortement réflecteur qui y a pris la place de la substance

(1) Cette figure a été égarée, et nous avons dû nous en passer pour ne pas arrêter l'impression de notre livre.

nerveuse. Il lui donne une coloration uniforme, tout au plus un peu striée, d'un gris d'ardoise presque noir, plus foncée en haut. Les vaisseaux qui pénètrent dans le tissu se trouvent ainsi masqués; telles sont les veines *a* et *k*. Entre l'artère *i*, placée à la surface et entièrement libre, et la veine *k*, qui se trouve en arrière, on voit passer le pigment. A droite du centre, c'est-à-dire dans la moitié externe de la papille, le pigment se trouve accumulé encore plus à la surface, en groupes de points, d'un noir foncé, très-fins et très-faciles à isoler. Ils s'étendent en dedans jusqu'aux limites de l'excavation physiologique, et ne touchent que tout à fait en bas aux limites extérieures de la papille. Ce petits points très-fins correspondent probablement à des cellules isolées, qui auraient alors en moyenne le volume de l'épithélium choroïdien, mais qui doivent contenir un pigment beaucoup plus foncé, comme on peut le conclure de l'intensité de leur coloration noire relativement à leur faible grosseur. Ils équivaudraient donc à peu près aux cellules qui se développent dans la rétinite pigmentaire.

» Dans la papille de l'œil droit, la coloration est peu étendue. Elle se borne à une tache triangulaire dont la grandeur est à peu près du quart de la papille, et dont un des sommets s'étend un peu au delà des limites de celle-ci, ce qui n'a pas lieu pour l'œil gauche.

Réflexions de M. Liebreich. — « Une question se

présente d'abord, celle de savoir si cette pigmentation est de nature pathologique, ou si, en admettant sa préexistence relativement à l'atrophie du nerf optique, on doit la considérer comme une anomalie anatomique congéniale. Un seul cas ayant été décrit jusqu'ici d'une pareille anomalie, on ne peut naturellement tirer, des variétés de forme et de groupement du pigment, aucune conclusion relative à cette question. Il est, au contraire, très-important de prendre ici en considération la pigmentation générale de l'œil. Dans le cas physiologique indiqué, la pigmentation du nerf optique était accompagnée d'une pigmentation surabondante de la presque totalité de l'œil, du moins de l'iris, de la choroïde et de la sclérotique. L'iris paraissait d'un brun si foncé, presque noir, que l'on ne pouvait déterminer les limites de la papille qu'en y regardant de très-près. Autour de la cornée, à quelque distance de sa périphérie, la sclérotique était parsemée de taches d'un gris foncé tournant au violet; la choroïde était d'une couleur si foncée que, par un éclairage simple avec l'ophthalmoscope, la papille paraissait à peine éclairée, surtout lorsque la vue était dirigée sur la *macula lutea*, qui paraissait presque noire.

» Dans le cas que nous examinons ici, il existe au contraire une pigmentation très-modérée du fond de l'œil relativement à la pigmentation de l'individu (cheveux noirs, yeux bleus). Les cellules épithéliales possèdent un assez haut degré de pigmentation. Leur pigment est un peu éloigné des parois des cellules et se trouve disposé autour du noyau, de sorte que les points isolés qui donnent au fond de l'œil son grain particulier peuvent alors plus facilement être reconnus isolément, au moyen de l'ophthalmoscope. Vers le pôle postérieur, notamment dans l'étendue de la *macula lutea* même, ils sont un peu plus foncés : vers la périphérie du fond de l'œil, surtout dans les environs de l'équateur, au contraire, la pigmentation est un peu plus faible, et partout on entrevoit les vaisseaux choroïdiens ; dans les parties centrales du fond de l'œil, ils sont séparés les uns des autres par des interstices intervasculaires d'un gris faible, à la périphérie, ils peuvent être vus plus nettement par des interstices plus clairs. En admettant dans ce cas que la pigmentation soit un phénomène pathologique, nous serons d'autant plus tentés de rechercher le développement du pigment que, dans un phénomène d'une si grande rareté, une recherche anatomique paraît devoir se faire attendre longtemps.

» On rencontre notoirement dans la rétine, outre les résidus pigmentés très-rares, des extravasats rétiniens qui diffèrent par leur forme et leur coloration :

» 1° Le pigment qui provient de la couche épithéliale de la choroïde et qui a pénétré dans la rétine, ou bien par suite des modifications de la couche des bâtonnets, ou bien simultanément avec des exsudats choroïdiens;

» Et 2° le pigment qui s'est développé spontanément dans la rétine même, au pourtour de ses vaisseaux.

» Dans la première de ses deux formes, on reconnaît toujours, au moyen de l'ophthalmoscope, même dans la forme tout à fait chronique, les traces de l'état morbide de la choroïde, notamment des irrégularités dans l'épithélium, répandues, soit dans le voisinage immédiat des taches noires, soit sur une plus grande étendue de l'œil. Ces irrégularités font néanmoins défaut dans le cas que nous examinons ici : la choroïde se termine, comme à l'état normal, au pourtour du nerf optique, par un bord nettement accentué et fortement pigmenté, et ne présente pas la plus petite lacune ou irrégularité dans les cellules épithéliales. La diminution du pigment à la périphérie, dont nous avons fait mention précédemment, est très-peu sensible et uniforme, et constitue en général un phénomène physiologique tout à fait ordinaire. D'après cela, il nous reste seulement à admettre que les cellules pigmentaires qui se trouvent dans la papille se sont développées dans le tissu cellulaire qui, dans l'atrophie du nerf optique, remplace les fibres nerveuses. »

CONCLUSIONS.

XXIX

L'encéphalite partielle, chronique et latente, n'est jamais assez étendue, ni assez intense, pour agir d'une façon mécanique sur la circulation du fond de l'œil, et c'est en détruisant la pulpe cérébrale à l'origine des nerfs sensitifs et moteurs du globe oculaire qu'elle engendre différentes altérations visuelles.

XXX

Les troubles visuels produits par l'encéphalite chronique partielle sont : le *strabisme* et la *diplopie;* — l'*infiltration séreuse papillaire* ou *péripapillaire ;* — rarement la flexuosité ou la dilatation des veines de la rétine ; — jamais l'hémorrhagie rétinienne,— et presque toujours l'*amaurose* et l'*atrophie* des nerfs optiques.

XXXI

La névrite ou la névrilémite optique se propageant au cerveau par une marche ascendante, est souvent la cause de l'encéphalite chronique partielle occupant les corps striés, la couche optique et les corps genouillés.

XXXII

Différentes tumeurs de l'encéphale, d'anciens foyers

d'hémorrhagie et quelquefois le ramollissement chronique consécutif à une congestion du cerveau, sont habituellement le point de départ de l'encéphalite chronique partielle.

XXXIII

Une céphalalgie opiniâtre frontale ou naso-frontale, quelquefois accompagnée de strabisme ou de diplopie, de surdité, enfin d'amaurose, avec infiltration séreuse de la papille optique, plus marquée dans un œil que dans l'autre, et d'amaurose progressive, indique une encéphalite chronique partielle, produite par une lésion organique primitive du cerveau ou, au contraire, par une névrite optique remontant jusqu'à l'origine cérébrale du nerf de ce nom.

XXXIV

Lorsque dans l'amaurose les lésions du fond de l'œil sont peu caractérisées, il ne faut pas se hâter de conclure, afin de ne pas considérer comme un état morbide ce qui ne serait qu'une variété de l'état physiologique; mais si l'infiltration séreuse et l'atrophie papillaire sont très-évidentes, on peut affirmer qu'il existe une altération granuleuse ou graisseuse plus ou moins étendue de l'encéphale au voisinage de la couche optique.

XXXV

Dans l'encéphalite chronique partielle, *ascendante* ou *descendante*, c'est-à-dire allant de la périphérie nerveuse au centre, ou, au contraire, venant du cerveau vers l'œil, les deux nerfs optiques, par suite de leur entre-croisement, subissent presque au même degré la dégénérescence granuleuse et l'atrophie.

XXXVI

L'amaurose consécutive à la névrite optique ou à l'encéphalite chronique partielle primitive est presque toujours incurable.

CHAPITRE IV

DES TROUBLES OCULAIRES DANS LE RAMOLLISSEMENT CÉRÉBRAL SÉNILE A L'ÉTAT AIGU ET CHRONIQUE.

Dans un mémoire publié, il y a dix ans, dans les *Actes de la Société médicale des hôpitaux de Paris* (1), j'ai démontré par de nouvelles preuves que la cause du ramollissement cérébral des vieillards était unique-

(1) *De la nature du ramollissement cérébral sénile*, par E. Bouchut (*Actes de la Société médicale des hôpitaux*, t. I, p. 106).

ment l'oblitération des artérioles du cerveau par les incrustations cartilagineuses et calcaires dont ces vaisseaux sont le siége. — Mes opinions n'ont pas changé, et, depuis lors, les divers travaux publiés en France et en Allemagne ont mis hors de doute ce fait alors en discussion. — Il est certain, en effet, que c'est l'obstacle à l'arrivée du sang dans la substance cérébrale qui produit dans le point privé de nourriture un ramollissement, qui n'est autre chose qu'une mortification de tissu, identique à celle qu'on détermine dans le même organe par la ligature de la carotide. C'est une gangrène, comme toute désorganisation, produite par une ligature d'artère, et si dans le cerveau elle n'a point d'odeur, c'est que l'organe est à l'abri du contact de l'air sans lequel il n'y a point de fermentation putride possible.

Ce fait a une grande importance, car il révèle un état anémique du cerveau, qui explique parfaitement la nature et la forme des lésions oculaires observées dans le ramollissement cérébral sénile et la différence qu'elles présentent avec les lésions de l'œil dans l'hémorrhagie cérébrale.

Dans le ramollissement cérébral sénile, je n'ai pas observé de lésions oculaires semblables à celles qui se rencontrent si souvent dans les hémorrhagies du cerveau.

Aucun malade ne m'a présenté l'hyperesthésie oculaire; la congestion papillaire ou choroïdienne, la surabondance ou la dilatation des veines rétiniennes, l'infiltration séreuse de la papille voilant le fond de l'œil, et les hémorrhagies de la rétine observées dans l'hémorrhagie cérébrale sous l'influence de la lésion encéphalique. — Sauf un seul cas d'hydrophthalmie constatée chez le malade de l'obs. 3, il m'a paru évident que les lésions oculaires produites par le ramollissement cérébral sénile n'étaient pas les mêmes que celles de l'hémorrhagie du cerveau. Il m'a semblé même qu'il y avait dans ces différences quelque chose d'assez considérable pour faire espérer qu'on pourrait, à leur aide, faire le diagnostic différentiel de ces deux maladies.

Il ne faudrait cependant pas attribuer au ramollissement du cerveau toutes les lésions qu'on observe dans le fond de l'œil chez les vieillards. En effet, il y a des cas où l'on trouve des atrophies choroïdiennes et des atrophies papillaires qui ne sont nullement en rapport avec le ramollissement aigu du cerveau, et qu'il ne faut pas considérer comme le symptôme de cette lésion. Cela s'explique différemment, car l'atrophie de la papille ou de la choroïde se montrant assez souvent chez les vieillards, comme maladie oculaire isolée, si un ramollissement cérébral vient à se produire, on peut trouver au fond de l'œil des lésions qui n'appartiennent pas au ramollissement et qui lui sont antérieures.

Dans les cas de ramollissement cérébral chronique,

c'est autre chose ; la vue s'affaiblit par degré, et il y a presque toujours un commencement d'amaurose produit soit par des opacités du cristallin, soit par l'atrophie de la papille compliquée ou non d'atrophie choroïdienne et de rétinite pigmentaire, mais ces lésions intra-oculaires n'ont rien de caractéristique. Elles appartiennent indistinctement à toutes les maladies chroniques du cerveau.

Voici maintenant quelques-unes des observations que j'ai recueillies. Je n'en rapporte qu'un petit nombre, car toutes celles que j'aurais pu ajouter sont complétement négatives, et il m'a paru inutile d'allonger sans profit un travail déjà très-étendu. Dans mes recherches même, au lit des malades, j'ai fini par ne plus tenir compte des cas de ramollissement où je ne trouvais rien au fond de l'œil, et il me semblait inutile de les écrire.

Obs. CXXII. — Ramollissement aigu du cerveau. — Mort.

M. de M..., âgé de quatre-vingt-trois ans, était malade depuis six mois, par une fracture du col du fémur, pour laquelle on fit appeler M. Velpeau à plusieurs reprises. — Il était guéri, mais pendant ce traitement il tomba en enfance.

Un jour, il eut un peu de peine à remuer le bras droit, et il eut de la contracture dans les doigts; le le lendemain, ce fut une hémiplégie incomplète, avec contracture et douleur du membre sans perte de connaissance. Le malade répondait mal, mais répondait, et dans le jour il se mit à vociférer, à s'agiter et à avoir des convulsions. Cet état dura quelques heures, puis il fut remplacé par une démence très-douce qui permettait au malade de répondre aux questions en riant de tout ce qu'on lui demandait.

Un peu d'appétit, — peu de fièvre, — incontinence d'urine et défécation naturelle.

Pas d'hydrophthalmie.

Le fond de l'œil est très-pigmenté ; il y a un peu d'atrophie de la papille, mais nulle altération des vaisseaux rétiniens. Dans l'œil droit, même état pigmenté de la rétine. — Papille très-petite, un peu atrophiée, sans altération des vaisseaux rétiniens. — Huit jours après l'accident, il s'est fait un peu d'hydrophthalmie à gauche. — Il y a un peu d'infiltration séreuse qui rend le fond de cet œil un peu moins distinct.— Dans l'œil droit, tout est resté à l'état normal.

Réflexions. — L'absence de toute congestion rétinienne, de toute dilatation des veines du fond de l'œil, m'empêcha de croire qu'il existait une compression intra-crânienne de nature à expliquer l'hémiplégie survenue chez M. de M..., âgé de quatre-vingt-trois ans. Il était évident qu'il ne pouvait y avoir d'autre lésion qu'un ramollissement cérébral subit occasionné par la dégénérescence sénile des artères.

Obs. CXXIII. — Ramollissement du cerveau. — Ophthalmoscopie. Rien de particulier à l'œil.

Coursolles, âgé de quatre-vingt-trois ans, entré le 6 septembre 1862 à l'infirmerie de Bicêtre, salle Saint-André, n° 21, pour quelques étourdissements, de la faiblesse des membres et quelques engourdissements. Au bout de plusieurs jours, il a tout à coup du strabisme divergent de l'œil gauche avec diplopie, abaissement de la paupière supérieure et direction de l'œil en bas. Sans être paralysé, il a de l'engourdissement dans tout le côté gauche, puis il vient de l'embarras de la langue, des engourdissements, de la faiblesse dans le côté gauche du corps, et il lève difficilement la main.

L'ophthalmoscopie ne révèle rien au fond de l'œil, et M. Galezowsky, qui a bien voulu se déranger pour faire l'examen des yeux chez ce malade, confirme les résultats négatifs de cette exploration.

Obs. CXXIV. — Ramollissement cérébral. Rien à l'ophthalmoscope.

Marie Haltey, âgée de soixante-quatorze ans, couchée à l'infirmerie des Incurables, chez M. Empis, a de vives douleurs dans le côté droit du crâne, et elle a été prise tout à coup, le 13 octobre 1862, d'un étourdissement qui a failli la renverser. On l'a soutenue, et elle est restée avec une légère hémiplégie faciale gauche, accompagnée d'embarras de la parole, mais sans paralysie des membres.

Ces symptômes ont diminué dès le lendemain, et sauf la douleur de tête, toute hémiplégie faciale avait disparu.

Rien de particulier à l'ophthalmoscope.

OBS. CXXV. — Ramollissement du cerveau. — Hydrophthalmie. Atrophie papillaire et choroïdienne.

Alaisse, âgé de soixante-treize ans, est entré le 15 septembre 1863, au n° 19 de la salle Saint-Benjamin, à la Pitié, service de M. Empis, pour une paralysie incomplète du côté droit.

Cet homme, malade depuis six jours au moment de son entrée à l'hôpital, avait été pris d'affaiblissement subit d'hémiplégie incomplète à gauche, augmentant chaque jour et devenant paralysie générale incomplète, avec hébétude et presque démence.

Œil gauche. — Rétinite pigmentaire; atrophie de la papille avec pigment autour de sa circonférence.

Œil droit. — Hydrophthalmie; papille distincte et un peu d'atrophie de la choroïde autour de la papille; — pas de dépôt pigmentaire.

OBS. CXXVI. — Ramollissement cérébral. — Nulle lésion appréciable du fond de l'œil.

Une femme entra à l'infirmerie des Incurables le

15 octobre 1862, chez M. Empis, pour un commencement d'hémiplégie droite venue après un étourdissement sans perte de connaissance. — L'hémiplégie, d'abord incomplète, augmenta le jour suivant et devint entière, sans anesthésie. — Il n'y eut pas d'hémiplégie faciale.

L'œil droit ne présente aucune lésion appréciable; l'œil gauche, correspondant à la lésion cérébrale, est troublé par un commencement de cataracte qui empêche de voir le fond de l'œil.

Obs. CXXVII. — Plusieurs cas de ramollissement cérébral chronique, chez les uns, état normal, et chez les autres, atrophie de la papille.

Pendant mes recherches sur les troubles visuels produits par les maladies cérébrales, j'ai eu l'occasion de visiter plusieurs fois l'infirmerie des Invalides (1). Un de mes anciens élèves, aujourd'hui mon ami, le docteur Picard, voulut bien me faire voir ses malades, et dans ces visites nous examinâmes plusieurs cas de ramollissement cérébral chronique. N'ayant rien trouvé de spécial, je n'ai pas pris de notes détaillées, et je n'indiquerai ici que le résultat général de ces visites.

Chez quelques-uns, des opacités de la cornée empêchaient de voir le fond de l'œil; mais chez ceux dont

(1) Voy. le chapitre II relatif à la cérébroscopie dans l'hémorrhagie cérébrale.

l'œil était resté transparent je constatai, soit l'état normal, soit un commencement d'atrophie papillaire, soit l'atrophie bien caractérisée avec amaurose.

CONCLUSIONS

XXXVII

Le ramollissement cérébral sénile, ou gangrène sénile du cerveau, ne détermine jamais primitivement, et par lui-même, d'altération de circulation du fond de l'œil, et cela s'explique par l'état de la substance cérébrale, où il n'existe aucune cause de compression pouvant empêcher le retour du sang veineux de l'œil.

XXXVIII

Si l'absence de lésions de circulation du fond de l'œil, dans le ramollissement aigu et sénile du cerveau, permet de distinguer cette maladie d'une forte hémorrhagie cérébrale comprimant les sinus de la dure-mère, il n'en est pas de même dans les cas où il n'y a qu'un petit foyer d'hémorrhagie ne produisant aucune compression intra-crânienne, car alors il n'y a rien de particulier au fond de l'œil, et tout diagnostic devient impossible.

XXXIX

Dans le ramollissement cérébral chronique, il y a souvent une infiltration séreuse des contours de la papille qui ressemble à celle qu'on observe dans le réseau de la pie-mère et qu'on peut, sans témérité, faire dépendre d'une hyposthénie des tissus.

XL

Quand le ramollissement cérébral est passé à l'état chronique, il se fait souvent, au fond de l'œil, une altération de nutrition qui caractérise l'atrophie du nerf optique et qui s'annonce par de l'amaurose.

CHAPITRE V

DES TROUBLES OCULAIRES PRODUITS PAR LA PHLÉBITE DES SINUS DE LA DURE-MÈRE.

La phlébite des sinus de la dure-mère existe rarement à l'idée de maladie isolée, et elle coïncide habituellement avec la méningite, avec l'infection purulente, avec la carie de l'os temporal et avec la fièvre puerpérale. Son effet est de gêner la circulation des veines méningées, de retenir le sang dans les veines de l'œil et de produire l'*exophthalmie*, les *flexuosités*, les *thromboses phlébo-rétiniennes* et les *hémorrhagies de la choroïde*, comme la méningite aiguë. En voici la preuve.

Obs. CXXVIII. — Phlébite des sinus de la dure-mère. — Exophthalmie. — Thrombose des veines de la rétine constatée à l'autopsie.

Sur un malade du service de M. Laugier (Hôtel-Dieu), mort, au mois de juin 1864, d'un anthrax de la région frontale ayant déterminé la résorption purulente et la phlébite des sinus de la dure-mère, on avait constaté, pendant la vie, l'exophthalmie ou l'hydrophthalmie et l'abolition de la vue.

L'*autopsie* de l'œil fut faite dans le laboratoire de M. Ch. Robin, et je vis là, sur les veines de la rétine et de la papille, des thromboses étendues, dispersées çà et là, bouchant le diamètre des vaisseaux.

Réflexions. — Ici la phlegmasie, qui a oblitéré les sinus de la dure-mère, a gagné les veines rétiniennes et fait obstacle au retour du sang veineux de l'œil. Elle a produit la thrombose phlébo-rétinienne et l'hydrophthalmie.

Obs. CXXIX. — Phlébite des sinus de la dure-mère et des veines méningées causée par une otite interne. — Rupture des veines méningées. — Hémorrhagie cérébrale. — Méningite consécutive.

F... (Victorine), âgée de deux ans, entrée le 8 juillet 1862 à l'hôpital Sainte-Eugénie, est chétive, amaigrie, et venait d'avoir la rougeole à l'hôpital. Elle en était sortie il y a quinze jours. Depuis lors elle a toujours été souffrante, et la diarrhée ne l'a pas quittée.

Au moment où je la vois (8 juillet), elle est pâle, affaiblie, et son visage est ridé; les lèvres sont légèrement excoriées, saignantes. Les deux oreilles coulent abondamment; du côté gauche il sort du pus, et par l'oreille droite du sérum ensanglanté. La soif est vive, et l'appétit nul; — il n'y a pas de vomissements. Le ventre est ballonné, et l'on constate une diarrhée très-abondante.

La peau est froide; le pouls petit, à 120. A l'auscultation de la poitrine, on trouve quelques râles sous-crépitants des deux côtés de la poitrine en arrière.

Il existe dans le côté droit du corps et de la face une paralysie incomplète, avec de petits mouvements convulsifs caractérisés par des contractions fréquentes du muscle buccinateur, par des convulsions des doigts et des contractions exagérées des muscles du côté droit de la poitrine et du ventre. Ces mouvements se répètent à de courts intervalles.

Les 9 et 10 juillet, la diarrhée persiste avec la fièvr et l'enfant maigrit et s'affaiblit beaucoup. Le côté droit, à demi paralysé, est toujours le siége des mêmes mouvements convulsifs, à peu près continuels. Les oreilles coulent abondamment.

A l'ophthalmoscope je constate dans l'œil gauche une congestion très-marquée des bords de la papille, et une dilatation avec flexuosité des veines de la rétine. Cette flexuosité n'existe que sur la partie supérieure de la papille (image renversée), et elle donne lieu à une sinuosité de la veine comparable à celle d'un serpent qui ondule sur lui-même. A droite, il n'y a que de la congestion, sans flexuosité, des vaisseaux de la rétine.

Le 14 juillet, l'enfant succombe dans la soirée.

L'*autopsie* est pratiquée le 13 juillet.

Les rochers paraissent intacts à la face interne du crâne, quand on les examine avec la dure-mère à leur surface; mais sur des fragments détachés de chacun de ces os par des traits de scie pratiqués suivant leur axe, on peut voir qu'ils sont des deux côtés le siége d'une infiltration purulente très-prononcée à gauche, à peine marquée à droite.

A gauche, les sinus pétreux sont oblitérés, remplis de caillots fibrineux décolorés; il en est de même sur le sinus latéral gauche, où le caillot est blanchâtre, adhérent, dense, très-résistant; le sinus longitudinal supérieur est également rempli par un caillot, noirâtre en certains points, décoloré dans d'autres. A droite, les sinus pétreux et le sinus latéral sont perméables.

Les veinules qui de l'hémisphère gauche vont se rendre au sinus longitudinal supérieur sont oblitérées par des caillots noirâtres.

La pie-mère cérébrale est le siége d'une infiltration séreuse gélatiniforme, et sur l'hémisphère gauche les veines de la pie-mère présentent toutes les altérations de la phlébite; c'est ainsi qu'à la partie antérieure et à la partie moyenne de la face externe de cet hémisphère, les veines sont complétement oblitérées, remplies d'un caillot assez dense, en partie noirâtre et en partie décoloré. Au-dessous de ces veines oblitérées, la substance cérébrale est altérée. On constate le ramollissement, la friabilité de la substance corticale et des couches superficielles de la substance médullaire, qui sont le siége d'une multitude de petits foyers hémorrhagiques du volume d'une tête d'épingle. A la partie moyenne de la face externe de l'hémisphère gauche on trouve, même dans les couches corticales, un noyau apoplectique du volume d'une noisette, formé de sang noir coagulé tout autour; la substance est ramollie, avec une multitude de petits foyers hémorrhagiques.

Sur l'hémisphère droit, les mêmes altérations n'occupent qu'un point très-limité en avant, à la face inférieure de l'hémisphère.

Les ventricules latéraux sont très-dilatés et remplis de sérosité.

On ne trouve aucune altération importante du côté des autres organes.

Dans l'intestin grêle, il existe un peu d'hypertrophie des plaques de Peyer, et de gonflement des follicules isolés.

Les poumons sont congestionnés dans les parties déclives; nulle part il n'y a de tubercules ni de collections purulentes.

Réflexions. — En résumé, nous voyons ici une infiltration purulente du rocher devenant le point de départ d'une phlébite des sinus de la dure-mère, qui se propagea jusqu'aux veines de la pie-mère et entraîna consécutivement des altérations considérables du fond de l'œil avec hémorrhagie cérébrale et méningo-encéphalite. Cette filiation semble très-évidente et suffit à elle seule pour donner un grand intérêt à cette observation, qui est la première de ce genre.

Chez cette enfant, il est incontestable que l'oblitération complète des sinus de la dure-mère, du côté gauche, a produit dans l'œil correspondant, et dans la substance de l'hémisphère cérébral gauche, des lésions de circulation résultant toutes d'un obstacle mécanique au retour du sang veineux. Dans le cerveau, c'étaient de petites hémorrhagies capillaires avec ramollissement de la pulpe cérébrale voisine, et dans le fond de l'œil une dilatation excessive avec flexuosité des veines de la rétine.

CONCLUSIONS

XLI

La phlébite des sinus de la dure-mère est la lésion qui démontre le plus clairement l'influence des obstacles mécaniques à la circulation veineuse du crâne sur sur la circulation veineuse de l'œil et sur la production des lésions intra-oculaires dans les maladies aiguës de l'encéphale.

XLII

A la phlébite des sinus de la dure-mère se rattachent l'oblitération des sinus caverneux, l'*hydrophthalmie* et la *congestion de la choroïde*, la *dilatation*, la *flexuosité*, la *thrombose des veines de la rétine*, constatées à l'ophthalmoscope.

XLIII

Dans la phlébite des sinus de la dure-mère, les lésions des vaisseaux de la rétine sont toujours plus marquées dans l'œil qui correspond à l'hémisphère cérébral où se trouve l'engorgement le plus considérable des sinus par les caillots sanguins.

CHAPITRE VI

DES TROUBLES OCULAIRES PRODUITS PAR L'HÉMORRHAGIE MÉNINGÉE.

Le diagnostic de l'hémorrhagie méningée est quelquefois très-difficile, car, ainsi que l'a démontré Legendre, elle débute par des convulsions, suivies d'encéphalite chronique ou d'hydrocéphalie arachnoïdienne, avec ou sans amaurose. Pourrait-on reconnaître à l'ophthalmoscope les convulsions produites par une hémorrhagie des méninges d'avec les convulsions occasionnées par l'éclampsie ou par l'épilepsie ? Il est difficile de le dire, et pour cela il faudrait avoir plus de faits que nous n'en avons recueilli. Toutefois, si l'on réfléchit que les convulsions éclamptiques ou épileptiques ne laissent après elles qu'une hypérémie des deux papilles et des deux rétines ne durant que peu de jours, il faut craindre quelque chose de plus si les phénomènes se passent autrement. En effet, si l'hypérémie se prolonge plus longtemps, si elle est plus marquée sur un œil que sur l'autre, et s'il y a une très-forte dilatation des veines, on doit redouter l'existence d'une maladie du cerveau ou d'une hémorrhagie méningée. La chose est sûre, si après cette congestion papillaire et rétinienne il se fait une amaurose.

Obs. CXXX. — Hémorrhagie méningée. — Convulsions. — Amaurose consécutive. — Atrophie de la papille.

Le 23 septembre 1863, fut présentée à la consultation gratuite de M. Desmarres un enfant de trois mois, qui, quinze jours après la naissance, eut plusieurs heures de convulsions. Elle guérit, mais resta aveugle. Toutes les fonctions et tous les mouvements se faisaient bien.

J'examinai ses yeux avec l'ophthalmoscope, et je constatai une atrophie complète de la papille.

Réflexions. — Le diagnostic peut être considéré ici comme très-incertain, mais il ne peut y avoir eu chez cette enfant qu'une convulsion, essentielle ou symptomatique d'une lésion cérébrale. Or, les convulsions essentielles guérissent sans laisser de traces de leur passage et sans produire de paralysie. Je crois donc qu'il y a eu ici une convulsion symptomatique. Mais alors de quoi a-t-elle été le symptôme? D'un tubercule du cerveau, d'une encéphalite aiguë ou d'une hémorrhagie méningée. Son apparition subite et sa cessation, sans avoir donné lieu à aucun symptôme fébrile ou méningitique, m'a fait penser qu'il y avait peut-être eu chez cette enfant une hémorrhagie des méninges comprimant le chiasma des nerfs optiques, et occasionnant l'amaurose. C'est là un cas douteux, d'après lequel je ne veux rien affirmer; mais il est utile de ne pas le laisser dans l'ombre, afin que si l'on observe d'autres faits semblables, on puisse lui donner sa véritable signification.

CHAPITRE VII

DES TROUBLES OCULAIRES PRODUITS PAR L'HYDROCÉPHALIE CHRONIQUE.

Je n'ai pas un grand nombre d'observations relatives aux troubles produits dans l'œil par l'hydrocéphalie chronique; mais enfin, si peu nombreuses qu'elles soient, elles ont au moins l'intérêt de la nouveauté, et en facilitant le diagnostic de cette maladie d'avec le rachitisme cérébral ou plutôt crânien, elles complètent bien les recherches que j'ai entreprises.

Dans l'hydrocéphalie il y a dans l'œil, comme dans toutes les autres maladies cérébrales, des lésions de *sensibilité*, de *mouvement*, de *circulation* et de *nutrition*. — Quelques enfants ont de la photophobie, de la berlue, de l'amaurose, du strabisme, du nystagmus, de la mydriase, de l'hydrophthalmie, de l'exophthalmie, et enfin une surabondance des vaisseaux du fond qui est fort remarquable.

Je ne parlerai ici que des résultats fournis par l'examen à l'ophthalmoscope. — Au fond de l'œil il y a *une infiltration séreuse*, partielle ou complète, de la papille qui en cache les bords ou la totalité. Il peut arriver alors (obs. 132) que la papille soit complétement cachée sous un nuage à travers lequel on distingue à peine les vaisseaux. Chez d'autres, cette infiltration est plus limitée, on voit mieux le fond de l'œil avec son innombrable quantité de capillaires tortueux et distendus, et il y a encore là les signes certains et importants à connaître une altération organique de l'encéphale. — Ces signes ont une telle importance que, dans un cas, chez un enfant de cinq mois, ayant eu des convulsions passagères, ayant un nystagmus, et dont la tête molle était peu développée, j'hésitais pour me prononcer entre un commencement de rachitisme ou d'hydrocéphalie, lorsque l'infiltration séreuse et complète des deux papilles, avec atrophie des vaisseaux veineux, me démontra la présence d'un épanchement séreux du cerveau. (Voyez obs. 134.)

Chez quelques enfants, enfin, il y a une atrophie partielle ou complète de la papille qui coïncide avec une atrophie plus ou moins entière du nerf optique dans le crâne. — C'est ce qui existait chez l'enfant du n° 43 de la salle Saint-Jean, mort à l'hôpital des Enfants malades (voyez obs. 133), dont les pièces ont été présentées à ma clinique.

On a pu voir une atrophie incomplète de la papille

gauche avec infiltration séreuse péripapillaire du côté

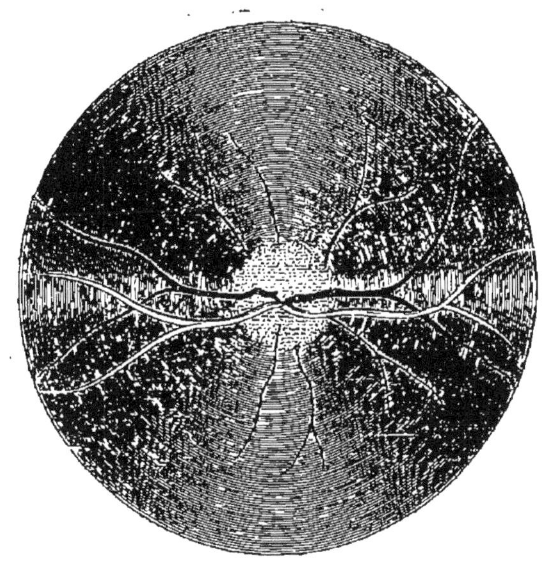

Fig. 6. — Papille normale d'un enfant de deux ans.
Les vaisseaux sont peu nombreux et il n'y a rien qui voile la papille.

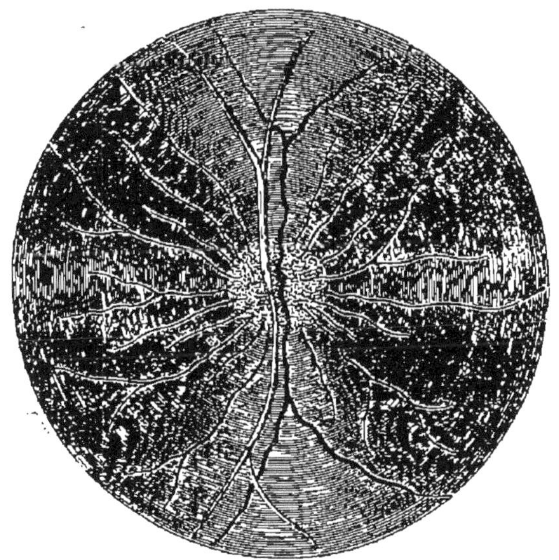

Fig. 7. — Hydrocéphalie chronique d'un enfant de quatorze mois.
Infiltration séreuse de la papille voilant l'expansion du nerf optique.
Hyperangie phlébo-rétinienne.

externe et accroissement du nombre des vaisseaux,

très-réduits en volume. — A l'autopsie cette lésion a été retrouvée, et le nerf optique, dans le crâne, ne remplissant que la moitié de son enveloppe fibreuse, était auprès de la commissure transformée en matière jaunâtre, assez dure et demi-transparente comme de la gelée de viande. — L'œil droit offrait une atrophie complète de la papille, de la choroïde et de la rétine, où il n'y avait plus traces de vaisseaux rétiniens.

Toutes les fois que j'ai eu réellement affaire à un cas d'hydrocéphalie bien caractérisé, j'ai constaté des lésions de circulation et de nutrition du fond de l'œil, tandis que dans vingt-deux cas de rachitisme, avec une tête assez volumineuse pour faire craindre un commencement d'hydrocéphalie, l'ophthalmoscope, ne m'a révélé aucune altération du fond de l'œil. — Dans certains cas d'hydrocéphalie développés chez des sujets ayant atteint l'âge de sept à dix ans, ces nouveaux signes n'ont pas une grande importance, parce que le diagnostic de la maladie cérébrale est facile, et que d'ailleurs le rachitisme n'existe plus à cet âge, mais chez des enfants de un à trois ou quatre ans, il n'est pas de même. Alors, le rachitisme est très-commun, il porte quelquefois exclusivement son action sur la tête et lui donne un volume excessif qui devient inquiétant. Si, comme cela s'observe, les enfants avec rachitisme de la tête ont des convulsions internes ou de l'éclampsie ou du spasme de la glotte, on ne sait à quoi s'en tenir, et le diagnostic reste incertain. — N'y a-t-il que du rachitisme crânien chez les enfants? Serait-ce un commencement d'hydrocéphalie? La solution du problème est très-souvent difficile. — C'est dans ces cas que l'ophthalmoscope peut rendre de réels services, et s'il révèle une lésion du fond de l'œil, on peut affirmer qu'il s'agit d'une hydrocéphalie commençante, tandis que si le fond de l'œil est sain, c'est qu'il n'y a que du rachitisme des os de la tête.

Ceux qui connaissent les difficultés du diagnostic du rachitisme et du début de l'hydrocéphalie, difficultés indiquées par tous ceux qui ont écrit sur les maladies de l'enfance, pourront trouver dans les signes que je viens de faire connaître le moyen d'éviter désormais plus facilement toute erreur. — Maintenant, quelques mots sur les observations que j'ai recueillies.

Obs. CXXXI. — Hydrocéphalie chronique. — Ophthalmoscopie.

Un garçon de deux ans et demi, couché, à l'hôpital Sainte-Eugénie, dans le service de M. Barthez, salle Saint-Benjamin, examiné par moi le 21 juillet 1862, n'avait qu'une vascularité considérable de la rétine sans infiltration, sans flexuosité ni dilatation des vaisseaux. — Le nombre des vaisseaux était énorme. — La vue était d'ailleurs conservée, et il n'y avait ni paralysie ni convulsions.

Obs. CXXXII. — Hydrocéphalie chronique. — Nystagmus. — Ophthalmoscopie. — Infiltration séreuse de la papille et de la rétine masquant les vaisseaux rétiniens.

Martin, âgé de cinq mois, vient à la consultation de l'hôpital des Enfants, le 13 juin 1864; a eu des convulsions à un mois, et ces accidents se reproduisent très-souvent. — Il a la tête un peu volumineuse, très-molle, avec des sutures très-écartées, surtout celles qui séparent le pariétal de l'occiput. — Il n'a pas de paralysie. — Ses yeux oscillent sans cesse, les papilles sont égales et l'œil gauche est plus gros que le droit. Ils sont le siége d'oscillations irrégulières. Il vomit souvent et rend des matières vertes.

Œil gauche. — Infiltration séreuse de la papille, qui est en quelque sorte cachée dans le brouillard, et les vaisseaux sont également cachés et peu apparents.

Œil droit. — Infiltration séreuse moindre, papille un peu plus nette, mais voilée. — Vaisseaux un peu mieux développés.

Réflexions. — Dans ce cas, comme la tête était molle et peu développée, on aurait pu croire à du rachitisme, mais l'infiltration séreuse de la papille leva tous les doutes en révélant l'existence d'une maladie du cerveau.

Obs. CXXXIII. — Hydrocéphalie chronique ventriculaire. — Hyperangie rétinienne. — Infiltration séreuse partielle de la papille. — Atrophie des nerfs optiques et de la rétine.

Gauthier, âgé de onze ans, entré le 10 juillet 1862 au n° 43, salle Saint-Jean.

Ses parents sont sains, il a une sœur bien portante et il est né avec une tête un peu forte, dit-on. — Un an après sa naissance, la tête a paru augmenter de volume, ce qu'elle n'a cessé de faire jusqu'aujourd'hui; elle a ainsi acquis un volume énorme.

L'enfant n'a jamais marché, ni même pu se tenir debout. Dès qu'il a pu se servir de ses bras, chaque fois qu'il voulait prendre un objet, de la contracture se montrait dans les deux mains. Il s'est fait aussi peu à peu de la contracture dans les jambes.

L'enfant a eu presque constamment la diarrhée depuis sa naissance.

Une ophthalmie lui a laissé une taie sur l'œil droit; mais il n'a jamais eu de convulsions ni d'autre maladie grave.

État actuel. — La tête est très-volumineuse et le crâne fort disproportionné au corps, irrégulière et soudée dans toutes ses sutures.

Elle a 53 centimètres d'un conduit auditif à l'autre; 40 centimètres de la racine du nez à l'occiput, et 68 centimètres de circonférence.

Il y a un peu de strabisme divergent; un œil droit présente une taie, mais l'enfant voit bien de l'œil gauche. — Il entend bien, parle très-lentement, fort incorrectement, et en bégayant d'une façon qui le rend presque inintelligible.

A l'ophthalmoscope, on constate dans l'œil gauche, le seul qui puisse être examiné, une atrophie incomplète de la papille, avec infiltration séreuse péripapillaire limitée au côté externe, et une augmentation considérable du nombre des vaisseaux, qui sont très-petits et très-minces. (Voy. dans l'Atlas, pl. I, fig. 1.)

La poitrine est assez forte, et les membres très-amaigris. Le supérieur droit est dans un état de contracture permanente, ainsi que la cuisse gauche, qui reste constamment fléchie sur la poitrine, en même temps que la jambe reste fléchie sur la cuisse. — La La cuisse droite est également un peu contractée, et il n'y a que le bras gauche qui soit un peu libre et dont l'enfant puisse se servir.

Bon appétit, diarrhée presque continuelle, involontaire, avec incontinence d'urine; pas de fièvre.

L'enfant s'est affaibli par degrés et est mort au mois d'avril 1865, près de trois ans après son entrée à l'hôpital.

Autopsie. — Les os du crâne sont soudés dans toutes leurs sutures et ont une épaisseur moindre que de coutume. Le cerveau remplit tout le crâne. Il est fluctuant et forme une vaste poche remplie de trois litres environ de liquide incolore et limpide comme de l'eau de fontaine. Ce sont les ventricules latéraux dilatés outre mesure qui renferment ce liquide, et chacun d'eux, séparé de son voisin par le septum médian, aminci et fenêtré, ayant plus de 20 centimètres de longueur, est formé aux dépens de l'hémisphère du cerveau, déplissé, aminci en haut et réduit à une épaisseur de 4 millimètres sur quelques points. Le liquide passe des ventricules latéraux dans le troisième et dans le quatrième ventricule, de façon à faire saillie à la base du crâne, dans l'espace inter-pédonculaire qui menace de se rompre. La paroi interne de ces ventricules est normale à gauche, et les couches optiques ainsi que les corps striés n'offrent rien de spécial. A droite, au contraire, si la substance des parois n'offre rien de particulier, la membrane du ventricule est rouge, granuleuse, épaisse de 2 à 3 millimètres et assez résistante. — Les autres parties du cerveau n'offrent rien de particulier. A la base, les parties ont leur structure normale, si ce n'est les nerfs olfactifs, qui sont jaunâtres, demi-transparents, et les nerfs optiques, qui depuis leur origine jusqu'au chiasma sont très-diminués de volume, minces et convertis en une matière jaunâtre, demi-transparente. La commissure est dans le même état; mais à un centimètre de cette partie le nerf optique redevient blanc, tout en restant atrophié au point de ne plus remplir que la moitié de sa gaîne fibreuse.

Dans l'œil droit, le nerf est entièrement atrophié ainsi que la rétine, à la surface de laquelle on ne trouve plus aucune veine, même avec une forte loupe. — A gauche, le nerf optique et la rétine sont moins atrophiés, et l'on constate sur la papille et dans le fond de l'œil un grand nombre de petits vaisseaux roses et minces qui représentent bien ceux qu'on a dessinés pendant la vie. — Ces deux pièces anatomiques ont été présentées à ma clinique et ont été vues par un grand nombre de médecins.

Les sinus de la dure-mère ne présentent rien de spécial et sont tous perméables au sang.

Les poumons sont occupés par des tubercules crus et ramollis en petite quantité. — Il y en a également dans le mésentère et quelques-uns dans l'intestin.

Les os des membres inférieurs sont très-atrophiés, et le tibia, conservant sa longueur naturelle, n'a guère qu'un centimètre de diamètre à sa partie moyenne, tandis que le péroné est à peu près du volume d'un crayon ordinaire. — Une fausse ankylose de l'articulation coxo-fémorale existe à gauche, où les cartilages sont usés par le décubitus longtemps prolongé, et à droite il s'est fait une luxation spontanée sans altération des os, uniquement par suite d'une fausse position prolongée; la cuisse étant fléchie dans la pronation, à gauche, appuyant sur le fémur opposé, de façon que le genou, faisant poids, tende à faire sortir la tête du fémur de la cavité cotyloïde.

Réflexions. — Il n'y a jamais eu ici un seul instant de doute sur le diagnostic de l'hydrocéphalie. Un simple coup d'œil sur la tête devait suffire. Mais, à mon point de vue, ce fait a une grande importance, puisqu'il montre sur le cadavre les lésions du fond de l'œil constatées pendant la vie, et qu'il nous fait connaître le mécanisme de leur production. — Sur l'œil le moins malade, hyperangie rétinienne, c'est-à-dire augmentation du nombre des veines de la rétine; puis une infiltration séreuse péripapillaire partielle, et enfin une atrophie du nerf optique trouvée sur le cadavre. — Du côté opposé, atrophie complète de la rétine et du nerf optique, libre dans sa gaîne comme un bâton dans une manche d'habit.

Obs. CXXXIV. — Hydrocéphalie ventriculaire chronique. — A droite, infiltration séreuse d'un côté de la papille avec plénitude des veines rétiniennes. — Infiltration péripapillaire à gauche avec commencement d'atrophie de la papille.

Un garçon, âgé de deux ans, ayant perdu deux de ses frères à la suite de convulsions, quatre par maladie de langueur à l'époque de la seconde dentition, et un autre par le mal de Pott, est malade depuis treize mois. Il n'avait pas encore de dents, mais il se tenait debout et marchait seul. Tout à coup il a été pris de convulsions pendant qu'il était sur les genoux de sa mère, et ces convulsions ont duré pendant six mois avec des alternatives variables d'intensité. Puis sa tête a commencé à grossir, il a cessé de marcher et même de se tenir debout, et sa vue s'est perdue par degrés. On l'a conduit à une clinique d'ophthalmologie. Là, il a été soigné pour une amaurose commençante, puis on l'a amené à l'hôpital des Enfants, un de mes jours de clinique, le vendredi 18 avril 1865.

Cet enfant, bien développé, sans trace de rachitisme sur les membres, a seize dents, la tête volumineuse, la fontanelle antérieure large de 6 centimètres, et le crâne mesurant 51 centimètres de circonférence. — Il reconnaît sa mère, entend un peu, voit mal et ne peut prendre les objets. — Il n'a pas de strabisme ni de nystagmus, sa sensibilité est intacte et sa nutrition se fait bien.

En examinant les yeux avec l'ophthalmoscope, observation faite également par M. Galezowski, on constate : à droite, une infiltration séreuse de la papille vers le côté externe et un accroissement du nombre des veines de la rétine, qui sont un peu distendues par le sang, lequel offre çà et là quelques stases évidentes; mais dans ces veines le sang n'a pas la lividité qu'il présente dans la méningite aiguë. Vers le côté interne existe un commencement d'atrophie de la pupille. — A gauche, il y a une atrophie papillaire avec diminution du nombre et du volume des vaisseaux de la rétine. (Voy. dans l'Atlas, pl. I, fig. 2.)

Réflexions. — L'examen à l'ophthalmoscope nous

ayant démontré l'existence d'une lésion intracrânienne gênant la circulation et la nutrition de l'œil, en même temps qu'il existait un accroissement notable du volume de la tête, nous avons porté, pour diagnostic : *hydrocéphalie chronique ventriculaire*. Comme prescription, nous avons ordonné la compression de la tête par un bonnet de cuir lacé, et, à l'intérieur, 50 centigrammes à 1 gramme d'iodure de potassium par jour.

Obs. CXXXV. — Hydrocéphalie commençante. — Hypérangie rétinienne. — Infiltration séreuse de la papille.

Estelle Larcher, âgée de quatorze mois, est présentée à la clinique de l'hôpital des Enfants, le 9 mai 1865. Elle est peu développée, sevrée il y a huit jours, et n'a pas de dents.

Sa tête est volumineuse, se mesure par 45 centimètres, et son front est bombé en avant. Elle n'a ni strabisme, ni oscillation des yeux ; elle voit et entend bien, elle mange et digère parfaitement. La fontanelle antérieure et postérieure ne sont pas réunies, et il y a eu peu d'écartement de la suture lambdoïde, pas de convulsions ni de paralysie. Les membres sont grêles, peu développés, et il n'y a pas de déformation rachitique.

A l'ophthalmoscope il y a un accroissement du nombre des vaisseaux et une infiltration séreuse des deux papilles, qui sont voilées, peu distinctes et cachées dans une sorte de brouillard.

Réflexions. — La mère venait à l'hôpital avec son enfant, pour savoir s'il n'avait que du rachitisme, en raison du volume de sa tête, et s'il n'y avait pas de maladie du cerveau, bien qu'il ne se fût jamais produit de symptômes convulsifs ou paralytiques. Il a suffi d'examiner le fond de l'œil à l'ophthalmoscope, et les lésions trouvées dans cet organe, notamment l'œdème de la papille, indiquant une gêne à la circulation du cerveau, il a été facile de rejeter l'hypothèse du rachitisme pour admettre l'existence d'une affection cérébrale, et probablement d'un commencement d'hydrocéphalie chronique.

Obs. CXXXVI. — Hydrocéphalie chronique provoquée par un tubercule du cervelet. — Accidents de méningite aiguë suivis d'hydrocéphalie. — Infiltration séreuse de la papille. — Atrophie papillaire.

Les *Bulletins de la Société anatomique* de 1864 renferment l'observation d'un enfant de quatre ans qui est entré à l'hôpital des Enfants malades, dans le service de la salle Saint-Louis, n° 5, et qui offrit, dans les premiers jours de janvier 1864, des accidents de méningite aiguë.

Alors l'ophthalmoscope permit de découvrir « *un*

gonflement marqué des veines rétiniennes et une diffusion des deux papilles » (1).

Plus tard, on s'aperçut que la tête grossissait un peu en même temps qu'il y avait persistance des symptômes cérébraux. En mars, l'ophthalmoscope permet de constater « une atrophie avancée de la papille droite, commençante de la gauche. » En avril, on observa « la marche croissante de l'atrophie papillaire, surtout dans l'œil droit, » puis les symptômes s'aggravèrent et l'enfant mourut le 24 juillet de la même année.

La nécropsie fit voir les traces d'une méningite récente; un tubercule gros comme un petit œuf dans le lobe gauche du cervelet, et une dilatation assez grande des ventricules latéraux contenant environ 300 grammes de sérosité limpide et incolore.

Réflexions. — Comme on peut le voir dans cette observation, les signes ophthalmoscopiques de la méningite aiguë et de l'hydrocéphalie, que j'ai fait connaître en 1862, à l'hôpital Sainte-Eugénie (2), en 1863, à l'hôpital des Enfants malades, ont été mis à contribution, de la façon la plus heureuse, par un de mes collègues, pour éclairer le diagnostic de la maladie. Leur constatation par d'autres que moi prouve leur exactitude, mais peut-être eût-il été convenable de dire à qui

(1) *Bulletins de la Société anatomique*, 1864.

(2) Voy. *Gazette des hôpitaux*, 15 mai et 9 octobre 1862, p. 216 et 471.

l'on en était redevable. Je n'ai pas la prétention d'imposer mon nom à ceux qu'il importune ; mais alors, dans ce cas, il faut, en même temps qu'on supprime le nom d'un auteur, ne pas toucher ce qui lui appartient.

CONCLUSIONS.

XLIV

Dans l'hydrocéphalie chronique, il se produit rapidement une compression intracrânienne en rapport avec la quantité de la suffusion séreuse, ce qui gêne d'une façon plus ou moins considérable la circulation du cerveau et de l'intérieur de l'œil.

XLV

Comme on voit, autour des cavités séreuses atteintes d'hydropisie, s'établir une circulation veineuse supplémentaire superficielle, de même il se produit, dans l'hydrocéphalie chronique bien caractérisée, un accroissement du nombre des vaisseaux veineux de la rétine (*hypérangie rétinienne*) qui change complétement l'aspect du fond de l'œil..

XLVI

La gêne de la circulation cérébrale produite par

une forte hydrocéphalie chronique faisant plus ou moins obstacle à la circulation veineuse de l'œil, produit d'abord l'*augmentation de nombre et de calibre des veines de la rétine*, puis, à la longue, l'*infiltration séreuse* et l'*atrophie* de la papille.

XLVII

Outre les lésions de circulation et de nutrition de l'intérieur de l'œil, produites par l'hydrocéphalie chronique, il y a encore très-souvent, dans cet organe, des lésions de sensibilité, comme la photophobie, et des lésions de mouvement, telles que la mydriase, le nystagmus et le strabisme, qui donnent toujours une grande précision au diagnostic.

XLVIII

Chez les jeunes enfants, à l'âge où le rachitisme est assez commun, il est souvent difficile de distinguer cette maladie, donnant lieu à une augmentation de volume de la tête, d'avec l'hydrocéphalie chronique; mais si l'on songe que, dans le rachitisme produisant l'extension des diamètres du crâne, l'ophthalmoscope ne révèle aucune lésion de circulation du fond de l'œil, tandis que, au contraire, dans l'hydrocéphalie chronique il y a ordinairement de l'hypérangie rétinienne, quelquefois de l'infiltration séreuse péripapillaire ou de l'atrophie de la papille avec amaurose, enfin, de l'hydrophthalmie, du nystagmus et du strabisme, il n'y aura aucun doute sur le diagnostic de la lésion cérébrale, on verra qu'ici encore l'ophthalmoscopie donne à la seméiotique du système nerveux un degré de précision jusqu'ici inconnu.

CHAPITRE VIII

DES TROUBLES OCULAIRES PRODUITS PAR LE RACHITISME.

Il arrive quelquefois dans le rachitisme, lorsque l'altération des os porte principalement sur la tête et se trouve plus marquée là que dans les autres parties du corps, que la tête devient très-volumineuse avec proéminence irrégulière des bases frontales et des orbites. — Dans ces cas, les yeux cessent souvent d'être parallèles, et il y a un peu de strabisme. Les enfants, ordinairement très-jeunes, ne tiennent pas leur tête, qui tombe en arrière ou en avant, et, comme ils ne peuvent pas marcher, on peut attribuer à un commencement de paralysie ce qui n'est qu'un effet de rachitisme. Qnelques-uns même ont des convulsions, et comme ils sont très-petits, que les sens et l'intelligence sont encore peu développés, il est souvent très-difficile de dire si l'enfant n'est que rachitique ou s'il a un commencement d'hydrocéphalie.

Dans ces cas, l'ophthalmoscope enlève souvent toute hésitation et peut faire disparaître tous les doutes, car, dans l'hydrocéphalie, il y a une ou plusieurs des altérations que voici : *infiltration séreuse de la papille*, — *accroissement du nombre des vaisseaux veineux*, — *dilatation* ou *flexuosité de ces vaisseaux*, — *atrophie* ou *pigmentation de la rétine*, enfin, *atrophie du nerf optique*.

Dans le rachitisme, au contraire, lorsque la tête, très-volumineuse, peut faire craindre un épanchement séreux de l'intérieur du crâne, c'est-à-dire une hydrocéphalie commençante, il n'y a aucune altération du fond de l'œil, et sur vingt-deux rachitiques dont j'ai examiné l'intérieur de l'œil, il n'en est aucun qui m'ait offert la moindre altération de la papille et des vaisseaux rétiniens. — A cet égard donc, en présence d'un enfant rachitique dont la tête est très-grosse, il faut examiner le fond de l'œil, et s'il n'y existe aucune lésion, il n'y a pas à craindre d'hydrocéphalie. (Voyez le chapitre des *Lésions oculaires dans l'hydrocéphalie chronique*.)

CHAPITRE IX

DES TROUBLES OCULAIRES PRODUITS PAR LES TUMEURS DU CERVEAU.

C'est par la congestion cérébrale secondaire et par la suffusion séreuse des méninges ou des ventricules produites par les tumeurs du cerveau autant que par leur volume plus ou moins considérable, qu'il faut expliquer les désordres occasionnés par ces tumeurs. Ainsi, la céphalalgie, les engourdissements et les fourmillements des membres ou d'une partie du corps, les vomissements, les paralysies locales, sont le résultat de l'encéphalite circonscrite et partielle qui entoure la tumeur cérébrale, et les accidents de compression ne se montrent qu'à une époque assez avancée de la maladie. — Il en est de même des troubles oculaires qui accompagnent quelquefois le développement de ces tumeurs. Ce sont d'abord les mêmes phénomènes que dans l'encéphalite partielle (céphalalgie, vomissements, convulsions ou paralysies locales, surdité, nystagmus, berlue et amaurose par congestion, et l'infiltration séreuse ou atrophie du nerf optique); mais plus tard il s'y joint la *déformation* de la papille et le *pouls veineux de la rétine.*

Il suffit, en effet, lorsqu'on trouve chez un malade les symptômes ordinaires d'une lésion cérébrale, de constater avec l'ophthalmoscope, en outre de l'infiltration séreuse péripapillaire, une papille aplatie, latéralement échancrée sur le bord, irrégulièrement proéminente ou atrophiée, pour affirmer l'existence d'une tumeur cérébrale. Restera ensuite à déterminer la nature cancéreuse, syphilitique, tuberculeuse, etc., de cette tumeur, mais c'est à l'aide des symptômes généraux et des commémoratifs qu'on y pourra réussir, car l'ophthalmoscopie est, à cet égard, complétement insuffisante. J'en excepterai seulement le cas où la déformation de la papille est accompagnée d'une végétation cancéreuse de la rétine, car, alors, la nature de cette tumeur intra-oculaire indique celle de la tumeur intracrânienne ou cérébrale, également de nature cancéreuse.

Le *pouls veineux* de la rétine est un phénomène physiologique qui dépend des mouvements respiratoires, et, à ce titre, il n'a qu'une importance secondaire dans la séméiotique des maladies cérébrales. Toutefois, il augmente d'une façon très-sensible dans les maladies du cœur et dans quelques maladies du cerveau, et je dois en parler un instant et dire ce que j'ai observé. C'était chez un homme qui avait une hémiplégie incomplète avec anesthésie du côté gauche et quelques hallucinations.—Son œil droit, correspondant à l'hémisphère malade, offrait une infiltration séreuse de la papille avec pouls veineux plus marqué que dans l'autre œil. — Bien qu'une seule observation n'ait guère d'importance, il m'a néanmoins paru nécessaire de la mentionner, et on la trouvera plus loin, *in extenso*, avec d'autres faits relatifs aux troubles oculaires produits par les tumeurs cérébrales.

Dans la plupart des cas, la lésion principale et définitive est l'*amaurose*, qui est la conséquence de l'*atrophie du nerf optique* produite par des lésions de la circulation (hypérémie ou infiltration séreuse), constatées au début de la maladie. Une fois cette atrophie réalisée, la vision est irrévocablement perdue.

On la reconnaît atomatiquement à la disparition

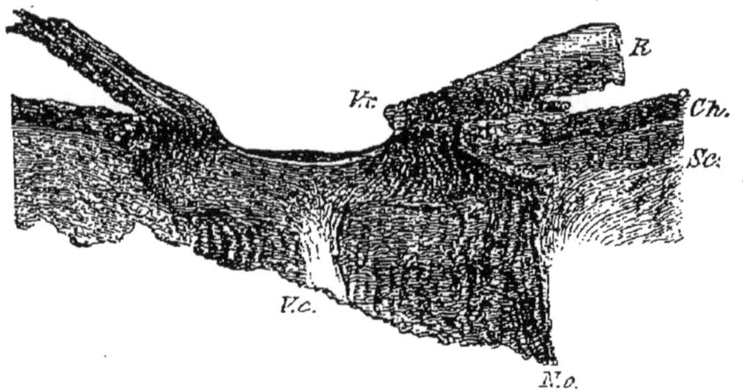

Fig. 8. — Atrophie du nerf optique.

N. o. Nerf optique. — *Sc.* Sclérotique. — *Ch.* Choroïde. — *R.* Rétine. — *V. c.* Ramifications des vaisseaux de la rétine (Schweigger).

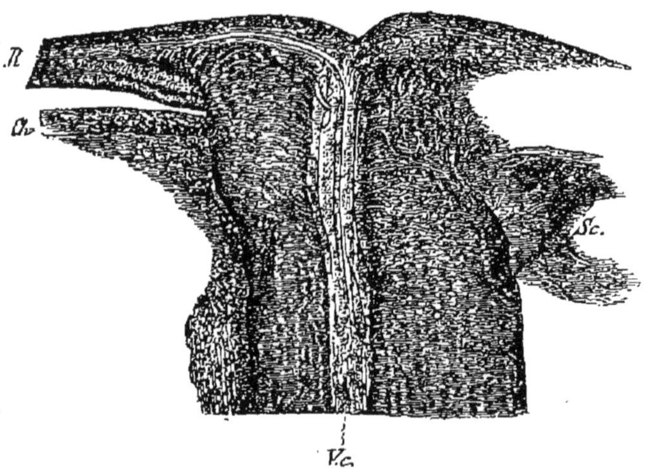

Fig. 9. — Neuro-rétinite causée par tumeur cérébrale.

N. o. Nerf optique. — *Sc.* Sclérotique. — *R.* Rétine. — *V. c.* Tracé des vaisseaux du centre. — *V. r.* Ramifications des vaisseaux de la rétine (Schweigger).

des tubes nerveux et des cellules nerveuses (voyez fig. 8 et 9), ainsi qu'à leur transformation en tissu cellulaire, adipeux et amyloïde.

Pendant la vie, elle se révèle par une atrophie papillaire constatée à l'ophthalmoscope. Au fond de l'œil

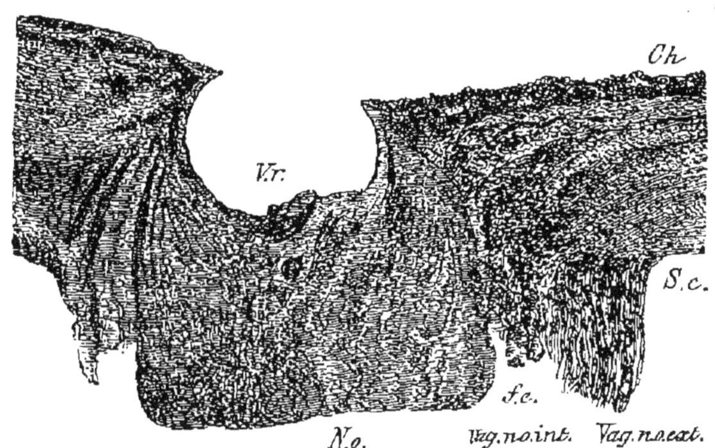

Fig. 10.— Excavation pathologique profonde de la papille. La rétine et les débris de la papille ont été enlevés pour montrer la forme de l'excavation.

N. o. Nerf optique. — *Vag. n. o. int.* Gaîne interne du nerf optique. — *Vag. n. o. ext.* Gaîne externe du nerf optique. — *F. e.* Tissu élastique entre les deux gaînes.— Au-dessous de *V. r.*, et à peu de distance du fond de l'excavation, se trouve un vaisseau coupé obliquement (Schweigger).

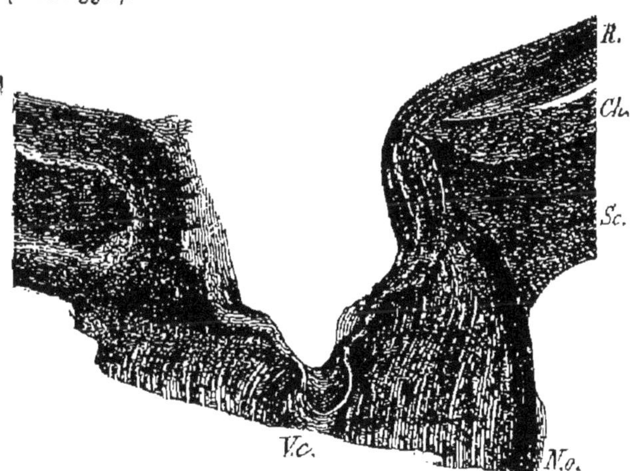

Fig. 11. — Excavation pathologique profonde.

N. o. Nerf optique. — *Sc.* Sclérotique. — *Ch.* Choroïde. — *R.* Rétine. *V. c.* Vaisseaux du centre avec leur canal très-dilaté (Schweigger).

paraît la papille blanchâtre, nacrée, ayant souvent une partie plus blanche au centre, et dont les cercles concentriques ordinaires sont peu apparents. Elle diminue de volume, devient irrégulière, échancrée, ou le siége d'une excavation profonde (fig. 10 et fig. 11), et ses petits vaisseaux, moins volumineux et moins nombreux, finissent par disparaître de façon à ne laisser voir que les principales veines de la rétine. (Voy. dans l'Atlas fig. 5, 6 et 19.)

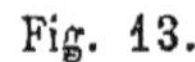
Fig. 13.

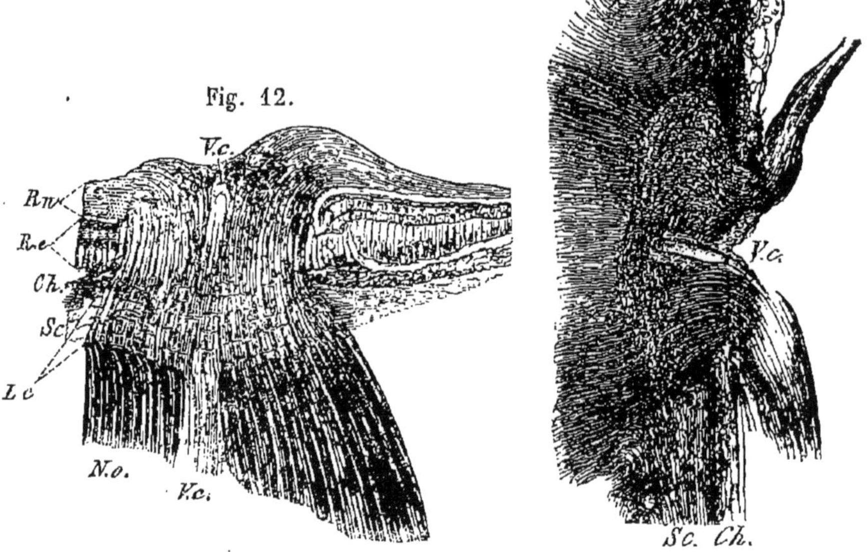

Fig. 12. — Papille très-élevée, mais normale.

N. o. Nerf optique. — *Sc.* Sclérotique. — *Ch.* Choroïde. — *R. e.* Couche externe de la rétine. — *R. n.* Couche des fibres nerveuses de la rétine (Schweigger).

Fig. 13. — État remarquable de la lame criblée dans un nerf optique normal. La lamelle criblée tranche nettement sur la sclérotique, mais à gauche elle forme une espèce de sinuosité sous le bord choroïdal.

S. c. Sclérotique. — *Ch.* Choroïde. — *R.* Rétine. — *V. c.* Vaisseaux du centre (Schweigger).

Au reste, pour qu'on puisse mieux juger l'altération du nerf optique produite par l'atrophie, je joins ici deux figures (12 et 13) qui représentent les dispositions normales.

Je ferai remarquer d'ailleurs que je ne dis ici rien de nouveau et qui n'ait été dit par un grand nombre de médecins et d'oculistes. En effet, comme on va le voir, dans un rapide exposé de la science, les livres sont remplis par les observations d'amauroses produites par des tumeurs cérébrales.

1° M. Bérard aîné a cité le cas d'un homme qui, souffrant de céphalalgie opiniâtre, mourut subitement dans sa promenade, et qui avait une atrophie des nerfs optiques et de leur commissure, due à la compression exercée par une tumeur tuberculeuse des lobes antérieurs du cerveau (1).

2° M. Hutin a observé un homme de trente ans qui, atteint de paralysie agitante des membres supérieurs et inférieurs, avec cécité, avait un ramollissement des cordons postérieurs de la moelle avec atrophie des racines correspondantes, mais les cordons antérieurs étaient indurés et les racines antérieures saines.

Le cerveau était sain. — Il y avait une atrophie des nerfs optiques étendue de l'origine à leur terminaison (2).

3° M. Teissier a montré à la Société anatomique, en 1827, une atrophie avec ramollissement de toute

(1) Thèses, 1825.

(2) *Bullet. de la Soc. anat.*, 1827, p. 177.

l'étendue des nerfs optiques, chez une femme atteinte d'héméralopie avec amaurose incomplète.

4° M. Godin a rapporté une observation d'atrophie des nerfs optiques jusqu'au chiasma, chez une femme amaurotique et aliénée, chez laquelle existait une hypertrophie de la tige pituitaire et une hydrocéphalie du troisième ventricule (1).

5° M. Parise a publié un cas de ramollissement chronique du cerveau ayant produit la destruction de tout l'organe, et dans lequel l'amaurose constatée s'expliquait par une atrophie complète des nerfs optiques (2).

6° M. Kilgour a rapporté un fait de ramollissement des couches optiques avec amaurose datant de trois ans, et où se trouvait une atrophie des nerfs optiques (3).

7° Longet a cité plusieurs observations de maladies chroniques du cerveau ayant produit l'amaurose avec atrophie du nerf optique, soit dans le côté correspondant à la lésion, soit du côté opposé, soit, enfin, des deux côtés à la fois (4).

8° Cruveilhier a indiqué le cas d'une tumeur cancéreuse de la dure-mère produisant l'amaurose par compression et atrophie des nerfs optiques (5).

A une époque plus rapprochée de nous, après la découverte de l'ophthalmoscope, l'atrophie des nerfs

(1) *Bullet. de la Soc. anat.*, 1835, p. 5.

(2) *Bullet. de la Soc. anat.* 1837.

(3) *Ann. d'oculistique*, t. III, p. 182.

(4) *Ann. d'oculistique*, t. X, p. 89.

(5) *Anat. path.*, t. II.

optiques produite par des lésions cérébrales ayant amené l'amaurose, put être constatée pendant la vie et longtemps avant que la lésion du cerveau occasionnât la mort. En 1859, Sichel a publié plusieurs cas de ce genre (1). Plus tard, en 1860, de Graefe en communiqua plusieurs autres à la Société de biologie, en disant que l'atrophie était, non pas le fait d'une compression nerveuse, mais le résultat d'une compression vasculaire du sinus caverneux occasionnée par la tumeur cérébrale, et produisant à son tour la dilatation des veines de la rétine, l'infiltration séreuse de cette membrane et l'atrophie du nerf.

Droux en a publié un assez grand nombre, en 1862, qu'il avait observés à la clinique de M. Desmarres.

Hérard a signalé une amaurose et un œdème de la rétine chez une femme ayant une tumeur cérébelleuse appuyant sur le corps du rocher. — A l'autopsie, Ch. Robin put constater l'atrophie des nerfs optiques et la disparition des tubes nerveux remplacés par un tissu de matière amorphe semée de myélocytes comme il en existait dans la substance grise de l'encéphale (2).

Le docteur Julia a publié un cas de kyste cérébral gros comme un œuf de pigeon, aplatissant le chiasma des nerfs optiques qui se trouvaient atrophiés et ayant amené l'amaurose avec atrophie papillaire (3).

Lancereaux a publié plusieurs observations de même

(1) *Iconographie ophthalmologique.*

(2) *Gaz. des hôpit.* 1861, p. 73.

(3) *Gaz. des hôpit.* 1863, p. 143.

nature dans un mémoire spécial (1). Il combat, avec raison, l'explication trop absolue donnée par de Graefe sur la formation de ces amauroses, attribuée à la compression vasculaire du sinus caverneux et à l'hypérémie rétinienne, mais il adopte l'opinion contraire, également fausse, si elle est absolue, savoir, que l'amaurose est le fait d'une compression nerveuse gênant la nutrition du nerf. — Comme je le dirai plus loin, il y a des cas où la tumeur, comprimant le sinus caverneux, produit la stase du sang veineux de la rétine et l'atrophie du nerf, mais il en est d'autres où les choses ne se passent pas ainsi, car la tumeur ne comprime pas le sinus, elle n'aplatit que le nerf, ce qui amène son atrophie, ou bien même, la maladie existe dans le cervelet, dans la protubérance et dans la moelle et agit d'une façon réflexe sans comprimer le sinus caverneux ni le nerf optique.

M. Meunier, enfin, a publié un certain nombre de cas semblables dans sa thèse sur l'*atrophie des nerfs optiques produite par les maladies du cerveau*, 1864. Ils sont au nombre de vingt-deux. Quelques-uns sont incomplets, et par cela même peu concluants, d'autres sont des cas d'atrophie du nerf optique sans lésion cérébrale, mais il y en a quelques-uns de très-curieux et vraiment en rapport avec le titre de la thèse.

(1) *De l'amaurose liée à la dégénérescence des nerfs optiques dans les cas d'altération des hémisphères cérébraux* (*Archives de médecine*. Janvier et février 1864).

Obs. CXXXVII. — Hémiplégie à gauche. — Accidents cérébraux. — Tumeur cérébrale. — Amélioration. — Examen ophthalmoscopique.

Florina, âgée de cinq ans et demi, entrée le 4 mars 1862 à l'hôpital Sainte-Eugénie.

Cette enfant, dont le père et la mère sont bien portants, a eu constamment jusqu'ici des gourmes et des glandes; elle a eu la rougeole, puis la petite vérole volante à trois ans; peu après, à trois ans et demi, une hémiplégie subite, incomplète du côté gauche, et depuis ce moment jusqu'aujourd'hui elle a eu très-souvent des vomissements; — à quatre ans et demi elle a eu la coqueluche, suivie d'une toux qui persiste encore.

Depuis quinze jours elle est plus malade; elle a des maux de tête dans le côté droit, des vomissements fréquents, de la diarrhée, et une notable diminution de l'intelligence. Elle se plaint d'une toux fréquente, l'appétit est conservé.

État actuel. — Figure colorée, un peu de stupeur; la vue est trouble; douleurs dans la tête, à droite; soupirs profonds et fréquents; langue blanche, humide; un peu d'appétit, un vomissement, une selle demi-molle; hémiplégie à gauche, peu marquée à la face, et absolument complète sur le bras et sur la jambe; sensibilité obtuse.

Toux assez fréquente, un peu de matité de la partie postérieure du poumon; en ce point faiblesse de la respiration. Quelques râles sous-crépitants, pas de retentissement de la voix.

Battements du cœur ralentis ; pouls, 64, irrégulier.

Potion, 1 *gramme iodure de potassium*.

6 mars. — Ce matin, l'enfant est dans l'état suivant : contracture des quatre membres, plus marquée dans les membres du côté gauche, roideur générale du tronc.

Les pupilles sont resserrées, immobiles, la face congestionnée exprime un peu d'égarement. Pas de mouvements convulsifs, pas de vomissements, pas de garderobes. Pouls, 60.

Potion, 1 *gramme iodure de potassium*.

7 mars. — Pas de vomissements ni de garderobes, pas d'appétit ; l'enfant jette souvent des soupirs, et elle tombe dans un état de demi-connaissance, sans grincements de dents, avec contracture du membre supérieur, la main étant fortement fléchie sur l'avant-bras ; il y a de la roideur dans le membre inférieur gauche et dans le tronc ; — à droite, il y a quelques mouvements convulsifs ; — cet état va et vient pluieurs fois par jour, mais il n'existe pas ce matin ; — pouls irrégulier, 64.

Potion : 1 gramme d'iodure de potassium, looch blanc ; potage.

8 mars. — La connaissance est tout à fait revenue, l'enfant s'est levée dans la journée, elle conserve de l'hémiplégie à gauche avec contracture légère dans le membre supérieur droit. La sensibilité est intacte,

L'appétit est assez bon, pas de vomissements ni diarrhée; sommeil assez tranquille, l'enfant paraît à peu près dépourvue d'intelligence.

Il est bon d'observer qu'à différentes reprises elle a éprouvé des accidents cérébraux analogues à ceux que nous avons pu observer pendant quelques jours, puis le calme renaissait, la santé se rétablissait en apparence, mais l'enfant conservait toujours de l'hémiplégie à gauche.

14 mars. — L'enfant continue d'aller assez bien. — Elle conserve de l'hémiplégie à gauche avec contracture légère dans les membres supérieur et inférieur. — Bon appétit. — Garderobes naturelles. — Bon sommeil. — Pas de fièvre.

18 mars. — L'enfant monte à la salle Sainte-Geneviève, consacrée aux maladies chroniques.

8 avril. — Depuis qu'elle est montée à Sainte-Geneviève l'enfant a joui d'une excellente santé : elle marche assez facilement tout en conservant un peu de faiblesse à gauche; l'état général est excellent; l'enfant a pris de l'embonpoint.

28 avril. — L'enfant a éprouvé une petite attaque convulsive ces jours derniers, aujourd'hui elle est tout à fait remise.

29 avril. — MM. Desmarres et Galezowski, que j'avais priés de venir à l'hôpital, procèdent à l'examen ophthalmoscopique des yeux ; ils constatent qu'à droite les vaisseaux sont plus petits, moins nom-

breux qu'à l'état normal, la papille est décolorée dans la moitié de son étendue.

A gauche la papille est rosée sur toute la surface, les vaisseaux présentent le nombre et le volume normal.

L'enfant a été reprise par ses parents dans le courant de juin.

Obs. CXXXVIII. — Tumeur du cerveau. — Encéphalite chronique avec atrophie de la papille,

Marie Cultur, âgée de quatorze ans, rue des Noyers, 11, est malade depuis un an sans prendre le lit et sans avoir d'accidents de convulsion ou de paralysie. Elle a vomi pendant six mois, tous les deux ou trois jours, et constamment aussi elle avait des maux de tête ou des crampes aux doigts. Depuis quelques semaines elle ne vomit plus; mais, le 15 août, elle a été prise d'érysipèle avec délire, de vomissements et de réapparition des maux de tête.

Depuis trois mois sa vue est trouble et elle voit de moins en moins les objets placés devant ses yeux; c'est alors qu'elle vient à la clinique.

A l'ophthalmoscope, on constate que la papille est inégale, blanche et atrophiée, avec infiltration séreuse sur les bords. Les vaisseaux veineux de la rétine sont courbes sur la périphérie et très-tortueux, et l'artère est atrophiée.

L'altération est à peu de chose près la même dans les deux yeux.

Obs. CXXXIX. — Tumeur de l'hémisphère cérébral droit. — Hémiplégie incomplète avec anesthésie gauche. — Symptômes de paralysie générale. — Infiltration séreuse et pouls veineux du fond de l'œil droit. — Hydrophthalmie.

M. Dufanet, âgé de quarante ans, entra le 29 avril 1864 au n° 2 de la salle Saint-Louis, service de M. Beau. Cet homme, après de grands chagrins, eut, il y a trois mois, une attaque subite d'hémiplégie gauche avec perte incomplète de connaissance et diplopie. Il se remit assez vite, mais incomplétement, et conserva du tremblement, de la faiblesse et de l'anesthésie dans le côté paralysé. Il y a quinze jours, il a été pris d'embarras de la langue, de tremblement des quatre membres, le côté gauche restant le plus faible, et sans avoir aucune idée de fortune ni de grandeur; il a eu la nuit des hallucinations de l'ouïe : on le menaçait d'assassinat.

Cet homme rend bien compte de son état; il bégaye et sa langue tremble; les pupilles sont également dilatées; il n'y a plus aucun trouble de vision; il marche avec peine; les jambes oscillent sous le corps; les mains tremblent et il y a une anesthésie presque complète dans tout le côté gauche du corps.

Aucun trouble n'existe dans le pouls ni dans les fonctions respiratoires ou digestives.

Je crus utile d'examiner ce malade avec l'ophthalmoscope, et je constatai qu'il n'y avait rien dans l'œil gauche, si ce n'est peu de contractilité pupillaire;

dans l'œil droit, la contractilité de la pupille était faible, — un peu d'hydrophthalmie de ce côté; la papille est un peu moins distincte par suite d'une légère infiltration séreuse et il y a un pouls veineux très-marqué, indice presque certain d'une compression cérébrale.

Au bout d'un mois environ, le malade est sorti de l'hôpital, à peu près dans le même état.

Obs. CXL. — Tumeur du cerveau. — Hémiplégie progressive gauche, avec tremblement et propulsion en avant. — Hydrophthalmie gauche. — Un peu d'œdème de la papille à gauche.

Un M. X..., de Saint-Amand (Cher), âgé de cinquante-trois ans, malade depuis trois ans, a depuis cette époque un affaiblissement de tout le côté gauche du corps avec tremblement considérable et propulsion en avant. Le mal est venu sans attaque, par degrés et lentement. Il a fait des progrès considérables, et aujourd'hui le malade ne peut faire de petits pas sans être entraîné en avant comme s'il allait tomber. Sur une grande route, où il peut allonger les jambes, il marche plus aisément et même il peut aller très-vite. Les mouvements du côté gauche sont un peu plus faibles, mais le malade serre fortement la main et lève des poids considérables. Il y a une faible déviation de la bouche à gauche.

La mémoire et l'intelligence sont en bon état; toutes les fonctions se font bien : la sensibilité est parfaite, la vision excellente dans chacun des yeux. L'œil gauche est plus volumineux, plus saillant et plus largement ouvert.

Un peu d'œdème de la papille gauche, qui est voilée au pourtour; les vaisseaux veineux sont un peu dilatés en dehors, mais les vaisseaux de la choroïde sont peu apparents.

Obs. CXLI. — Tumeur du cerveau. — Mydriase. — Hémiplégie incomplète. — Hallucinations. — Strabisme divergent à gauche. — Infiltration séreuse des deux papilles.

Marie Beaufils, âgée de dix-huit ans, rue du Chevaleret, 27, à la gare d'Ivry, vient à la consultation de M. Desmarres le 15 octobre 1862. Cette jeune fille, qui est bien réglée, qui n'a jamais malade, a été prise il y a trois mois de violents maux de tête, accompagnés de convulsions de la face et des yeux, sans perte de connaissance pendant trois heures. — Après cet accident elle a eu la tête un peu dérangée pendant trois jours, puis la santé s'est rétablie. — Un mois après, nouvelles douleurs de tête très-violentes, obligeant la malade à se rouler par terre; vomissements pendant deux jours; paralysie du bras droit et de la langue, puis, au bout de quarante-huit heures, paralysie de la jambe, et enfin de tout le côté droit du corps sans perte de connaissance. — Alors aussi la vision s'est troublée et a cessé de s'accomplir. — De temps à autre il y a des hallucinations de la vue.

Aujourd'hui cette jeune fille, en apparence bien

constituée, a une hémiplégie droite, incomplète. La paralysie, très-prononcée dans le bras, est moindre dans le membre inférieur, qui peut servir à la station et à la marche, elle est faible au visage et très-forte sur la langue, car la malade bredouille et ne peut se faire comprendre. — Il y a un peu de strabisme divergent de l'œil gauche, et avec une énorme dilatation des deux pupilles (mydriase) la vision est abolie, mais l'œil gauche distingue confusément les objets sans les reconnaître; la sensibilité est conservée; il n'y a plus de vomissements, et chaque jour ont lieu les évacuations naturelles.

A droite, la papille, peu distincte, est noyée dans une infiltration séreuse qui masque les bords, cache les vaisseaux, si ce n'est au centre, et les veines de la rétine sont assez dilatées.

A gauche, l'infiltration est moins apparente, mais elle existe également.

Réflexions. — La marche progressive des accidents paralytiques, d'abord limités au bras droit, puis étendus à la langue, à la jambe et enfin à tout le côté droit, sans avoir été précédés de perte de connaissance, indique une congestion ou une hémorthagie cérébrale, et montre bien qu'il s'agit ici d'une tumeur cérébrale entourée d'une zone progressive de ramollissement inflammatoire. Les troubles de la vision, constitués par du strabisme, de la mydriase et de l'amaurose, annoncent la participation des nerfs optiques à la maladie, et si l'on pouvait avoir quelques doutes sur la nature du mal, l'ophthalmoscope devrait les dissiper. En effet, l'infiltration séreuse du fond de l'œil noyant la papille indique une compression intra-crânienne gênant la circulation du fond de l'œil et autorise le médecin à considérer le mal comme étant de nature organique.

Obs. CXLII. — Tumeurs cérébrales tuberculeuses de l'hémisphère gauche ou de la protubérance. — Hémiplégie incomplète à droite. — Œdème péripapillaire considérable.

Achille Gruel, âgé de six ans, est entré à l'hôpital des Enfants, dans mon service de la salle Saint-Jean, n° 49, le 17 juillet 1865, et il est mort le 6 octobre suivant. — Cet enfant, faible et maigre est depuis un an à demi paralysé dans le côté droit du corps, et présente une paralysie de tout le voile du palais. Avec la paralysie incomplète du membre supérieur existe une contracture assez forte du poignet et des doigts. — L'enfant peut à peine marcher, et saisit mal les objets qu'on lui présente. Il voit peu distinctement, mais en raison de son âge, il est difficile de savoir jusqu'où vont chez lui les troubles de la vision. A l'ophthalmoscope, je constate une sensibilité bien vive de la rétine à la lumière, et cet état provoque une indocilité qui gêne beaucoup mes recherches. Il existe des deux côtés, mais surtout à gauche, une infiltration séreuse de la papille qui en masque les contours d'une façon telle, que cette partie se distingue à peine sur le fond de l'œil. A droite existe la même altération ; mais elle est beaucoup moins avancée.

Cet enfant infirme resta dans le service jusqu'au mois de septembre, et alors il passa sous la direction de mon collègue, M. Labric. Peu de jours après, survint une entérite grave qui entraîna la mort.

AUTOPSIE. — On trouve quatre tubercules assez volumineux, l'un dans la protubérance annulaire, gros comme une noisette, l'autre, large comme une noix, dans la couche optique gauche, et les deux derniers, du volume d'un noyau de cerise, dans le corps strié du même hémisphère. La substance cérébrale et les méninges n'étaient pas malades autour de ces tumeurs.

Réflexions. — Dans ce cas, l'ophthalmoscope a été très-utile, non-seulement pour déterminer d'une façon précise l'existence des tumeurs du cerveau, mais encore pour en connaître le siége dans un hémisphère plutôt que dans l'autre. Ce diagnostic a pu être fait en tenant compte de la prédominance des lésions intra-oculaires dans l'œil gauche, côté correspondant à l'hémisphère cérébral affecté.

OBS. CXLIII. — Tumeur du cerveau. — Anesthésie. — Paralysie incomplète de la langue, du diaphragme et des membres pelviens. — Amaurose par atrophie des papilles.

Le 24 septembre 1862, à la Charité, salle Saint-Félix, n° 5, était couché le nommé X...

Cet homme eut, après des attaques hystériques, une anesthésie cutanée, une amaurose incomplète, une paralysie de la langue avec paralysie du diaphragme, une paralysie incomplète des muscles et une perte du sentiment musculaire telle que, lorsqu'il avait saisi un objet, il ne pouvait ouvrir les mains sans avoir les yeux ouverts et sans se guider avec la vue. — Après avoir été successivement à Saint-Antoine comme malade, et à Beaujon comme infirmier, il se trouva plus souffrant, et entra à la Charité dans le service de M. Potain.

Ses pupilles étaient très-dilatées, il ne voyait que du brouillard et ne pouvait lire que de très-gros caractères d'imprimerie.

A l'ophthalmoscope je constate une atrophie de la papille, plus marquée à gauche. De ce côté, les vaisseaux de la rétine sont en partie atrophiés.

Réflexions. — Dans ce cas, l'ophthalmoscope a été de la plus grande utilité pour le diagnostic. En effet, le malade ayant eu des attaques hystériques suivies d'anesthésie, d'amaurose incomplète, de paralysie de la langue et du diaphragme avec *perte du sens* musculaire, on aurait pu le croire hystérique ou seulement nervosique. Ce fut l'opinion de plusieurs des médecins qui l'ont examiné, mais ce ne fut pas la mienne, ni celle de mon collègue, M. Potain. — Par cela même que le malade avait de l'amaurose occasionnée par une atrophie de la papille, il était évident qu'il avait une maladie du cerveau et probablement une tumeur de cet organe. L'atrophie du nerf optique dans l'œil révélait une lésion semblable dans le crâne, et la lésion se propageant du nerf à des parties du cerveau d'où il sort, et ce phénomène ne laissa aucun doute dans mon esprit sur la nature organique des accidents de paralysie observés chez le malade.

Obs. CXLIV. — Tubercule du cerveau. — Ophthalmoscopie. Infiltration séreuse de la papille.

Georges Bonin, âgé de quatorze ans, entré le 21 avril 1865 et sorti le 30.

Cet enfant n'a jamais été malade, a le crâne peu développé (51 centimètres de circonférence), et il est malade depuis deux mois.

Il a eu quelques douleurs de tête passagères, puis quelques mouvements cloniques dans le côté gauche du corps, avec un peu d'affaiblissement de la vision; quelques vomissements, pas de constipation, pas de fièvre, avec quelques fourmillements dans le bras, puis ces accidents ont été suivis d'une hémiplégie incomplète.

A son arrivée à l'hôpital il n'y avait pas autre chose qu'un peu d'affaiblissement de la motilité, sans altération de la sensibilité dans les membres supérieur et inférieur.

Dans l'œil gauche, il y a une infiltration séreuse de

la papille qui en masque les contours, et les vaisseaux un peu nombreux gardent leur coloration normale.

Dans l'œil droit les altérations sont moins prononcées.

L'enfant s'ennuie à l'hôpital, il sort le 30 avril.

Réflexions. — Ce fait n'a pas une grande importance ; mais il constate une fois de plus l'existence d'une suffusion séreuse du fond des yeux chez un malade atteint de paralysie incomplète partielle, ce qui indique une lésion organique du cerveau.

CONCLUSIONS

XLIX

Dans les tumeurs du cerveau, il se fait sous leur action mécanique, ou sous l'influence de l'encéphalite partielle chronique qui les entoure, des troubles de motilité et de nutrition de l'œil qui produisent le strabisme et l'amaurose.

CHAPITRE X

DES TROUBLES OCULAIRES DANS LA CONTUSION, DANS LA COMMOTION ET DANS LA COMPRESSION DU CERVEAU.

J'ai eu plusieurs fois l'occasion d'examiner à l'ophthalmoscope des malades tombés d'un lieu plus ou moins élevé sur la tête, et comme ils étaient privés de connaissance, on pouvait soupçonner chez eux une *commotion*, une *compression* ou une *contusion du cerveau* avec fracture du crâne. — Je désirais savoir si, dans ces cas, on ne pourrait pas arriver au diagnostic précis et si souvent difficile de la lésion cérébrale. — Sans rien préjuger encore, je rapporterai seulement ce que j'ai observé.

Dans la *commotion* avec perte de connaissance et ralentissement du pouls, la papille reste nette, et il n'y a ni congestion ni infiltration séreuse du fond de l'œil.

Au contraire, dans la *contusion* qui succède à un traumatisme violent ou dans la *compression* qui succède à un épanchement déterminé par quelque fracture du crâne, on trouve soit dans les deux yeux, soit dans l'œil correspondant à l'hémisphère cérébral affecté, de l'*hydrophthalmie* ou une *congestion rétinienne* assez forte, avec *dilatation*, *flexuosité des veines* et *infiltration séreuse péripapillaire* ou *papillaire* couvrant le fond de l'œil à la manière d'une gaze transparente.

Ces lésions s'observent chez les animaux qu'on met en expérience, et soit qu'on prenne des lapins ou des chiens, dont on frappe la tête à coups de marteau pour enfoncer le crâne, on voit que la commotion cérébrale ne produit aucune lésion oculaire, tandis que la contusion et la compression du cerveau sont suivies d'hypérémie et d'infiltration séreuse papillaire. Chez les lapins même (Voy. le chapitre consacré aux *Expériences sur les animaux*) la contusion du cerveau peut produire le glaucome aigu.

Obs. CXLV. — Contusion du cerveau. — Œdème péripapillaire. Pâleur du fond de l'œil.

Un ouvrier peintre, âgé de vingt-huit ans, fut apporté, le jeudi 10 décembre 1863, dans la salle Gabriel, à la Pitié, sous la direction de M. Richet.

Il était tombé d'une échelle haute de 10 pieds, le 7 décembre, et avait perdu connaissance sur-le-champ. — Je le vis le samedi 12 au soir; il avait les réponses lentes comme le pouls; nulle part il n'y avait de paralysie du mouvement ni d'anesthésie.

Œil droit. — La papille est peu distincte sur les bords, les veines peu apparentes, et il en est une qui est bien plus large dès qu'elle sort de la papille. — Les veines sont flexueuses, et tout le fond de l'œil est pâle.

On dirait qu'on l'aperçoit au-dessous d'une gaze transparente.

Œil gauche. — La papille est voilée sur les bords, et tout le fond de l'œil pâle semble recouvert d'une gaze transparente.

Un second examen, au bout de trois jours, donne le même résultat : intelligence paresseuse, un peu de subdélirium, pouls très-ralenti.

Réflexions. — Il était important de rechercher si dans le traumatisme du cerveau, dans les plaies et contusions du crâne produites par des violences excessives, il n'y aurait pas de lésions intra-oculaires capables d'éclairer le diagnostic. Mes expériences sur les animaux m'invitaient à faire cette observation sur l'homme. — Autorisé par M. Richet, j'examinai donc plusieurs malades de son service, et les résultats de mes recherches me permettent de croire qu'on peut faire rapidement le diagnostic de la commotion d'avec la contusion et la compression du cerveau.

Chez ce malade, l'existence d'un œdème péripapillaire, avec dilatation et flexuosités des veines de la rétine, indiquait une gêne de circulation du cerveau et par conséquent des phénomènes de contusion ou de compression de l'encéphale. L'absence de toute lésion du fond de l'œil m'avait au contraire fait croire à une simple commotion de l'encéphale.

Obs. CXLVI. — Contusion du cerveau. — Ophthalmoscopie. Œdème péripapillaire d'un seul côté.

Un homme, âgé de vingt-huit ans, tombé sur la tête du haut d'une échelle, était sans connaissance, faiblement paralysé des membres inférieurs, le pouls ralenti, et avec un peu de rétention d'urine, dans la salle de M. Richet, le 29 novembre 1863.

Œil droit. — Dilatation des veines de la rétine sans flexuosités; œdème péripapillaire couvrant les bords de la papille.

Œil gauche. — Disposition normale. Cinq jours après, la congestion rétinienne droite et la dilatation vasculaire avaient disparu, mais l'œdème péripapillaire persistait.

La vision est revenue.

Un second examen, fait au bout de quinze jours, donne les mêmes résultats, mais le malade reste hébété, marche difficilement, a les réponses lentes et le pouls encore ralenti. Ce malade a guéri et est sorti de l'hôpital quelque temps après.

Réflexions. — Chez ce malade, l'œdème péripapillaire d'un seul œil avec dilatation des veines de la rétine indiquait une lésion de l'encéphale dans l'hémisphère correspondant. — La cause des accidents et leur guérison m'ont fait supposer l'existence d'une contusion simple, sans fracture du crâne.

Obs. CXLVII. — Contusion du cerveau. — Fracture du crâne d'un rocher à l'autre. — Ophthalmoscopie. — Œdème péripapillaire d'un seul côté correspondant à l'hémisphère comprimé.

Un homme, sans connaissance, tombé d'un escalier, ayant une plaie au sommet de la tête, derrière l'oreille droite, un peu de paralysie faciale à droite, la sensibilité générale obtuse et un peu de délire, était dans le service de M. Richet le 4 décembre 1863.

Œil droit. — Pas de congestion ; disparition de tous les petits vaisseaux capillaires, masqués par un nuage. On ne voit que les gros vaisseaux. Œdème péripapillaire noyant les bords de la papille.

Œil gauche. — Rien de particulier; la papille est nette; les gros et les petits vaisseaux sont très-apparents et dans la disposition normale; ils ne sont que dilatés.

Le malade étant mort, on a constaté une fracture du rocher à droite, avec ramollissement étendu du cerveau à droite; épanchement sanguin sous la dure-mère, évalué à une cuillerée.

Il y avait aussi un peu de ramollissement cérébral à gauche, et une cuillerée de sang épanché sous la dure-mère.

Réflexions. — Ce fait est extrêmement curieux. Il démontre par la clinique et par l'anatomie pathologique le rapport des lésions du fond de l'œil avec les lésions traumatiques profondes du crâne et du cerveau. De plus, il fait connaître que c'est dans l'œil correspondant à l'hémisphère cérébral affecté que se trouvent toujours les lésions les plus considérables. En effet, l'œil droit du blessé est le siége d'un œdème rétinien qui masque les bords de la papille et cache tous les petits vaisseaux de la choroïde. Que trouve-t-on dans le crâne? une fracture du rocher *à droite*, un large ramollissement cérébral *à droite*, et, *à droite aussi*, une cuillerée de sang épanché sous la dure-mère.

Ce fait est significatif, et bien qu'il y eût de faibles lésions de l'encéphale à gauche, il est évident que c'est à droite que se trouvaient les altérations organiques gênant la circulation des sinus cérébraux, empêchant le retour du sang veineux de l'œil et produisant l'œdème de la rétine.

CONCLUSIONS

L

Si le chirurgien appelé auprès d'un malade privé de connaissance après avoir fait une chute ou reçu un coup sur le crâne, est embarrassé pour savoir s'il y a commotion du cerveau, ou au contraire contusion et compression de cet organe, il doit recourir à l'examen ophthalmoscopique.

LI

Dans un violent traumatisme du cerveau, l'hydrophthalmie indique quelquefois une hydropisie des humeurs de l'œil en rapport avec une altération profonde de l'hémisphère cérébral correspondant.

LII

La congestion rétinienne plus ou moins forte, l'œdème péripapillaire partiel ou général, la dilatation et la flexuosité des veines de la rétine chez un sujet ayant perdu connaissance à la suite d'un traumatisme du cerveau, indiquent une forte contusion ou une compression considérable de l'encéphale.

LIII

Dans la perte de connaissance produite par un traumatisme du crâne, il n'y a rien d'appréciable au fond de l'œil s'il ne s'est produit qu'une commotion du cerveau.

CHAPITRE XI

DES TROUBLES OCULAIRES PRODUITS PAR LA PARALYSIE GÉNÉRALE PROGRESSIVE.

La paralysie générale progressive, avec ou sans aliénation mentale, exerce souvent sa fâcheuse influence sur les fonctions visuelles, de façon à troubler le mouvement ou la nutrition de l'œil. Sans être caractéristiques de la maladie, ces lésions peuvent cependant donner plus de certitude au diagnostic, et elles méritent d'être étudiées avec soin. Ce sont : — le *nystagmus*, lésion rare indiquée par quelques auteurs et dans plusieurs observations de M. Parchappe; — le *strabisme* et la *diplopie*, qui existent souvent au début de la paralysie générale, et longtemps avant l'apparition des autres symptômes de paralysie ou de folie; — l'*amaurose*, dont je rapporte un exemple (obs. 45), et qui a été signalée comme fait exceptionnel par Georget, Parchappe, Billod, etc.; — l'*inégalité des pupilles*, indiquée par Baillarger, Lasègue, Billod, sur le tiers des malades (1), et enfin ce que j'appellerai l'*ataxie papillaire*, ou, si l'on veut, le *tremblement de la papille*. Sur plusieurs malades que j'ai eu à soigner, j'ai constaté chaque fois ce phénomène, qui me paraît avoir une

(1) M. Dugué l'a observée 58 fois sur 100 paralytiques, dans le service de M. Baillarger (Ch. Deval, *Maladies des yeux*, p. 655).

certaine importance, et dont les recherches futures permettront de mieux préciser la valeur. Il n'est pas toujours très-prononcé ; mais, quand il existe, voici ses caractères : — Les yeux offrent une mobilité anormale et irrégulière, en vertu de laquelle ils se portent tantôt dans une direction, tantôt dans une autre, en échappant un peu à l'empire de la volonté. La fixité complète de l'œil est presque impossible. Il y a dans ses muscles une hésitation de direction qui ressemble assez au tremblement de la langue, et, de même que ce dernier produit le bégayement, cette incoordination des muscles de l'œil amène dans le globe oculaire une mobilité assez forte pour empêcher le malade de fixer un point de l'espace, et surtout pour maintenir son œil dans la position où on veut le mettre pour faciliter l'examen ophthalmoscopique. — Ces malades sont ceux sur lesquels l'emploi de l'ophthalmoscope fixe est absolument impossible.

Ce trouble de la motilité oculaire diffère entièrement du nystagmus, qui n'est, on le sait, que l'oscillation transversale, continuelle et très-apparente du globe oculaire. C'est le résultat d'une paralysie incomplète des muscles de l'oreille produisant l'incoordination des mouvements et l'*ataxie de la pupille*, ou, si l'on veut, le tremblement oculaire. — C'est le premier degré de la paralysie générale, qui peut se dissiper, si les symptômes paralytiques peuvent être arrêtés. Ainsi, sur les malades que j'ai observés en ville et qui avaient, avec l'ataxie papillaire, du tremblement de la langue avec embarras de la parole, de la faiblesse musculaire avec grande incertitude de la marche (voy. obs. 149, 150 et 151), le *nitrate d'argent* à la dose de 5 à 20 centigrammes par jour a réussi à guérir la paralysie, en redonnant aux membres une force qu'ils n'avaient plus, en supprimant l'embarras de la parole et en donnant à l'œil son assurance habituelle. Un de ces malades a été tout à fait guéri pendant un an; mais, après de nouveaux excès, il a été pris d'aliénation mentale et enfermé à Orléans. L'autre n'a été guéri bien complétement que de sa paralysie progressive et a gardé un état de douce démence, compatible avec la vie intérieure de la famille.

Un de mes internes, M. Duguet, a examiné avec l'ophthalmoscope toutes les malades atteintes de paralysie générale placées à la Salpêtrière, dans le service de M. Moreau, et, soit qu'elles eussent de l'inégale dilatation des pupilles, soit qu'elles n'en eussent pas, il n'a jamais trouvé « autre chose qu'une *mobilité* » *extrême des globes oculaires* plus prononcée que dans » l'épilepsie et chez les imbéciles, où ce phénomène » était déjà très-marqué. Le phénomène (*tremblement* » *de la papille* ou *ataxie papillaire*) tenait à ce que les » malades n'avaient pas une force de volonté suffisante » pour tenir l'œil fixe quelques instants (1). » Au fond

(1) Note remise par M. Duguet.

de l'œil, le même observateur n'a jamais rencontré aucune lésion évidente qui pût rendre compte de la paralysie générale progressive ni de l'inégale dilatation pupillaire. Ajoutons que cette dilatation est chose très-variable, qu'elle existe aujourd'hui dans un œil, demain dans l'œil opposé, en dehors, bien entendu, de toute influence de la lumière des fenêtres.

Obs. CXLVIII. — Paralysie générale progressive sans aliénation. Amaurose double et atrophie de la papille dans les deux yeux.

Querchet, entré le 5 septembre 1862 au n° 13 de la salle Sainte-Foi, à Bicêtre, dans le service de M. Léger, pour une paralysie générale progressive des quatre membres, avec embarras de la langue, tremblement des extrémités et amaurose incomplète double, sans aliénation.

A l'ophthalmoscope je constate de l'ataxie papillaire et une double atrophie de la papille, avec excavation centrale à gauche.

Obs. CXLIX. — Paralysie générale progressive. — Nitrate d'argent et guérison pendant un an. — Cessation des remèdes et rechute à la suite de nouveaux excès.

Un jeune homme âgé de trente-cinq ans, M. R......, venait de dissiper une grande partie de son patrimoine, en faisant deux fois le tour du globe au milieu de toutes les folies et de tous les excès. Il venait de séjourner quelques mois à Bourbon, ayant deux maîtresses à la fois, qu'il satisfaisait tous les jours et souvent deux fois le jour, buvant beaucoup, fumant encore plus, car il consommait de quinze à vingt pipes de tabac et quelques cigares tous les jours. Ce fut sa vie pendant plusieurs années ou à peu près. Parti de Bourbon, il revint en France, et à bord du navire il fumait avec la même exagération. Arrivé à Sainte-Hélène, il commença à sentir de la faiblesse dans les membres inférieurs, et à éprouver de l'embarras pour exprimer sa pensée. Deux mois après, il était à Paris, et, au troisième mois, son médecin, le docteur Moutier, me l'envoyait dans mon cabinet.

Quand je l'examinai pour la première fois, ce fut le 3 août 1863, il était dans l'état suivant : Embonpoint médiocre, visage rose, bien coloré, offrant les apparences de la constitution sanguine. — Nul antécédent de folie dans la famille.

Tête lourde, avec douleurs fréquentes à la région frontale; vision un peu troublée, pupilles inégalement dilatées; intelligence confuse, perte de la mémoire; pas d'hallucinations; tremblement de l'œil et de la langue; embarras considérable de la parole, allant presque jusqu'au bégayement, et quelquefois impossibilité absolue de prononcer un mot. Dans quelques cas, le malade, voulant dire quelque chose, prononce un mot pour un autre et ne peut pas se rectifier malgré les efforts qu'il fait pour se corriger.

Les jambes tremblent beaucoup, le malade marche en trébuchant et en fauchant avec les pieds; il ne se tient qu'avec une canne et ne peut se fixer sur un seul pied; il ne peut monter ni descendre sans aide, crainte de tomber; ses mains tremblent également, et il serre sans force ce qu'on lui dit de prendre.

Constipation modérée, pas d'incontinence ni d'impuissance.

La sensibilité est intacte, et nulle part il n'y a d'engourdissements ou de fourmillements à la peau.

Battements du cœur naturels, pas de souffle dans les vaisseaux.

Les digestions sont en bon état.

Prescriptions : Nitrate d'argent, 3 *centigr. par jour, en* 3 *pilules. — Cesser de fumer. — Dix ventouses sèches tous les jours, le long du dos, sur la colonne vertébrale. — Bains sulfureux tous les jours.*

Le 14 septembre suivant, c'est-à-dire au bout de six semaines, le malade revient me voir. A son aspect, et dès le premier mot, je fus surpris de l'amélioration obtenue. Il marchait avec aisance, sans hésitation, et pouvait se tenir sur un seul pied. Lui, qui ne pouvait monter un escalier qu'avec peine et au moyen de la rampe, il monte sans aucun aide et il ne tremble plus. La mémoire est revenue, et il parle sans bégayer, ne conservant qu'une faible hésitation, peu appréciable. Sa langue et ses yeux ne tremblent plus; les mains sont plus assurées, et il serre avec force ce qu'on lui donne à prendre.

La vision est toujours un peu meilleure à droite qu'à gauche, et aujourd'hui, les pupilles sont également dilatées.

Un liséré bleuâtre, mince, commence à se montrer sur les gencives.

Nitrate d'argent, 4 centigr. par jour.

Dix ventouses sèches.

On cesse les bains sulfureux.

30 octobre, même état. — 15 *centigr. de nitrate d'argent par jour, en deux fois.*

30 octobre. — A droite, papille étroite, vaisseaux normaux, pigment peu considérable.

A gauche, papille étroite, bords un peu noyés, excavation centrale du nerf optique, dépôt considérable de pigment.

Paralysie générale.

1864. — En avril, le malade va beaucoup mieux, il marche bien et n'a plus de paralysie, ni d'embarras de la parole. Son médecin, M. Moutier, m'écrit de Montargis qu'il est en très-bon état.

Au mois de juin 1864, il était à Paris, se promenant à pied au bois de Boulogne, où je le rencontrai avec un de ses amis. Je fus surpris de sa force, de la liberté de ses mouvements et de la netteté de son langage. Sa guérison était complète. — Après un an de cet état prospère, il fut tout à coup pris d'idées de grandeur et de fortune imaginaires, sa raison se troubla, et, sans que l'on ait essayé de revenir à la médication lunaire, il a été enfermé à Orléans.

Réflexions. — Chez ce malade, le nitrate d'argent a eu un merveilleux effet sur la paralysie progressive. Non-seulement il a arrêté la marche des accidents paralytiques, mais il les a fait disparaître entièrement, et comme l'intelligence n'était pas encore atteinte, la guérison a été complète pendant un an. — Bien que dans la paralysie générale progressive il y ait quelquefois des rémissions dans la marche des phénomènes, je ne crois pas que cela puisse jamais aller jusqu'à une guérison absolue, et le bien-être signalé chez M. R..... me paraît devoir être attribué à l'emploi du nitrate d'argent. — Malheureusement, les recommandations que j'avais faites au sujet de l'éloignement de tout travail et de tout excès pendant deux ans n'ont pas été suivies, et, un après sa guérison, M. R......, en proie à un accès de folie ambitieuse, devait être interné dans une maison de fous.

OBS. CXLVII. — Paralysie générale progressive avec aliénation. — Nitrate d'argent. — Guérison de la paralysie, mais pas de la folie.

M. de B....., âgé de quarante-cinq ans, n'ayant pas d'antécédents d'aliénation de famille, a été frappé, il y a dix ans, d'un coup de sang dont il s'est rétabli en quelques jours. Huit ans plus tard, sa parole s'est embarrassée, il bégayait beaucoup, et, en même temps, il fut pris d'un tremblement des mains et d'une incertitude de mouvement des membres inférieurs, qui le faisait trébucher et gênait beaucoup sa marche. Sa mémoire diminuait, et l'on pouvait constater une notable diminution de l'intelligence. Toutes les fonctions animales s'exécutaient bien. On lui donna des soins sans résultat, et quand je le vis, en 1862, il était dans l'état suivant :

Mémoire affaiblie, intelligence obtuse, caractère doux, langage embarrassé par un bégayement très-prononcé, dû au tremblement de la langue et à l'impossibilité de trouver le mot propre; vision assez nette, pupilles inégalement dilatées, tremblement de l'œil, qui ne peut fixer longtemps un objet; point de céphalalgie ni de troubles de l'audition ou de la sensibilité tactile.

Les mains sont fort tremblantes, et la peinture à l'huile, passe-temps favori du malade, est impossible; l'écriture est incertaine, mais il n'y a pas d'amyosthénie, le malade pouvant serrer avec une force égale au moyen de ses deux mains.

La marche est difficile, par suite du tremblement des membres inférieurs, et surtout des genoux. La station sur un pied est impossible.

Toutes les fonctions se font d'ailleurs très-bien.

Préscription : Iodure de potassium, 2 *grammes par jour*, 2 *pilules purgatives de Clérambourg.*

Au bout d'un mois, l'état était le même, et le malade partit à la campagne, où il eut une congestion cérébrale. Le docteur Millet (de Tours) lui mit un séton à la nuque, et ordonna 5 centigrammes d'aloès par jour.

Au mois de décembre 1862, à l'époque du retour à Paris, l'état de la paralysie ayant augmenté, je changeai la prescription et j'ordonnai du nitrate d'argent, à 2 et 4 centigrammes par jour.

Quinze jours après, la paralysie avait disparu, il n'y avait plus d'embarras de la parole, de tremblement des mains ni des membres inférieurs, et l'écriture correcte était aussi facile que la marche s'était assurée. L'intelligence seule ne participa pas à l'amélioration des fonctions motrices ; la mémoire restait infidèle, la raison défaillante, et, dans son langage, le malade prononçait encore un mot pour un autre. — On supprime le séton, en continuant le nitrate d'argent à faible dose, 1 centigramme par jour.

Au mois de mai 1863, les choses étaient dans le même état, lorsqu'il se produisit une violente congestion cérébrale, caractérisée par de l'agitation et des violences de caractère, par l'oubli des personnes qui l'entouraient, même de sa femme et de sa fille, qu'il regardait comme des étrangers ; enfin, au bout d'une heure, par une perte de connaissance complète, avec convulsions épileptiques générales de la face et des membres, cyanose, écume à la bouche et strabisme très-prononcé.

Une saignée fut faite; la connaissance revint; mais le malade ne savait pas à qui il avait affaire, et il resta ainsi vingt-quatre heures, se croyant entouré d'étrangers.

Un séton fut réappliqué au cou, et dix ventouses sèches appliquées chaque jour le long du dos ou des cuisses.

Quand le malade eut recouvré ses sens, il n'était pas plus paralysé qu'avant son attaque, et l'intelligence seule paraissait plus affaiblie. On lui permit de se lever, de manger et de sortir dans le jardin.

Au mois d'août 1863, nulle paralysie de la langue ou des membres. L'intelligence disparaît tous les jours de plus en plus avec la mémoire. Il ne tient à rien, connaît à peine sa femme, ne caresse point sa fille, mange comme une brute, avec voracité, dévaste le jardin, dit des obscénités, voudrait en faire, mais il reste facile à conduire, et il obéit aux premières injonctions. Pour la première fois, il a eu des hallucinations de l'ouïe, au sujet d'une de ses amies, dont il a cru entendre la parole; mais cet accident a été court et n'a pas eu de suites.

On élève de nouveau la dose de nitrate d'argent de 2 à 4 et 5 centigrammes, non pour la paralysie musculaire qui a disparu sans retour, mais pour essayer d'agir sur l'intelligence qui ne revient pas, et sur la mémoire, qui reste toujours infidèle.

Au mois de janvier 1864, l'état est le même, la guérison de la paralysie se maintient, mais l'affaiblissement intellectuel ne disparaît pas.

Cinq centigrammes de nitrate d'argent.

Le remède est bien supporté, ne provoque pas de gastralgie ni de diarrhée. On remarque sur les gencives une coloration ardoisée, avec un liséré bleuâtre très-prononcé vers la sertissure des dents. La langue est également bleuâtre, mais la peau ne présente rien de semblable.

Au mois de mai 1864, l'amélioration se maintient; la paralysie n'est pas revenue, l'intelligence est en meilleur état. Le malade cause convenablement, et sa langue ne tremble plus; il ne fait aucun acte d'enfantillage ou déraisonnable, sa mémoire seule est dans un très-mauvais état.

Je supprime le nitrate d'argent en laissant le séton et en donnant un peu d'aconit.

En 1865, l'état est le même, il n'y a plus ni paralysie ni embarras de la langue. Cet état est remplacé par un affaiblissement intellectuel incurable.

Réflexions. — Ici, le nitrate d'argent a eu la plus grande et la plus rapide action qu'on puisse imaginer sur la paralysie générale progressive. Il a fait disparaître en un mois les accidents paralytiques de la langue et des membres, mais il n'a pas été au delà. Son action sur l'intelligence a été complétement nulle.

Obs. CXLVIII. — Paralysie générale progressive, résultant de l'abus des alcooliques et du tabac. — Nitrate d'argent. — Amélioration.

M. de M..., âgé de quarante-huit ans, depuis longtemps adonné au tabac et aux alcooliques, a eu, il y a dix ans, une attaque de *delirium tremens* à l'occasion d'une variole, pour laquelle je lui ai donné des soins. Je l'avais perdu de vue, lorsqu'en 1864 il revint me voir. Sa démarche était incertaine, et il avait besoin de se soutenir au moyen d'une canne, ses mains tremblantes l'empêchaient d'écrire correctement, et sa parole était embarrassée, il bégayait en parlant; mais n'avait aucun trouble de la vision, ni des organes des sens.

Pupilles égales, rien de particulier du côté de la tête.

Traitement. — Nitrate d'argent, 2 *centigrammes par jour, pendant deux mois. — Cesser de fumer ou de prendre des alcooliques.*

Le 10 janvier 1865, M. de M... revient me voir, bégayant encore un peu, pouvant écrire sans trembler, et ses jambes infiniment plus solides. Il avait pu monter à cheval et patiner.

Nitrate d'argent, 5 *centigrammes par jour.*

20 janvier. — L'état s'améliore, et sauf un certain

empâtement de la langue, normal chez M. de M..., il n'y a plus ni tremblement de la langue, ni tremblement des mains et des membres inférieurs. L'intelligence seule reste affaiblie.

Nitrate d'argent, 10 *centigrammes par jour; pas d'eau-de-vie, de vin ni de tabac.*

Au mois de juin de cette année, M. de M... est dans le même état et quitte Paris pour aller vivre plusieurs mois à la campagne. Sa paralysie est arrêtée, mais l'intelligence laisse toujours à désirer.

CONCLUSIONS

LIV

L'ophthalmoscope ne donne que peu de signes importants au diagnostic de la paralysie générale progressive et sans eux ce diagnostic peut avoir toute la précision désirable.

LV

La paralysie générale progressive, avec ou sans aliénation, agit quelquefois sur la motilité et sur la nutrition de l'œil, car elle occasionne l'*atrophie de la papille*, ce qui est rare, elle détruit la synergie de l'iris, ce qui rend les *pupilles inégales*, et elle engendre une sorte d'*ataxie papillaire* caractérisée par une instabilité de la papille qui gêne beaucoup l'emploi de l'ophthalmoscope.

LVI

Dans la paralysie générale progressive, le nitrate d'argent agit favorablement sur la paralysie musculaire, et il améliore beaucoup l'état des malades.

CHAPITRE XII

DES TROUBLES OCULAIRES PRODUITS PAR L'ATROPHIE DU CERVEAU ET PAR LA MICROCÉPHALIE.

La microcéphalie et l'atrophie du cerveau n'ont pas seulement pour effet d'arrêter le développement des facultés intellectuelles, mais il en résulte aussi quelquefois une altération des organes des sens, et particulièrement du sens de la vue. Chez ces malades, j'ai plusieurs fois constaté du *nystagmus* ou de l'*amaurose incomplète*, et dans le seul cas où j'ai pu faire l'examen de l'œil avec l'ophthalmoscope, il existait une dilatation des veines de la rétine, accompagnée d'atrophie de la papille.

Obs. CXLIX. — Atrophie du cerveau. — Atrophie de la papille.

Une fille rachitique de vingt-six mois, ayant eu des

convulsions à l'âge de vingt mois, fut apportée à l'hôpital des Enfants malades. Elle avait huit dents, ne pouvait se tenir, ne disait rien, ne reconnaissait personne et ne voyait pas clair. Ses pupilles étaient égales et également contractiles; la tête était petite, l'occiput aplati et le vertex très-élevé.

Les deux papilles étaient atrophiées, la choroïde peu colorée, et il y avait une forte dilatation des veines rétiniennes.

Je reçus cette enfant à l'hôpital; mais, par suite du mauvais vouloir des agents de l'administration, l'admission fut inhumainement refusée.

CHAPITRE XIII

TROUBLES OCULAIRES PRODUITS PAR LA MYÉLITE CHRONIQUE.

Je parlerai plus loin d'une forme douloureuse de la myélite chronique, connue sous le nom d'ataxie locomotrice, et de son influence sur la production de l'atrophie papillaire, quand la lésion des cordons antérieurs remonte au niveau de la région dorsale, jusqu'au point de la sortie des deux premiers nerfs intercostaux. Dans ce chapitre je ne parlerai que de la *myélite chronique ordinaire*, non compliquée de douleurs dans les membres inférieurs. Cette forme de myélite produit dans l'œil le *nystagmus*, le *strabisme* et la *diplopie*, et l'*atrophie de la papille avec amaurose*. En voici quatre observations, dont l'une est accompagnée d'autopsie, trois d'entre elles ont été recueillies dans le service de mon collègue, le docteur Léger, à Bicêtre, et la quatrième provient de ma clientèle.

Ici les altérations du fond de l'œil se produisent par un mécanisme tout différent de celui qui les engendre dans le cours des maladies du cerveau et des méninges. Elles sont la conséquence d'une action oculo-pupillaire réflexe, au lieu d'être le résultat d'une gêne mécanique à la circulation veineuse du fond de l'œil. — Elles résultent de l'action du grand sympathique et de ses anastomoses avec les racines antérieures des premières paires cervicales, sur la motilité et sur la nutrition de l'œil (Cl. Bernard). Ce sont des *phénomènes sympathiques* ou *réflexes*, et non pas des phénomènes mécaniques, action que nous retrouverons encore au sujet de l'ataxie locomotrice.

Obs. CL. — Myélite chronique. — Nystagmus. — Tremblement des mains. — Paraplégie et atrophie des membres supérieurs. — Embarras de la parole. — Mort. — Autopsie. — Ramollissement et atrophie de la moelle.

Un jeune homme, âgé de vingt-quatre ans, couché à Bicêtre, dans la salle Sainte-Foy, chez le docteur Léger, était depuis longtemps paraplégique, avec atrophie musculaire générale, embarras de la langue et tremblement des mains et du membre supérieur. En même temps, il y avait un nystagmus très-prononcé, sans altération de la vision.

Le malade mourut de phthisie pulmonaire tuberculeuse, avec entérite ulcéreuse chronique, et l'on put examiner son cerveau le 6 octobre 1862.

La moelle est atrophiée à la région cervicale, et *au commencement de la région dorsale*, elle offre *dans les cordons antérieurs* des taches brunes, larges de 2 centimètres, et profondes de 5 millimètres. En ce point, elle offre à droite plus qu'à gauche un ramollissement prononcé. Les *racines cervicales antérieures et celles des premières paires sont atrophiées.* Le bulbe est sain, mais les pédoncules cérébraux présentent au centre une altération profonde, qui va jusqu'à la partie inférieure des couches optiques. — Au centre de chaque pédoncule, mais ce fait est plus marqué à gauche qu'à droite, la substance cérébrale est brune, un peu ramollie, et au centre existe un petit noyau mince, allongé, de substance plus foncée en couleur. On dirait un ancien foyer de sang, dont les parois seraient entièrement rapprochées. — Du côté droit, la lésion est semblable, mais moins étendue; de chaque côté elle finit à la partie inférieure de la couche optique, et pénètre à peine dans son épaisseur; — les autres parties de l'encéphale n'offrent rien de particulier.

Réflexions. — Ce fait est de la plus grande importance. Il confirme, chez l'homme, les résultats de l'expérience de Cl. Bernard sur l'anastomose du grand sympathique au cou avec les premières racines antérieures dorsales, et sur l'action réflexe de la moelle épinière sur l'œil. On voit en effet, chez ce malade, un nystagmus en rapport avec l'atrophie incomplète des cordons antérieurs et des racines dorsales antérieures de la moelle. Chez d'autres malades affectés d'ataxie locomotrice, qui n'est qu'une forme de myélite chronique, nous verrons se produire l'amaurose par atrophie du nerf optique, et le phénomène sera sous l'influence de l'altération des cordons antérieurs de la moelle.

Obs. CLI. — Myélite chronique. — Strabisme divergent. — Diplopie. — Nystagmus. — Amaurose. — Atrophie des deux papilles.

Marchand, âgé de cinquante-cinq ans, entré le 25 octobre 1862, à Bicêtre, salle Sainte-Foy, service du docteur Léger, a été pris de strabisme divergent, avec diplopie en 1847, puis, au bout de trois mois, de paraplégie incomplète, et aujourd'hui il ne voit plus du tout, il marche à peine et a une paralysie complète de la sensibilité des membres inférieurs.

Il y a une atrophie complète des deux papilles et un nystagmus prononcé, avec immobilité des pupilles. Longtemps il a été soigné par M. Desmarres, lorsque, vivant à Paris, il pouvait encore marcher pour aller aux consultations de ce médecin.

Réflexions. — Il est bien évident que le nystagmus, l'amaurose et l'atrophie du nerf optique n'ont en rien servi, chez ce malade, au diagnostic de la myélite accusée par des symptômes bien autrement significatifs, mais ces phénomènes n'en ont pas moins d'importance pour établir la corrélation qui existe entre les fonctions de l'œil et celles de la moelle.

Obs. CLII. — Myélite chronique. — Ramollissement de la moelle. — Paraplégie. — Amaurose gauche. — Atrophie de la papille.

Barbier, âgé de quarante-cinq ans, entré le 8 mai, à Bicêtre, salle Saint-André, service de M. Léger, a eu, il y a trois ans, une impuissance absolue, puis, au bout de dix-huit mois, des picotements dans le dos, une paraplégie progressive et une amaurose à gauche. La perte de cet œil est aujourd'hui complète, et l'œil droit commence à se troubler. Aujourd'hui la paraplégie est absolue et compliquée d'atrophie des muscles et de contracture des orteils, avec douleurs aiguës fréquentes de chaque membre inférieur. Il y a un peu de strabisme divergent, mais comme ce malade est borgne, inutile de dire qu'il ne peut y avoir de diplopie.

A l'ophthalmoscope, on constate à gauche une atrophie avec excavation de la papille.

Réflexions. — Chez ce malade, la myélite ressemblait un peu à l'ataxie locomotrice, et l'on constatait dans l'œil, sous l'influence des lésions de la moelle, du strabisme et une double atrophie du nerf optique plus prononcée d'un côté que de l'autre.

Obs. CLIII. — **Myélite chronique. — Paraplégie. — Berlue et diplopie. — Infiltration séreuse des deux papilles.**

Le 28 septembre 1865, j'ai vu en consultation à Suresnes, avec le docteur Lesueur, M. X..., âgé de trente ans, demeurant rue de Neuilly, 14.

Ce malade, qui est vigneron, ne sait à quelle cause rattacher sa maladie. Il y a un an que, sans savoir à quoi l'attribuer, le mouvement a peu à peu disparu des membres inférieurs, et qu'il ne peut plus marcher.

État actuel. — Homme fort, bien développé, ayant un peu maigri. La colonne vertébrale est droite et ne présente aucune tumeur.

Il n'y a rien eu du côté de l'intestin, de la vessie et des organes génitaux.

Depuis six mois, il y a impuissance complète sans spermatorrhée.

La marche est impossible sans le double appui d'une personne de chaque côté du corps, mais le malade peut se tenir debout contre son lit. Lorsqu'il est couché, il peut un peu remonter son pied en le traînant sur les draps. La sensibilité de la peau est affaiblie, et l'on peut lui chatouiller impunément la plante des pieds. Il n'y a nulle douleur dans les membres, mais, de temps à autre, ils éprouvent comme des secousses électriques.

Quand le malade a les yeux fermés, il remue ses membres à volonté, comme de coutume.

Les membres supérieurs n'offrent aucun affaiblissement de la motilité ou de la sensibilité.

Il n'y a aucune douleur du ventre ni de l'épigastre; bon appétit, digestions régulières, un peu de constipation, pas de fièvre.

Les pupilles sont égales, largement dilatées et contractiles. La vue est souvent trouble, et quand le malade vient de lire quelque temps, les lettres se brouillent, augmentent de nombre, et s'il regarde autour de lui ou dans la rue, il voit double pendant un instant. Les deux papilles sont atrophiées, très-petites, blanches, aplaties de chaque côté; les vaisseaux sont pâles, très-petits, et il y a une légère infiltration séreuse qui voile un peu tout le fond des yeux.

Réflexions. — Chez ce malade, affecté de myélite simple, sans fièvre, avec paraplégie, il n'y avait pas d'ataxie locomotrice, ni de perte du sens musculaire.

Malgré cela, des troubles se sont produits dans la vision. Il y avait de la berlue et de la diplopie passagère, coïncidant avec une légère infiltration séreuse du fond de l'œil et un commencement d'atrophie des nerfs optiques.

CONCLUSIONS

LVII

Dans la myélite chronique, il ne se produit qu'exceptionellement des troubles visuels, mais quand la lésion occupe les cordons antérieurs de la moelle à la région dorsale, il peut en résulter de la *diplopie*, de l'*affaiblissement* de la vue et même de l'*amaurose*.

CHAPITRE XIV

DES TROUBLES OCULAIRES DANS L'ATAXIE LOCOMOTRICE.

De toutes les maladies de la moelle épinière, la plus douloureuse, et celle dont les symptômes et les lésions ont été le mieux étudiés, est l'ataxie locomotrice. Elle laisse habituellement les fonctions intellectuelles intactes, mais elle modifie plus ou moins profondément les fonctions de la vision. Ainsi, sur seize cas d'ataxie recueillis par moi et empruntés à divers recueils, ou à la thèse du doctorat de M. Beaumetz, quatre ont offert du strabisme et de la diplopie; mais au point de vue de l'amaurose, sur seize cas il y en a treize dans lesquels on a constaté une amaurose complète, et trois où il n'existait qu'un affaiblissement de la vue, ce qui fait treize cas d'*atrophie complète de la papille du nerf optique*, et trois cas d'atrophie incomplète.

Cette lésion oculaire est en effet produite d'une façon réflexe, par l'altération des cordons antérieurs de la moelle épinière. Maintenant que les expériences de Cl. Bernard sur la section des racines antérieures des deux premières paires dorsales ont permis de localiser, dans la partie supérieure de la région dorsale de la moelle, le point de départ de l'action sur la pupille et sur la vision, on comprend mieux comment la désorganisation de ce cordon nerveux, qui est la cause de l'ataxie locomotrice, peut engendrer l'amaurose. En effet, la section du grand sympathique à la région cervicale ne produit dans l'œil des *phénomènes oculaires* caractérisés par la contraction de la pupille, et la congestion, de tout le côté correspondant de la face que par suite de son anastomose avec les racines antérieures des deux premières paires dorsales. Ce fait explique l'action oculo-pupillaire des lésions de certaines parties de la moelle sur la circulation du nerf optique, et secondairement sur sa nutrition, qui peut avoir à souffrir de l'afflux du sang dont il a été un instant le siége. Il est impossible en effet qu'une hypérémie prolongée du nerf et de la papille optique ne produisent pas dans ces parties un état de phlegmasie chronique, dont la persistance puisse amener l'atrophie et l'amaurose.

Obs. CLIV. — Ataxie locomotrice. — Atrophie de la papille.

Le 27 juin 1862, je fus à l'hôpital Saint-Antoine, dans le service de mon collègue M. Boucher, de la Ville-Jossy, pour y voir un homme de trente-six ans, atteint d'ataxie locomotrice bien caractérisée.

Il n'y avait aucun doute sur le diagnostic de la maladie. Cet homme était amaurotique, et l'examen ophthalmoscopique me permit de constater une double atrophie de la papille.

Obs. CLV. — Ataxie locomotrice. — Atrophie de la papille optique.

M. Moreau, de Tours, a publié dans l'*Union médicale* du 16 octobre 1862, une observation d'ataxie locomotrice, améliorée rapidement par le nitrate d'argent, et dans laquelle il y avait, comme d'habitude, des troubles considérables de la vision. Le traitement qui avait fait disparaître le défaut de coordination des muscles n'avait rien fait sur l'amaurose. Au reste, voici quel a été l'état des yeux dans cette observation :

« La vue est complétement abolie à droite, très-affaiblie à gauche. — L'œil droit est légèrement dévié en dehors; la pupille de ce côté est très-dilatée, peu sensible à l'action de la lumière ; — à l'aide de l'œil gauche, la malade peut distinguer les objets et même les couleurs, bien qu'assez vaguement ; — il n'y a point de diplopie. — Les phosphènes, nuls à droite, existent encore à gauche. — A l'examen ophthalmoscopique, on constate que les papilles optiques sont des deux côtés dépourvues des trois cercles concentriques de l'état normal, qu'elles ont une coloration d'un blanc crayeux et un reflet nacré (atrophie des nerfs optiques). »

Obs. CLVI. — **Ataxie locomotrice. — Pas d'atrophie de la papille.**

Un malade atteint d'ataxie locomotrice dans les membres inférieurs, et soigné par M. Vidal au moyen du nitrate d'argent, d'après la formule de Wunderlich, professeur de Stuttgard, n'avait rien qu'un nystagmus depuis l'âge de trois ans (1). Sa vision n'était pas troublée, et l'examen ophthalmoscopique ne révéla aucune altération de la rétine.

CONCLUSIONS

LVIII

Dans presque tous les cas d'ataxie locomotrice, il se produit des troubles visuels d'obnubilation, de berlue,

(1) *Gazette des hôpitaux*, 1862.

de strabisme, de diplopie et d'amaurose qui sont en rapport avec la lésion des cordons antérieurs de la moelle, et qui révèlent l'existence de cette altération.

LIX

L'action des cordons antérieurs de la moelle sur le grand symphatique au cou par l'intermédiaire des racines antérieures des deux premières paires dorsales, est la cause des phénomènes oculo-pupillaires et des troubles visuels d'amaurose observés dans l'ataxie locomotrice.

CHAPITRE XV

DES TROUBLES OCULAIRES PRODUITS PAR LA CONVALESCENCE DE LA DIPHTHÉRITE ET DES MALADIES AIGUES.

J'ai démontré, dans mon *Traité de l'état nerveux* et dans mon livre sur les *Maladies de l'enfance*, que les paralysies sensoriales et musculaires observées dans la convalescence des maladies aiguës (fièvre typhoïde, pneumonie, scarlatine, variole, etc.) étaient toutes de nature chloro-anémique. Ce n'est pas le moment d'y revenir. J'ai établi, en outre, d'après les observations de Marquez (de Colmar) et de Gubler, que l'angine simple produisait la paralysie du voile du palais, aussi bien que l'angine couenneuse, et qu'il n'y avait, en réalité, de différence entre ces deux maladies, sur leur influence dans le développement des paralysies, que lorsque avec l'angine couenneuse il avait existé de l'albuminurie. Ce sont des faits acquis à la science.

Dans ce chapitre, il ne sera question que des troubles oculaires produits par les paralysies consécutives à la diphthérite ou aux maladies aiguës, et des conditions anatomiques de leur développement.

Parlons d'abord des paralysies diphthéritiques avec amaurose.

Ici, on doit établir une différence entre les cas d'amaurose consécutive aux angines couenneuses accompagnées d'albuminurie et ceux où, avant l'amaurose, les urines étaient restées dans leur état normal. En effet, l'albuminurie de la diphthérite peut produire l'amaurose et des altérations profondes de l'œil, telles que des infiltrations le long des vaisseaux, des hémorrhagies et des granulations graisseuses de la rétine qu'on ne doit pas attribuer à l'angine couenneuse, car elles peuvent dépendre de l'albuminurie elle-même. Quant à l'angine couenneuse sans albuminurie, produit-elle l'amaurose, et quelle en est la cause anatomique? C'est ce qu'il est plus difficile de dire; mais on a essayé de résoudre ce problème, et je vais dire où nous en sommes à cet égard.

La paralysie et l'amaurose des angines malignes et gangréneuses ont été signalées au siècle dernier par Ghisi et Samuel Bard, et le phénomène avait passé inaperçu, lorsque en ce siècle il a été retrouvé par Guimier, de Vouvray, en 1828; par Lespine, en 1830; par Orillard, de Poitiers, en 1835; par Herpin, en 1855, et depuis, par tous les médecins qui ont assisté à la désastreuse épidémie qui ravage la France depuis vingt-cinq ans. — Quelle est la nature de cette paralysie et de cette amaurose? Ont-elles une cause cérébrale ou seulement oculaire? Sont-elles le résultat de l'anémie? Telles sont les questions soulevées par l'affaiblissement visuel qui se montre souvent dans la convalescence des angines ulcéreuses, gangréneuses ou couenneuses, c'est-à-dire de la diphthérite.

Jusqu'ici on avait cru que cette paralysie sensoriale avait pour siége le nerf optique, la rétine et le cerveau, sous l'influence d'un état anémique ou toxique spécial à la diphthérite. Pour moi, c'est le résultat d'un œdème chlorotique du nerf optique et de la base du cerveau. Mais, depuis quelque temps, une autre opinion s'est produite. MM. Follin, Grisolle et Loubet ont pensé qu'elle était produite par une paralysie des *muscles ciliaires* dits muscles intrinsèques de l'œil, qui président à l'accommodation. D'après ces médecins, les malades ne voient point les objets rapprochés, mais ils voient à distance et avec des verres biconvexes du n° 15 au n° 20, ils voient très-bien les objets les plus petits. Ils n'ont point d'amaurose, ni de maladie de la rétine, ils n'ont qu'une paralysie du muscle ciliaire ou de Bruke. M. Loubet, qui partage cette opinion, ajoute que cette amaurose ne s'accompagne d'aucune lésion du fond de l'œil, appréciable à l'ophthalmoscope; il est vrai qu'il se contredit lui-même quelques lignes plus loin, 1° en disant : « tout au plus y a-t-il quelques fois une anémie de la papille du nerf optique, *qui est un peu diffuse sur les bords*, mais cela s'observe souvent chez les anémiques, sans aucun trouble visuel (1) », et 2° en publiant à la fin de son travail une observation de M. Cusco, où l'on signale l'injection des vaisseaux de l'œil gauche, l'absence de netteté des contours de la papille et des plaques blanchâtres œdémateuses de la rétine.

Il y a ici des réserves à faire sur cette affirmation d'absence d'altérations au fond de l'œil, lorsqu'on y voit une papille diffuse sur les bords, ce qui signifie une infiltration séreuse partielle, et lorsque, d'après les observations mêmes de l'auteur, on voit l'amaurose diphthéritique en rapport avec des lésions évidentes du fond de l'œil.

Je me garderai bien de prononcer entre ces explications opposées : mon expérience ne m'y autorise pas, car, depuis plusieurs années que je m'occupe de cérébroscopie, je n'ai eu que rarement l'occasion d'examiner à l'ophthalmoscope des yeux atteints d'amaurose diphthéritique au début; et dans ces cas, qui ont guéri en quelques jours par les toniques, il y avait une

(1) Thèse, p. 16.

suffusion séreuse des deux papilles pouvant expliquer l'affaiblissement de la vue. — Sans contredire les honorables confrères dont je viens de citer les noms, et qui font de l'amaurose diphthéritique une conséquence de la paralysie des muscles de l'accommodation, je dois déclarer que je suis plus disposé à l'envisager comme l'effet d'une congestion séreuse anémique rétinienne avec infiltration séreuse de la papille. Cela me paraît d'autant plus probable que cet affaiblissement de la vue peut aller jusqu'à une amaurose complète qui peut devenir définitive, et je ne crois pas qu'un simple trouble d'accommodation puisse conduire à ce résultat.

Obs. CLVII. — Amaurose incomplète consécutive à une angine diphthéritique. — Nasonnement de la voix. — Traitement tonique et stimulant. — Guérison prompte.

Mademoiselle D..., âgée de neuf ans, est envoyée à M. le docteur Fano, le 4 août 1865, par M. le docteur Vincenot.

Le 27 juin dernier, elle avait été prise d'une angine couenneuse qui dura une quinzaine de jours, sans présenter beaucoup de gravité, et qui céda à l'emploi du chlorate de potasse à l'intérieur, du jus de citron et d'un gargarisme au tannin. L'enfant était rétablie dans les premiers jours de juillet. Avant la diphthérite, elle éprouvait des maux de tête.

Quelques jours après la guérison de l'angine, l'enfant essayant de lire, s'aperçut que la vue avait considérablement faibli. Bientôt après se déclara une difficulté d'élocution assez considérable, qui persiste encore aujourd'hui.

Actuellement, la vision est tellement mauvaise que la petite malade, qui est d'ailleurs très-intelligente, ne peut lire que très-lentement de gros caractères d'imprimerie, le n° 16 de Jaeger. Elle prétend qu'elle voit mieux de loin que de près, mais l'épreuve de la lecture infirme cette assertion. Les pupilles sont larges et immobiles. Les muscles de l'œil et des paupières n'offrent aucune trace de paralysie.

L'examen ophthalmoscopique n'indique aucune lésion appréciable des milieux réfringents ni des membranes profondes de l'œil. Le contour de la papille droite est peut-être un peu moins accentué que celui de la papille gauche. Mais on rencontre si souvent cette disposition chez les sujets qui ont la meilleure vision, qu'il n'y a pas à en tenir compte.

Faire vomir l'enfant avec un gramme d'ipécacuanha, en trois doses; *onctions sur les paupières et l'orbite* avec un liniment composé de parties égales de baume de Fioraventi et d'alcool de romarin; *sirop de quinquina* à l'intérieur.

Le 9 août, la vision est dans le même état. La parole semble un peu dégagée. L'examen de l'urine ne donne aucune trace d'albumine.

Vin toni-ferrugineux; centauréine ferrée; onctions

sur les paupières, matin et soir, avec une *pommade au sulfate de strychnine.*

Le 12, la vision est un peu améliorée ; la petite D... lit assez bien le n° 14 de Jaeger. La voix est plus nette. La figure est moins pâle. Les pupilles restent toujours immobiles et dans un état de dilatation moyenne.

Le 17, les pupilles sont moins paresseuses. La vision est notablement améliorée. La petite malade lit très-bien le n° 9 de Jaeger. Elle se plaint de voir double de temps en temps, surtout les objets éloignés.

Même traitement ; purgatif.

Le 19, nouvelle amélioration frappante. L'enfant lit le n° 3 de Jaeger. La pupille gauche reste plus dilatée que la droite.

Vin ferrugineux, onctions avec la pommade strychnée.

Le 23, la voix est distincte. L'enfant lit couramment le n° 1 de Jaeger, c'est-à-dire les plus petits caractères d'imprimerie, de l'œil droit. De l'œil gauche, elle ne lit bien que le n° 2. La pupille de ce côté reste toujours un peu plus dilatée que la droite.

Même traitement ; purgatif.

Le 30, la face est colorée. La vision est à l'état normal ; toutefois l'œil gauche possède une acuité un peu moins forte, et la pupille de ce côté demeure un peu paresseuse. La voix a repris le timbre normal, la prononciation est naturelle.

Réflexions. — Ce n'est point un cas d'affaiblissement d'accommodation, car bien que l'enfant ait déclaré voir un mieux de loin que de près, l'expérience a montré qu'il n'en était pas ainsi. La malade n'avait qu'un affaiblissement très-considérable de la vision qu'on ne put attribuer qu'à une légère infiltration voilant les contours de la papille droite. Elle ne pouvait lire de gros caractères d'imprimerie; malgré cela, au bout de vingt-cinq jours d'un traitement ferrugineux et tonique, la guérison a pu avoir lieu.

Obs. CLVIII. — Paralysie et amaurose diphthéritiques. — Ophthalmoscopie.

Un garçon de sept ans, fils d'un boucher, chez lequel je fus mandé par le docteur Guilmin pour une diphthérite, me fut amené un mois après le 13 juin 1864. Il était faible sur ses jambes, tombait souvent et offrait un commencement d'amaurose. Il avait du brouillard devant les yeux, les lignes d'écriture se couvraient les unes sur les autres, et de près comme de loin il voyait tout brouillé.

A l'ophthalmoscope, je vois une congestion vive de la rétine et de la papille qui est voilée comme par un peu d'infiltration. La lésion est plus marquée à gauche qu'à droite.

Du vin de quinquina, de l'eau d'Orezza et le séjour d'un mois à la campagne guérirent cet enfant.

Obs. CLIX. — Amaurose incomplète, suite de la diphthérite. Infiltration séreuse de la papille.

Neret (Pierre), âgé de dix-neuf ans, a eu, il y a trois mois, une angine couenneuse à la suite de laquelle il a eu de la paralysie de vessie et un affaiblissement assez considérable de la vision. Entré à l'hôpital du Midi pour une autre cause, M. Cusco a examiné et y a noté ce qui suit :

« Les vaisseaux de la papille sont très-injectés à gauche. Du même côté, la papille du nerf optique n'est pas très-bien limitée sur ses bords, et à une certaine distance de cette papille on voit une plaque d'atrophie choroïdienne et çà et là sur la rétine, de petites plaques blanchâtres qui semblent comme œdémateuses (1). »

Obs. CLX. — Angine simple et paralysie consécutive. — Guérison. — Strabisme interne. — Paraplégie incomplète, suite d'angine. — Ophthalmoscopie.

Penché (Pierre), âgé de quatre ans, entré dans mon service, salle Saint-Jean, à l'hôpital des Enfants malades, le 30 décembre 1864. Ses parents sont bien portants. Cet enfant, qui est seul dans sa famille, a eu la rougeole, et depuis une autre éruption mal caractérisée. Il n'a eu ni gourmes, ni glandes, ni toux ha-

(1) Thèse de M. Loubet, p. 39.

bituelle, ni diarrhée. Il était ordinairement bien portant.

Six semaines avant son entrée, il eut chez ses parents une angine inflammatoire simple, sans fausses membranes; et à la suite, on remarqua chez lui une grande faiblesse des jambes et du bras gauche; de plus, il rendait ses aliments par le nez, ce qui dura jusqu'au moment de son entrée; et ses yeux devinrent convergents, par suite d'un strabisme interne.

Depuis cette angine, appétit très-modéré, pas de vomissements, ni de diarrhée, constipation habituelle; soif peu marquée, bon sommeil, non agité. L'enfant ne tousse pas et n'a pas de fièvre.

Aujourd'hui encore on trouve les yeux en strabisme interne assez marqué : mais en raison de l'âge du sujet, il est impossible de se bien rendre compte de l'état de la vue. Le voile du palais ne paraît plus frappé de paralysie, puisque l'enfant n'a rendu qu'une fois par le nez ses aliments, dans les premiers jours de son entrée. Il meut ses bras à volonté, serre avec ses mains d'une force égale et assez considérable; la langue est tirée sans être déviée; les traits de la face sont droits, même lorsqu'on fait grimacer l'enfant. — — Les jambes se soulèvent assez bien du lit; mais quand l'enfant est mis par terre, et debout, il s'affaisse également sur chaque jambe en fléchissant le corps en avant. L'enfant peut s'asseoir sur son séant, dans son lit.

La sensibilité générale est partout conservée, même aux membres inférieurs.

L'enfant ne tousse pas et n'offre rien de particulier à la poitrine. Il n'a point de fièvre, boit bien, va assez difficilement à la selle, et mange d'une façon ordinaire.

A l'ophthalmoscope, dans l'œil droit, la papille est nette, avec excavation centrale et normale, et il y a quelques petites taches de pigment choroïdien.

A gauche, il y a une congestion choroïdienne assez forte, une dilatation assez grande des vaisseaux de la rétine et un peu d'infiltration séreuse péripapillaire ; de sorte que la papille est de ce côté un peu moins apparente et voilée comme par un nuage.

Sirop de quinquina, 100 grammes.

11 février. — Deux jours après, le retour des boissons par le nez a disparu. — Même état de strabisme et de paraplégie incomplète.

Les garderobes deviennent régulières, et il y a de l'appétit.

Mêmes lésions à l'ophthalmoscope.

15 janvier. — Le strabisme a presque disparu : la paraplégie commence à s'en aller, car l'enfant étant mis par terre et soutenu sous les bras, peut appuyer ses pieds et les porter l'un devant l'autre pour la marche. Il ne peut encore se soutenir seul.

L'appétit est bon ; la déglutition des aliments solides et liquides se fait bien, et les selles sont régulières. — Pouls régulier, 100.

Les lésions constatées dans le fond de l'œil gauche, à l'ophthalmoscope, tendent à disparaître.

20 janvier. — Même état. La paraplégie n'a fait aucun progrès, elle n'a changé ni en bien ni en mal.

Frictions avec liniment volatil camphré sur les membres.

Depuis plusieurs jours, les forces reviennent graduellement, et bien qu'il soit encore très chancelant, l'enfant peut marcher lorsqu'on l'aide en le tenant par la main.

1er février. — L'enfant va tout à fait bien ; sa paralysie a disparu. Il marche seul dans la salle et court avec les autres enfants.

Réflexions. — Cet enfant, à la suite d'une angine inflammatoire simple, sans fausses membranes, a eu une paralysie du voile du palais, suivie de paraplégie et accompagnée de strabisme interne. C'est un fait analogue à ceux qui ont été publiés par M. Marquez, de Colmar. Quel a été dans ce cas la cause de la paralysie ? Il est difficile de le dire. Est-ce de la diphthérite ? Mais il n'y avait pas eu de fausses membranes, et je ne suis pas de ceux qui admettent une diphthérite sans diphthérie. Est-ce la convalescence de l'angine et l'état chloro-anémique qui en a été la conséquence ? Je ne le crois pas, car l'enfant avait du strabisme, et dans l'œil, d'un seul côté, une suffusion séreuse qui indiquait quelque chose d'organique à l'intérieur du cerveau. S'il m'est permis de hasarder une explication, je dirai qu'il y a eu ici, comme dans les paralysies consécutives aux plaies du sourcil, une action ascendante nocive des nerfs palatins et glosso-pharyngiens sur la cinquième paire pour les premiers, sur les corps restiformes pour les autres, et que de là il est résulté une lésion passagère de l'encéphale donnant lieu au strabisme et à la suffusion séreuse de l'œil gauche.

AMAUROSE SUITE DE FIÈVRE TYPHOÏDE.

Voici maintenant deux observations où la paralysie générale compliquée d'amaurose a été observée dans la convalescence de la fièvre typhoïde.

Obs. CLIX. — Convalescence de fièvre typhoïde. — Commencement d'amaurose. — Ophthalmoscopie. — Exsudation de la papille du nerf optique.

Un jeune homme, âgé de vingt-deux ans, se présenta le 20 juin 1864 à la consultation de M. Desmarres, parce qu'il voyait mal depuis un mois, après la guérison d'une fièvre typhoïde très-grave accompagnée de délire.

La papille est blanche, chagrinée et ses vaisseaux petits, peu apparents, tandis que sur la rétine, ils sont bien plus visibles. C'est une mince exsudation qui empêche de voir les vaisseaux de la papille. A côté de la papille, on constate une légère atrophie choroïdienne.

Obs. CLXII. — Paralysie générale, suite de fièvre typhoïde. — Amaurose. — Ophthalmoscopie.

Une enfant, devenue paralytique et amaurotique à la suite d'une fièvre typhoïde grave, me fut adressée par M. le docteur Verneuil, à Sainte-Eugénie. Au bout de quelques jours, elle guérit de la paralysie des quatre membres sous l'influence des toniques et des bains sulfureux; mais la vision ne se rétablit pas. — M. Desmarres père vint à l'hôpital examiner les yeux, et il n'y découvrit aucune altération même à l'ophthalmoscope.

Malgré tous les traitements mis en usage, l'enfant resta amaurotique et séjourna trois ou quatre ans à l'hôpital. — Elle n'en sortit que pour être placée aux Quinze-Vingts.

CONCLUSIONS

LX

Des troubles visuels d'accommodation et d'amaurose par une infiltration séreuse de la papille du nerf optique, due à la chlorose, peuvent se montrer chez les sujets convalescents de maladie aiguë (fièvre typhoïde, rougeole, pneumonie, etc.), ou convalescents de diphthérite.

LXI

A la suite de la diphthérite, l'amaurose tient à plusieurs causes : 1° La paralysie du muscle ciliaire qui préside à l'accommodation (Follin), et 2° chez les sujets qui ont eu de l'albuminurie diphthéritique à une infiltration séreuse chloro-anémique du fond de l'œil qui altère la substance de la rétine ou de la papille optique et qui plus tard peut en amener l'atrophie. (Voyez le chapitre des *Troubles oculaires dans l'albuminurie.*)

LXII

Dans la convalescence des maladies aiguës graves, l'amaurose qui peut s'y produire dépend en général d'une infiltration séreuse partielle du nerf optique et de la base du cerveau, sous l'influence de l'anémie.

CHAPITRE XVI.

DES TROUBLES OCULAIRES PRODUITS PAR LE TÉTANOS.

Je n'ai eu qu'une seule fois l'occasion d'examiner à l'ophthalmoscope les yeux d'un sujet atteint de tétanos, et je me bornerai à rapporter le résultat de cet examen sans formuler aucune conclusion. C'est un fait qui complète mes recherches et qui en appelle d'autres.

Obs. CLXIII. — Plaie du sourcil. — Tétanos. — Mort. Hémorrhagie rachidienne. — Ophthalmoscopie.

Irma Sarra, âgée de trois ans, entrée à l'hôpital Sainte-Eugénie, dans la salle Sainte-Marguerite, le 22 juillet 1862.

Père et mère bien portants; quatre enfants tous bien portants; pas de gourmes, pas de glandes, pas de convulsions, aucune maladie de l'enfance.

Cette enfant est malade depuis le 21 juillet, à midi. Quatre ou cinq jours auparavant, elle avait reçu d'une de ses petites camarades, dans la région sus-orbitaire droite, un projectile qui avait superficiellement entamé la peau. Le 21 donc, elle a été prise de douleurs de tête et dans la bouche, puis dans le cou. Le soir, elle s'est endormie et s'est réveillée à deux heures, en jetant de grands cris, se plaignant de douleurs plus fortes dans la tête et dans la mâchoire; il y avait alors une grande roideur musculaire dans le cou, avec difficulté de boire; pas de garde-robes depuis le 19 juillet, et il y a eu depuis lors quelques envies de vomir.

État actuel. — Enfant forte, brune, bien développée, visage coloré, ayant toute sa connaissance. Elle essaye de sortir sa langue, qui est blanche, humide, villeuse, mais elle ne peut, à cause du serrement des mâchoires; il y a une grande roideur du cou et de la colonne vertébrale; pas de vomissements.

Constipation, pouls 110.

Quelques moments après l'entrée, une convulsion se produit, occasionnée par la tentative faite d'écarter les mâchoires; la figure est devenue violacée, les yeux ouverts, les globes oculaires immobiles et une forte écume sortait de la bouche; les membres supérieurs étaient roidis, sans mouvements cloniques, les doigts fortement fléchis, renfermant le pouce dans la main; les membres inférieurs étaient également raides, pourtant la sensibilité était conservée. Dans la journée, l'enfant s'est plaint, et elle a mal dormi la nuit; le soir, il s'est produit du strabisme.

23 juillet. — Le matin, l'enfant paraît sans connaissance, la figure un peu lourde, avec du strabisme, une respiration très-fréquente, expiratrice, le trismus est très-fort, la tête portée en arrière et la colonne vertébrale fléchie comme dans l'opistothonos. Les membres supérieurs sont tantôt roides avec les doigts fléchis, et tantôt plus souples; il en est de même dans les membres inférieurs; pas de vomissements, ni de garderobes; la peau est très-chaude, et la température de l'aisselle, 41°,5. Le pouls, petit, régulier, 140. La sensibilité, conservée il y a une heure, s'émousse et semble disparaître par l'asphyxie croissante. La respiration est très-gênée, expiratrice, avec dilatation des ailes du nez; mais la résonnance du thorax est bonne, et le murmure vésiculaire normal.

A l'ophthalmoscope, dans l'œil droit, le calibre des vaisseaux paraît augmenté. La papille est hypérémiée, surtout à la partie supérieure et interne de l'image renversée; on remarque à la partie inférieure de la papille une veine dont la paroi externe, paraît séparée de la paroi interne par un épanchement *séreux*, à travers lequel on distingue la circulation dans le calibre intérieur de la veine ; à gauche, hypérémie, strabisme convergent droit.

De temps à autre, l'enfant pousse des cris; pas de soupirs, ni de grincements de dents.

Mort à onze heures du matin, par les progrès croissants de l'asphyxie, caractérisée par l'immobilité des côtes, la gêne des mouvements du diaphragme, un peu de cyanose et l'anesthésie.

AUTOPSIE (vingt-deux heures après la mort, le 24 juillet). — Le cerveau est ferme, fortement congestionné, avec un piqueté rouge très-confluent dans le centre ovale de Vieussens; — les membranes sont saines, l'arachnoïde transparente, la pie-mère fortement injectée, et les vaisseaux superficiels remplis de sang, mais sans caillots, non plus que les sinus. — La protubérance et la moelle épinière à la région cervicale sont fermes, résistantes; la pie-mère est le siége d'un peu d'injection.

Tout le rachis à la région dorsale est le siége d'une hémorrhagie en dehors de la dure-mère. Cette hémorrhagie forme un caillot en partie décoloré, en partie gélatiniforme, dû à de l'infiltration de sérosité ; il a environ cinq centimètres de longueur et s'étend de la première dorsale à la quatrième ou cinquième de la cinquième côte ; à la région lombaire, il n'y a qu'une coloration rouge, produite par le sang qui a coulé. Ce caillot n'existe qu'à la partie postérieure de la moelle, et est limité de chaque côté par les racines des nerfs, il ne passe pas en avant et ne paraît pas assez volumineux pour avoir comprimé la moelle.

Après avoir coupé la dure-mère, on trouve la moelle avec ses dimensions normales fermes, résistantes, sans aplatissement ; l'arachnoïde spinale ne renferme ni sérosité ni épanchement ; la pie-mère est seule le siége d'une congestion assez prononcée. Dans le canal rachidien, toutes les veines intra-rachidiennes sont gorgées de sang, et dans leur trajet entre les côtes jusqu'à la veine azygos, elles ont pour la plupart donné lieu à de petites hémorrhagies dans le tissu cellulaire sous-pleural. En avant de la colonne vertébrale, dans le médiastin postérieur, autour de l'aorte, autour de la veine azygos elle-même, il y a dans le tissu cellulaire un grand nombre de petites hémorrhagies, larges de 4 millimètres à 1 centimètre. Du côté gauche de la colonne vertébrale, il y a un long petit caillot décoloré, qui a 7 ou 8 centimètres de long, et qui descend jusque près du diaphragme.

La veine cave supérieure, l'oreillette droite et le ventricule droit sont remplis de caillots rouges, lie de vin ; les cavités gauches du cœur renferment quelques caillots un peu plus résistants.

Les poumons sont le siége d'une faible congestion à leur bord intérieur, présentent de l'emphysème vésiculaire et interlobulaire au bord antérieur et au sommet.

Le poumon gauche renferme dans le lobe supérieur un tubercule crétacé, donnant lieu à un petit froncement de la plèvre. Les organes du ventre ne présentent rien de particulier.

L'œil qui pendant la vie avait été le sujet d'une congestion reconnue par l'ophthalmoscope, a été examiné par M. Robin, et il ne présente plus rien de particulier. La congestion des veines de la rétine a même disparu.

Réflexions. — Ce cas de tétanos est peut-être le premier qn'on ait soumis à l'examen ophthalmoscopique, et, comme on a pu le voir, les yeux étaient le siége d'une hypérangie rétinienne générale accompagnée sur un point d'une infiltration séreuse autour d'une veine de la rétine. — Ce cas de tétanos a une étiologie bien curieuse qui le rapproche d'un cas de méningite publié par la *Gazette des hôpitaux* en 1865, page 222, et dont la figure se trouve dans l'Atlas, fig. 16. Il semble être le résultat d'une plaie du sourcil et probablement du nerf temporal, dont l'irritation ascendante, gagnant le tronc de la cinquième paire, a produit des convulsions donnant lieu à une hémorrhagie rachidienne suivie de phénomènes tétaniques.

CHAPITRE XVII.

DES TROUBLES OCULAIRES PRODUITS PAR L'ÉPILEPSIE.

Il y a des épilepsies sympathiques ou essentielles qui ne laissent pas de traces persistantes au sein de la substance cérébrale, et il y a des épilepsies symptomatiques de lésions organiques très-variées du cerveau. — Cela est incontestable. — Il ne répugnera à personne de croire que l'épilepsie symptomatique puisse produire une lésion du fond de l'œil, puisque les tumeurs et les dégénérescences cérébrales dont elle est l'effet peuvent entraîner cette conséquence. A cet égard, l'ophthalmoscopie peut rendre service pour faire diagnostiquer l'épilepsie symptomatique d'une lésion organique du cerveau; mais dans l'épilepsie qu'on appelle essentielle et sympathique, n'y a-t-il aucune lésion passagère de la substance cérébrale? Est-on bien sûr qu'une congestion aiguë intermittente n'en est pas la cause? On ne sait pas. Cependant, quelle que soit la cause de l'attaque épileptiforme, elle produit pendant l'état convulsif une congestion violente de la face et du cerveau que l'on peut constater au fond de l'œil et qui persiste pendant quelques jours. A ce moment, les veines de la rétine paraissent plus nombreuses, sont plus volumineuses et plus distendues ; elles ont une direction inaccoutumée, comme s'il y avait une anomalie de la distribution vasculaire, lésion importante qu'on peut supposer la même dans le cerveau, et que l'on a qualifiée du nom d'*angioplanie* ou erreur des vaisseaux. Si ce fait que j'ai pu constater par de nombreuses observations est réel, et s'il est confirmé par d'autres observateurs, il est évident qu'il devra servir à l'explication de certains cas d'épilepsie jusqu'ici considérés comme de simples névroses. Je ne me prononce pas sur ce point, à l'égard duquel il faut garder la plus grande réserve; mais je pense qu'il peut être l'objet de recherches intéressantes.

Quoi qu'il en soit, à part certains cas d'épilepsie déterminés par une lésion organique du cerveau assez forte pour fluxionner l'encéphale ou pour gêner la circulation des sinus, ce qui amène l'infiltration séreuse complète ou partielle de la papille, l'épilepsie ne produit dans le fond de l'œil qu'une hypérémie ou une hypérangie (*accroissement du nombre des vaisseaux*) considérable, et dans quelques cas ce que nous avons appelé *angioplanie*, c'est-à-dire une erreur de distribution des vaisseaux dans l'intérieur de l'œil.

Ce n'est pas assez sans doute pour diagnostiquer l'épilepsie ; mais chez quelques individus, cet hypérémie est suffisante pour faire prévoir une attaque prochaine ou pour reconnaître les traces de celle qui vient d'avoir lieu.

Obs. CLXIV. — Épilepsie. — Ophthalmoscopie. — Hypérémie capillaire. — Hypérangie rétinienne. — Infiltration séreuse.

Un garçon âgé de quinze ans, faisant ses études au lycée Louis-le-Grand, avait de temps à autre des attaques convulsives, avec perte de connaissance, venant tous les quatre à six mois, et ne laissant pas le souvenir de ce qui s'était passé. Il fut considéré comme épileptique par différents médecins.

Ces attaques avaient commencé à l'âge de deux ans, et la première avait occasionné un strabisme convergent de l'œil droit, c'est-à-dire une paralysie du moteur oculaire externe.

A l'ophthalmoscope, l'œil droit par lequel l'enfant ne peut voir ni pour lire ni pour reconnaître les personnes, est le siége d'une hypérémie papillaire, avec hypérangie considérable. La papille est voilée par une infiltration séreuse.

A gauche, la papille est normale, et la congestion moindre.

Obs. CLXV. — Épilepsie symptomatique. — Ophthalmoscopie. — Infiltration séreuse de la papille droite. — Céphalée opiniâtre.

M. B....., âgé de cinquante-six ans, a depuis un an des douleurs vives sur le sommet de la tête, sans fourmillements ni paralysie des membres ou des organes des sens. De temps à autre, la nuit il pousse un cri, se débat convulsivement pendant un quart d'heure environ, et revient à lui sans se souvenir de ce qui s'est passé. Il reste hébété, puis se rendort, et l'attaque est finie. A part cela, il n'a que de fréquents vertiges. Il est bien portant et fait ses affaires. Le docteur Tahère l'a traité pour de l'épilepsie. Ce fut mon avis quand je le vis en avril 1863, et quand je l'examinai à l'ophthalmoscope, en juin 1864.

L'œil gauche n'offre rien de particulier. Dans l'œil droit, la papille est plus petite et confuse, les vaisseaux très-minces et peu apparents ; il y a sur eux un voile d'infiltration séreuse, et il n'y a pas d'hypérémie rétinienne. La vision s'affaiblit beaucoup, mais semble être au même degré dans les deux yeux.

Obs. CLXVI. — Épilepsie probable. — Ophthalmoscopie. Angioplanie papillaire.

Au mois de juin 1864, la petite fille du docteur D....., âgée de cinq mois, me fut amenée pour des crises nerveuses se reproduisant plusieurs fois par jour depuis deux mois ; ces crises étaient caractérisées par un cri, par une sorte de connaissance sans rougeur ni pâleur et un tremblement général durant un quart d'heure. Après cette crise, l'enfant reste hébétée et avec un peu de strabisme.

A l'ophthalmoscope, je constate une angioplanie papillaire, c'est-à-dire une plus grande quantité de vaisseaux singulièrement distribués sur la papille sans congestion rétinienne évidente.

Obs. CLXVII. — Vertige épileptique. — Flexuosités phlébo-rétiniennes.

Hôpital Sainte-Eugénie (salle Sainte-Marguerite, n° 4). — Vertige épileptique. — Névralgie frontale gauche. — De ce côté, dilatation et flexuosité des vaisseaux. — Rien dans l'œil droit.

Obs. CLXVIII. — Épilepsie convulsive. — Hypérangie rétinienne.

Salle Sainte-Marguerite, n° 16. — Épilepsie avec attaques convulsives. — A droite, papille ovale, irrégulière. — Congestion et accroissement du nombre des vaisseaux. — Mêmes altérations à droite.

Obs. CLXIX. — Épilepsie convulsive. — Hypérangie et angioplanie rétiniennes.

Salle Sainte-Marguerite, n° 17. — Épilepsie convulsive. — Accroissement du nombre des vaisseaux, qui sont tortueux et dilatés au niveau de la papille de façon à caractériser l'*angioplanie* ou une anomalie de distribution.

Obs. CLXX. — Épilepsie convulsive. — Hypérangie rétinienne.

Salle Sainte-Marguerite, n° 2. — Épilepsie convulsive. — Accroissement du nombre des vaisseaux tortillés les uns sur les autres et beaucoup plus dilatés à droite qu'à gauche. — De ce côté existe une forte névralgie frontale.

Obs. CLXXI. — Vertige épileptique.

De 1862 à 1865, j'ai soigné une jeune fille âgée de dix-huit ans qui avait de nombreux vertiges et quelquefois des congestions cérébrales intenses. — Elle avait dans les yeux une anomalie évidente de distribution des vaisseaux (*angioplanie*) portant à la fois sur leur nombre et sur la distribution.

Obs. CLXXII. — Épilepsie de naissance. — Ophthalmoscopie.

Le 9 septembre 1863, aux Enfants malades, dans la salle Sainte-Catherine, une fille âgée de onze ans, ayant beaucoup d'attaques d'épilepsie depuis sa naissance, conservant son intelligence, n'avait qu'un peu de trouble de la vision surtout dans l'œil droit.

La papille droite est en quelques points voilée à la circonférence, avec un peu d'infiltration, et à la partie inférieure deux vaisseaux dilatés sur la rétine se rétrécissent sur la papille comme s'il y avait un obstacle à la rentrée du sang. Toutes les autres veines sont dilatées et l'une semble renfermer un coagulum.

A gauche, les veines sont très-nombreuses et très-dilatées. — La papille est nette.

Voici maintenant un grand nombre d'observations faites à la Salpêtrière dans le service de M. Moreau, par M. Duguet, et bien que ce ne soit que des notes, je les transcris ici à titre de renseignement. Ce sont des observations pour la plupart négatives, mais il est vrai de dire que dans ces cas, on n'a pas cherché dans le sens que j'indique pour voir s'il n'y avait pas d'anomalie vasculaire de la rétine.

OBSERVATIONS FAITES EN 1861, PAR M. DUGUET, A LA SALPÊTRIÈRE, DANS LE SERVICE DE M. MOREAU.

Obs. CLXXIII. — Épilepsie consulsive.

Villette, âgé de vingt-sept ans.— Épilepsie par agénésie cérébrale. — Moitié droite du corps beaucoup moins développée que l'autre, *l'œil droit* participe au même arrêt de développement. — Épileptique à grands accès. — Rien à l'intérieur des yeux examinés à l'ophthalmoscope.

Obs. CLXXIV. — Épilepsie vertigineuse et convulsive.

Bauvry, âgé de cinquante-trois ans. — Épilepsie par agénésie cérébrale. — Moitié droite du corps beaucoup moins développée que l'autre. — Rien à l'ophthalmoscope. — Épileptique à vertiges et à grands accès.

Obs. CLXXV. — Épilepsie convulsive.

Chabert, âgé de quarante-neuf ans. — Épilepsie par agénésie cérébrale. — Moitié droite du corps beaucoup moins développée que l'autre. — Rien à l'ophthalmoscope. — Épileptique à grands accès. — Embarras continu de la langue.

Obs. CLXXVI. — Épilepsie et idiotie.

Bogniols, âgé de cinquante-neuf ans. — Agénésie cérébrale. — Moitié droite du corps beaucoup moins développée que l'autre. — Rien à l'ophthalmoscope. — Épilepsie à grands accès et idiotie.

Obs. CLXXVII. — Épilepsie convulsive.

Douclin, âgé de quarante-quatre ans. — Agénésie cérébrale. — Moitié gauche du corps beaucoup moins développée que l'autre. — Rien à l'ophthalmoscope. — Épileptique à grands accès, peu fréquents.

Obs. CLXXVIII. — Épilepsie convulsive.

Frémont, âgé de cinquante ans. — Agénésie cérébrale. — Moitié gauche du corps beaucoup moins développée que l'autre. — Rien à l'ophthalmoscope. — Épileptique à grands accès.

Obs. CLXXIX. — Épilepsie et imbécillité.

Grain, âgé de dix-sept ans. — Agénésie cérébrale. — Moitié gauche du corps beaucoup moins développée que l'autre. — Rien à l'ophthalmoscope. — Épileptique à grands accès. — Imbécile.

Obs. CLXXX. — Épilepsie convulsive.

Lecomte, âgé de trente-quatre ans. — Agénésie cérébrale. — Moitié droite du corps beaucoup moins développée que l'autre. — Rien à l'ophthalmoscope. — Épileptique à grands accès.

Obs. CLXXXI. — Épilepsie suite d'apoplexie. — Macération. Pigment. — Atrophie choroïdienne.

Sergent, âgé de quarante-sept ans. — Hémiplégie à gauche depuis quatre ans. — Épileptique à grands accès depuis la même époque. — Macération de pigment aux deux yeux : du côté gauche, commencement d'atrophie choroïdienne.

Obs. CLXXXII. — Épilepsies convulsives.

X.,..., affecté d'agénésie cérébrale, avec atrophie assez marquée du globe de l'œil. — Épilepsie convulsive ne présentant rien à l'ophthalmoscope.

Obs. CLXXXIII. — Épilepsie convulsive. — Rétinite pigmentaire.

Coudère, âgé de soixante ans. — Épileptique à grands accès. — Deux rétinites pigmentaires, avec iritis chronique double. — Iridectomie ancienne.

Obs. CLXXXIV. — Épilepsie convulsive avec macération pigmentaire.

Décourt, âgé de cinquante-cinq ans. — Épileptique à grands accès. — Macération pigmentaire double.

Obs. CLXXXV.— Épilepsie convulsive avec angioplanie rétinienne.

Laplace, âgé de cinquante-deux ans. — Épileptique à grands accès. — Papilles mates avec anastomoses vasculaires nombreuses au fond des yeux.

Obs. CLXXXVI. — Épilepsie convulsive avec macération pigmentaire.

Dardeville, âgé de quarante ans. — Épileptique à grands accès. — Macération pigmentaire double.

Obs. CLXXXVII. — Épilepsie convulsive avec hémorrhagie de la rétine.

Crouble. — Épileptique à grands accès. — Petit épanchement sanguin à gauche près de la papille.

Obs. CLXXXVIII. — Épilepsie convulsive avec congestion rétinienne et papillaire.

Roussel, âgé de dix-sept ans.— Épileptique à grands accès. — Congestion très-prononcée des papilles.

Obs. CLXXIX. — Épilepsie convulsive.

Roberge, âgé de trente-huit ans. — Épileptique à grands accès. — Rétines à fond bleuâtre.

Obs. CXC. — Épilepsie convulsive avec congestion rétinienne.

Gabrian. — Épileptique à grands accès. — Congestion des deux rétines.

Obs. CXCI. — Epilepsie convulsive avec exsudats rétiniens.

Labbé, âgé de trente-sept ans. — Épileptique à grands accès. — Exsudats rétiniens très-prononcés, neigeux, découverts à l'ophthalmoscope et désignés, d'après Follin, sous le nom d'exsudats infantiles dans l'œil gauche.

Obs. CXCII. — Épilepsie convulsive avec atrophie choroïdienne.

Billard, âgé de quarante-cinq ans. — Épileptique à grands accès. — Atrophie choroïdienne double.

Obs. CXCIII. — Hystéro-épilepsie avec exsudats rétiniens.

Schlesinger, âgé de quarante-cinq ans. — Hystérique pure. — Exsudats rappelant entièrement ceux de Labbé.

Obs. CXCIV. — Hystéro-épilepsie avec atrophie choroïdienne.

Leroux, âgé de quarante ans. — Hystéro-épileptique. — Atrophie choroïdienne probable à gauche.

Obs. CXCV. — Épilepsie convulsive avec atrophie choroïdienne.

Bigot, âgé de quarante-six ans. — Épileptique à grands accès. — Atrophie choroïdienne à gauche; demi-cercle inférieur.

Obs. CXCVI. — Épilepsie convulsive avec atrophie choroïdienne double.

Thomas (L.), âgé de quarante ans. — Épileptique à grands accès. — Atrophie choroïdienne double.

Obs. CXCVII. — Épilepsie convulsive.

Louvet, âgé de trente-cinq ans. — Épileptique à grands accès. — Iritis plastique des deux yeux avec obturation presque complète des pupilles.

Obs. CXCVIII. — Épilepsie convulsive.

Cosbach, âgé de trente-huit ans. — Épileptique à tics non-douloureux. — Atrésie papillaire gauche avec cataracte congénitale probable derrière.

Obs. CXCIX. — Épilepsie convulsive.

Rousseau, âgé de vingt-huit ans. — Épileptique à grands accès. — Deux cataractes congénitales fenêtrées.

Obs. CC. — Épilepsie convulsive.

Vieille. — Épileptique à grands accès. — Cataracte branlante très-curieuse.

Obs. CCI. — Épilepsie convulsive avec macération pigmentaire.

Noël, âgé de trente-huit ans.— Épileptique à grands accès. — Macération double de pigment.

OBS. CCII. — Épilepsie convulsive avec double atrophie choroïdienne.

Peuchot, âgé de quarante-cinq ans. — Épileptique à grands accès. — Atrophie choroïdienne double.

OBS. CCIII. — Épilepsie convulsive avec atrophie choroïdienne.

Josin, âgé de cinquante ans. — Épileptique avec hémiplégie à gauche. — Œil gauche atrophié présentant de l'atrophie choroïdienne.

Un grand nombre d'autres épileptiques (180 au moins) ont encore été examinés au moyen de l'ophthalmoscope à plusieurs reprises par le même observateur, et chez aucun de ces malades il n'a été découvert de lésion du nerf optique ou de la rétine.

CONCLUSIONS.

LXIII

Dans l'intervalle des attaques d'épilepsie essentielle, il n'y a aucune altération de la papille du nerf optique ni des vaisseaux de la rétine.

LXIV

Après une attaque d'épilepsie, on voit toujours dans le fond de l'œil une dilatation des veines de la rétine qui diminue peu à peu au bout de quelques jours.

LXV

Chez beaucoup d'épileptiques, il y a une anomalie vasculaire du fond de l'œil ou *angioplanie*, ou une augmentation de diamètre et de nombre des veines de la rétine (*hypérangie rétinienne*), et si ces vices d'organisation des vaisseaux oculaires correspondent à une semblable anomalie du cerveau, ce qui est possible, on pourra, dans ces lésions, trouver la cause de certaines épilepsies, jusqu'à ce jour considérées comme essentielles.

LXVI

Il y a souvent avec l'épilepsie des atrophies choroïdiennes, des rétinites pigmentaires, des macérations de pigment, des exsudats rétiniens et des hémorrhagies de la rétine qui sont évidemment sous la dépendance de cette maladie.

LXVII

Dans les épilepsies symptomatiques, l'ophthalmoscopie fait presque toujours découvrir une infiltration séreuse et une atrophie de la papille du nerf optique.

CHAPITRE XVIII

DES TROUBLES OCULAIRES PRODUITS PAR LES CONVULSIONS ESSENTIELLES.

Chez les enfants qui au début d'une maladie aiguë ont une convulsion initiale sympathique d'une phlegmasie viscérale, chez ceux qui ont une convulsion passagère causée par une indigestion ou par le travail de la dentition, chez ceux enfin qui, à la dernière période d'une maladie aiguë, offrent des phénomènes convulsifs sans méningite, il m'a paru important de rechercher les altérations qui pourraient se produire au fond de l'œil. Je n'en ai pas trouvé ou du moins celles que j'ai rencontrées m'ont paru insignifiantes.

Ainsi, outre le *nystagmus* et le *strabisme* ordinaires en pareille circonstance, lorsqu'il est possible de recourir à l'ophthalmoscope, on ne constate aucune lésion de l'œil sur la rétine ou sur la papille qui soient comparables à celles de la méningite, de l'hydrocéphalie chronique ou de l'hémorrhagie cérébrale. Il y a quelquefois un peu de plénitude des vaisseaux de la rétine ; mais c'est là tout ce que j'ai observé. — Dans un cas, cette congestion était assez forte, comme on pourra le voir dans l'observation ci-jointe, n° CCIV, mais après la mort nous avons trouvé quelques caillots dans les sinus de la dure-mère, et l'on peut se demander si ces caillots n'étaient pas la cause d'un obstacle à la circulation phlébo-rétinienne.

Obs. CCIV. — Coqueluche. — Convulsions essentielles. Hémiplégie gauche. — Ophthalmoscopie. — Rien.

Plateaux (Eugène), âgé de trois ans et demi, entre le 9 janvier 1865. Cet enfant a son père et sa mère et une sœur en bonne santé. Il a eu, il y a six mois, des convulsions qui ont duré une quinzaine de jours.

Depuis lors, il a eu la rougeole, et il a eu de nouvelles convulsions qui ont laissé une hémiplégie incomplète à gauche.

Depuis un mois, il a la coqueluche. Aujourd'hui, il est dans l'état suivant :

Face profondément altérée, yeux excavés, comme s'il y avait un flux d'intestin : peu de soif, pas de diarrhée, une selle naturelle.

Quintes peu fréquentes ; la résonnance de la poitrine est bonne, et des deux côtés existent du râle muqueux et sus-crépitant, disséminés, peu nombreux.

Les convulsions ont cessé cette nuit, et au moment de l'entrée elles étaient dans toute leur force ; point de strabisme, point de déviation de la bouche, des lèvres ou de la langue. La sensibilité cutanée est conservée, les mouvements de tout le côté gauche sont à peu près abolis.

Julep avec acétate d'ammoniaque : 1 gramme.

Peu après la visite, l'enfant a été pris de convulsions qui ont duré toute la journée et la nuit avec plaintes continuelles et petits cris.

L'hémiplégie gauche a un peu augmenté ; — pas de vomissement, pas de garderobes ; — pas de quintes de coqueluche, et la résonnance de la poitrine est obscure. — Sans souffle appréciable ; partout râles muqueux abondants. Pouls 120.

A l'ophthalmoscope, les papilles sont nettement circonscrites et peu colorées. Il y a, à droite et à gauche, une dilatation assez grande des veines rétiniennes. Pas d'infiltration séreuse ni d'hémorrhagie.

Les convulsions ont continué toute la journée, et l'enfant est mort le 12, à huit heures du matin.

Autopsie. — Le 13 janvier, le cerveau présente dans les espaces des circonvolutions une teinte louche opaline ; les veines de la surface, surtout en arrière, sont gorgées de sang sans caillots. Le sinus jugulaire droit contient un caillot translucide d'une longueur de 5 à 6 centimètres, un caillot semblable se trouve dans le sinus pétreux inférieur gauche. Le cerveau, le cervelet et la protubérance coupés par tranches fines n'offrent rien à noter.

Les poumons sont remplis de granulations miliaires disséminées à la surface et à l'intérieur. Le sommet du poumon droit en particulier est farci de ces granulations rassemblées en masse, et autour d'elles le parenchyme pulmonaire est gris, infiltré de matières tremblotantes et même plastiques, comme œdémateux, et simulant assez bien la pneumonie chronique.

Les reins, la rate, le foie, n'offrent rien à noter.

CHAPITRE XIX

DES TROUBLES OCULAIRES DANS LE DÉLIRE ESSENTIEL DES FIÈVRES ET DES MALADIES INFLAMMATOIRES, COMPARÉS AUX TROUBLES OCULAIRES PRODUITS PAR LES LÉSIONS CÉRÉBRO-SPINALES.

Ce n'est pas assez de rechercher les lésions oculaires produites par les maladies nerveuses et par les altérations organiques du cerveau ou de la moelle. Il faut pour que l'importance séméiotique de ces lésions soit réelle, qu'on établisse d'une part leur rapport avec les altérations matérielles du cerveau, et de l'autre qu'on démontre que, dans les troubles fonctionnels du cerveau, tels que les hallucinations, le délire et les convulsions essentielles, il n'y a aucune lésion du fond de l'œil appréciable à l'ophthalmoscope. — Si j'établis que, dans le délire ou dans le coma d'une fièvre typhoïde ou d'un érysipèle de la tête, il n'y a pas de lésions oculaires semblables à celles de la méningite aiguë, ou de l'encéphalite, j'aurai fourni la preuve que les altérations constatées à l'aide de l'ophthalmoscope dans la méningite sont à la fois tellement relatives et tellement particulières à cette phlegmasie, qu'il faut les considérer comme un des principaux symptômes de la maladie. C'est ce que je vais essayer de faire dans ce chapitre, en déclarant de suite que, dans le délire des fièvres assez fort pour faire craindre une méningite aiguë, l'ophthalmoscope ne fait découvrir aucune autre lésion de la méningite aiguë que l'hypérémie générale du fond de l'œil, lésion qui n'a rien de caractéristique, et que la congestion péripapillaire, l'œdème de la papille, les hémostases, les thromboses, les varices phlébo-rétiniennes ainsi que les épanchements sanguins de la choroïde ne s'y observent jamais. — Une telle différence doit frapper l'attention du lecteur et justifie ce que je disais, il n'y a qu'un instant, savoir : que le coma et le délire des fièvres ne produisent jamais dans l'œil les mêmes lésions qu'engendre la méningite. Voici maintenant quelques-unes de mes observations : les unes sont relatives à des sujets atteints de fièvre typhoïde avec délire ; les autres concernent un délire d'érysipèle de la tête, d'empoisonnement par la belladone, et la dernière a été recueillie sur une enfant qui mourait de convulsions après une opération de croup.

Obs. CCV. — Fièvre typhoïde avec délire. — Ophthalmoscopie.

Leloyer, âgée de cinq ans, entrée le 26 septembre

1862 à l'hôpital Sainte-Eugénie, pour une fièvre typhoïde délirante au neuvième jour. — Il y avait une forte fièvre, du ballonnement du ventre, pas de taches lenticulaires et une diarrhée abondante.

Les yeux sont un peu congestionnés ; mais de chaque côté, la papille est nette, il n'y a pas de dilatation variqueuse des veines ni d'infiltration péripapillaire.

Obs. CCVI. — Fièvre typhoïde avec délire. — Ophthalmoscopie.

Mannesschmidt (M.), âgée de dix ans, entre à l'hôpital des Enfants malades, le 31 août 1863, au n° 6 de la salle Sainte-Catherine. Elle est malade depuis quatre jours, et affectée de fièvre typhoïde avec délire assez intense.

Examiné à l'ophthalmoscope, le fond de l'œil présente de la congestion des veines qui sont dilatées ; mais la papille est nette et ses bords distincts ne sont nullement embrouillés par la congestion ou par l'œdème péripapillaire.

Obs. CCVII. — Fièvre typhoïde comateuse. — Diagnostic incertain. Ophthalmoscopie montrant que le coma était essentiel au lieu d'être lié à une maladie du cerveau.

Le docteur Vignal me fit appeler le 13 octobre 1863, près de M. F...., âgé de trente-huit ans, marchand de ferraille, rue Louis-Philippe, et arrivé au dix-neuvième jour d'une fièvre typhoïde qui s'était le matin compliquée de coma.

Ce malade avait eu, six mois avant, une petite hémorrhagie cérébrale suivie d'hémiplégie gauche complétement guérie. Il avait depuis son enfance une maladie du cœur qui lui rendait le pouls intermittent.

Au moment de mon examen, je lui trouvai la plupart des symptômes de la fièvre typhoïde, y compris des *taches rosées lenticulaires* sur le ventre ; mais en raison du coma, et l'intermittence du pouls, M. Vignal et moi, nous hésitions pour savoir si l'ancienne maladie du cerveau ne reparaissait pas, si le diagnostic était exact, si l'on ne s'était pas trompé, et enfin si au lieu d'une fièvre typhoïde ataxique, il n'y avait pas seulement une méningo-encéphalite ayant donné lieu à des accidents analogues à ceux de la fièvre typhoïde et entrant dans la troisième période de coma et de convulsions.

Le pouls intermittent et inégal eût tranché la question en faveur d'une méningo-encéphalite, si l'on ne nous eût dit qu'une maladie du cœur lui donnait habituellement ce caractère.

L'existence d'un foyer hémorrhagique ancien nous faisait craindre une affection cérébrale.

Je n'avais pas trouvé d'épistaxis, ni de bronchite ; il y avait de la diarrhée, de la douleur au ventre, un peu plus forte à droite, du ballonnement ; mais le malade avait été purgé, et ces symptômes n'avaient plus de valeur pour moi. Les taches rosées seules avaient une signification ; cependant j'hésitais, et pour me prononcer, j'eus recours à l'ophthalmoscopie.

Les deux papilles étaient nettes dans leur contour, sans hypérémie, et la rétine était peu colorée. Les vaisseaux n'étaient pas très-considérables, peu engorgés ; d'où je conclus qu'il n'y avait ni congestion, ni compression, ni phlegmasie du cerveau. Comme d'ailleurs la sensibilité était conservée, bien qu'obtuse, et qu'il n'y avait ni convulsions ni paralysie dans les membres, je conclus à l'existence d'une fièvre typhoïde ataxique à forme comateuse.

Ce diagnostic était exact. Il fut confirmé les jours suivants par la persistance des symptômes typhoïdes, sans complications de phénomènes convulsifs ou paralytiques. — La mort eut lieu à la fin de la semaine.

Obs. CCVIII. — Fièvre typhoïde avec délire. — Examen à l'ophthalmoscope. — Rien de particulier.

Saggou (Marie-Louise), âgée de neuf ans, entrée à l'hôpital Sainte-Eugénie le 20 mai 1862, au n° 10 de la salle Sainte-Marguerite. — Pas de gourmes, pas de glandes, pas de convulsions ; rougeole à trois ans ; en ce moment, la mère a la fièvre typhoïde et un frère vient de succomber à cette maladie.

L'enfant est malade depuis cinq jours par de la

fièvre, de la diarrhée, avec douleurs au ventre sans épistaxis.

État actuel. — Prostration assez prononcée, sans stupeur, douleurs de tête sans surdité, obnubilations, pas d'épistaxis; — langue blanche sèche, soif fréquente, pas de vomissements, diarrhée abondante, ventre souple, légèrement ballonné, sans gargouillement, avec douleurs très-vives dans la fosse iliaque droite, pas de taches. — L'enfant tousse un peu; bonne résonnance de la poitrine, un peu de râle sibilant et ronflant en arrière, agitation nocturne, insomnie, délire, peau très-chaude. Pouls 140.

25 *milligrammes de tartre stibié.*

Le 22 mai, quelques vomissements, hier un peu de diarrhée, l'état est le même et il y a eu un peu de délire.

30 *grammes de sulfate de soude. — Bain.*

24 mai. — Diarrhée abondante, selles involontaires, ventre un peu tendu, ballonné, sans gargouillement, assoupissement, subdelirium, pas d'épistaxis. Pouls 136.

Limonade; cataplasmes sur le ventre.

25 mai. — Deux garderobes liquides, peu abondantes. Même état d'assoupissement et de subdelirium. Pouls 136.

Bain. — Même prescription.

26 mai. — Deux garderobes abondantes, ventre tendu ballonné, sans gargouillement, trois taches lenticulaires; — même état de stupeur et de prostration

sans délire; — lèvres fuligineuses, sèches, l'enfant boit souvent mais ne demande jamais; — toux grasse, respiration haute et fréquente, bonne résonnance du thorax, râles sibilants et ronflants des deux côtés de la poitrine; — la peau est chaude, partout le siége d'une hyperesthésie prononcée, on ne peut pas toucher l'enfant sans lui faire pousser des cris, c'est un phénomène commun à la fièvre typhoïde et à la méningite de l'enfance. Pouls 152.

Bouillon avec semoule; eau rougie.

27 mai. — Même état. — *Même prescription.*

31 mai. — Trois garderobes, ventre souple, un peu moins douloureux sans gargouillement, ni taches, l'assoupissement et le délire sont moindres, il y a toujours un peu de toux, peau chaude. Pouls 120.

(Le 28 mai, au moment du coma le plus prononcé, l'examen ophthalmoscopique, par M. Galezowski, n'a fait découvrir aucune modification de la papille ni de la rétine.)

Potages, vin, bain, cataplasmes sur le ventre.

1er juin. — Trois garderobes, moins d'assoupissement et moins de délire, il se fait un peu d'œdème au visage. Pouls 108.

2 juin. — Deux garderobes. 100 pulsations. Adynamie moins marquée.

3 juin. — Deux garderobes, moins d'agitation. 100 pulsations.

4 juin. — Deux garderobes liquides. Ventre un peu

tendu, non douloureux, fort gargouillement. L'enfant est moins abattue. Elle a plus de somnolence. Toux grasse, peu fréquente, râles sibilants dans les deux poumons. Pouls 112.

5 juin. — La sensibilité est toujours assez vive aux membres inférieurs. L'amélioration continue. Pouls, 88.

11 juin. — Deux garderobes. Pouls 76.

Sortie guérie le 25 juin.

Obs. CCIX. — Érysipèle du pharynx et de la face. Ophthalmoscopie.

Paul (Eugénie-Louise), âgée de treize ans, entrée à l'hôpital Sainte-Eugénie le 26 avril 1862. Cette enfant, dont le père est atteint d'érysipèle, a en ce moment trois de ses frères ayant eu un mal à la gorge, suivi d'érysipèle du visage débutant par le nez.

Celle-ci est malade depuis le 21 avril. Comme son père et ses frères, elle a été prise d'angine et de douleur des ganglions sous-maxillaires, et après douze heures environ, le nez est devenu rouge, douloureux, gonflé, et de là l'érysipèle s'est étendu au reste de la face.

Un vomitif et un purgatif ont été administrés.

27 avril. — *État actuel.* — Le fond de la gorge est très-rouge, le voile du palais, la luette tuméfiés, les amygdales volumineuses; la difficulté de la déglutition

a disparu depuis hier, ainsi que les difficultés de phonation.

Le visage est érysipélateux ; la joue droite, l'oreille et le côté de la tête sont rouges, tuméfiés, douloureux ; les paupières sont œdématiées ; — du côté gauche, la rougeur n'occupe que la joue et n'atteint pas l'oreille ; le menton n'est pas occupé, — le cuir chevelu est douloureux du côté droit jusqu'au sommet de la tête, mais point à gauche.

Langue rouge, sèche, lèvres fuligineuses, soif fréquente, pas de nausées ni de vomissements, pas de diarrhée ; — pouls, 108.

Gargarisme d'eau d'orge et de miel rosat ; — 5 centigrammes d'émétique. — Lait.

1er mai. — La face n'est presque plus gonflée, la malade peut ouvrir les yeux, ce qui permet l'examen ophthalmoscopique. — On trouve le fond de l'œil notablement congestionné, offrant une innombrable quantité de veines plus apparentes que de coutume (*hyperangie rétinienne*), sans dilatation ni suffusion séreuse de la papille (voy. dans l'Atlas la fig. 20). L'érysipèle occupe la totalité du cuir chevelu, mais il n'a aucune tendance à gagner le tronc.

État adynamique des plus prononcés, langue sèche fuligineuse, un peu de subdelirium.

2 mai. — Une grande détente s'est produite, la malade a toute sa connaissance, elle ne ressent plus de douleurs à la pression du cuir chevelu, l'érysipèle à la

face n'occupe plus que le menton. La langue se nettoie, la fièvre est tombée.

4 mai. — L'amélioration continue, le menton reste rouge et gonflé, les paupières droites se sont de nouveau tuméfiées, la langue est naturelle, plus de fièvre; l'enfant mange un potage.

18 mai. — L'enfant sort complétement guérie. — Son père et deux de ses frères, atteints comme elle d'érysipèle à la face, sont guéris, mais un autre petit garçon de deux ans, jusque-là indemne, a été atteint à son tour de la même maladie et a succombé le 15 mai.

Obs. CCX. — Fièvre typhoïde avec violent délire. — Guérison, et, dans la convalescence, idiotie momentanée. — Ophthalmoscopie.

Aurélie Linz, âgée de dix ans, entrée le 2 septembre 1863 au n° 50 de la salle Sainte-Catherine, est malade depuis huit jours par une fièvre typhoïde grave compliquée de délire.

Au fond de l'œil, congestion des veines, qui sont extrêmement dilatées en même temps que la rétine est très rouge, mais la papille est nette et ses bords distincts ne sont nullement embrouillés par la congestion.

Le 27 septembre, l'enfant est guérie, mais elle reste hébétée, ne sachant ni son nom, ni son adresse. Elle mange et digère bien. Un mois après, le 27 octobre, elle avait recouvré son intelligence; — à l'ophthalmoscope la congestion de la rétine a disparu, la papille est nette, mais ses vaisseaux sont étroits et à la partie inférieure (image renversée), il y a une dilatation énorme de deux vaisseaux dont le sang ne rentre pas sur la papille, comme si une infiltration empêchait le retour.

Réflexions. — Ici, pendant la maladie et le délire aigu il n'y avait aucune autre lésion qu'une forte hypérémie de la choroïde et des veines de la rétine, mais sous l'influence de cette hypérémie prolongée il s'est fait une légère altération du cerveau qui s'est traduite du côté de l'intelligence par de l'idiotie, et dans l'œil par une infiltration séreuse partielle de la papille du nerf optique.

Obs. CCXI. — Délire aigu violent produit par la belladone. — Dilatation des vaisseaux de la rétine sans œdème ni congestion de la papille.

Une enfant de quatre ans, couverte d'une éruption de rougeole au quatrième jour, prenait depuis la veille une potion renfermant par erreur *vingt cinq centigrammes d'extrait de belladone.* — Son médecin avait écrit sans le savoir: *Extrait de belladone* 0,25, au lieu de: 0,05. — Un délire furieux éclata pendant la nuit avec des hallucinations étranges et une gaieté folle, dans laquelle l'enfant babillait sans cesse en repoussant sa mère qu'elle ne reconnaissait plus. — Le médecin, fort instruit d'ailleurs, mais qui ne connaissait pas le délire des solanées vireuses, fut aussi effrayé que la famille et vint me chercher à l'hôpital des Enfants pour voir cette malade avec lui. — Ayant cru reconnaître un délire de belladone, je me fis adroitement présenter l'ordonnance qui avait été écrite par mon confrère, et ayant constaté le fait dont je viens de parler, nous nous retirâmes pour prescrire une potion opiacée qui devait contre-balancer l'effet de la belladone. — Personne ne se douta de ce qui avait eu lieu, et nous pûmes rassurer la famille sur un accident qui n'a pas eu de suites fâcheuses.

Ophthalmoscopie. — Je profitai de cette occasion pour examiner par l'intermédiaire de l'œil le cerveau d'un enfant en délire, sous l'influence d'une dose excessive de belladone. Je constatai que la papille était très-nette, sans nulle congestion et sans infiltration séreuse périphérique. — Le fond de l'œil n'était pas très-rouge et il n'y avait qu'une dilatation assez considérable des veines de la rétine. — Nulle part je ne trouvai de flexuosités, de varices ni de thrombose ou d'hémorrhagie.

Obs. CCXII. — Convulsions dans une agonie après l'opération du croup. — Ophthalmoscopie. — Dilatation des veines sans infiltration séreuse.

Marie Ferréal, âgée de deux ans et demi, entra à l'hôpital des Enfants malades, salle Sainte-Catherine, n° 8, le 23 septembre 1863, et fut opérée immédiatement. — Au bout de six heures, bien qu'elle eût rejeté une large fausse membrane pendant l'opération, l'asphyxie avait reparu et elle était de nouveau anesthésique. Elle était en convulsion avec du strabisme et une roideur très-prononcée de la mâchoire et des membres.

Examiné à l'ophthalmoscope, je vis dans son œil gauche la papille très-nette, sans infiltration séreuse périphérique, et il n'existait qu'une forte dilatation des veines de la papille et de la rétine avec flexuosités de l'une d'elles à la partie inférieure de l'œil. — Mort de l'enfant.

A l'autopsie, il existait une congestion considérable de la substance cérébrale, surtout de la substance grise, une congestion très-grande de la pie-mère et des veines méningées. Ces veines sont noires, fortement dilatées, remplies de sang liquide, rarement coagulé. Les sinus sont gorgés de sang, et le sinus pétreux inférieur droit rempli d'un caillot jaunâtre non adhérent entièrement décoloré, long de 6 centimètres. Le sinus caverneux est rempli par un caillot rouge qui se prolonge dans la veine ophthalmique correspondante. Ce dernier très-mince, tout à fait rouge, est très-long, et après l'avoir arraché, on constate qu'il a une étendue de 5 à 6 centimètres.

Obs. CCXIII. — Délire et coma dans la fièvre typhoïde. Ophthalmoscopie.

Eugène Chauson, âgé de dix ans, entré le 6 juillet 1865 au n° 43, salle Saint-Jean, pour une fièvre typhoïde adynamique au huitième jour, caractérisée par la stupeur, les épistaxis, un peu de surdité, un peu de photophobie, le ballonnement excessif du ventre, une diarrhée abondante avec gargouillement de la fosse iliaque droite et une tache rosée lenticulaire près de l'ombilic.

L'enfant a du délire, des soubresauts de tendons aux poignets, et un tremblement convulsif fréquent des muscles des lèvres.

En raison de son état mental et de l'affaiblissement visuel, on examine à l'ophthalmoscope, et dans l'œil droit il existe une vascularité très-grande de la rétine, se propageant sur la papille, qui est rougeâtre, un peu voilée et à peine distincte.

Il n'y a là ni œdème, ni dilatation des vaisseaux, ni épanchement sanguin.

Dans l'œil gauche existent les mêmes altérations, mais moins avancées.

CHAPITRE XX.

DES TROUBLES OCULAIRES DANS LES NÉVROSES ET DANS LES EMPOISONNEMENTS PAR LE TABAC, L'ALCOOL, LE PLOMB.

En dehors des lésions organiques du cerveau, de la moelle épinière et des méninges qui agissent d'une façon mécanique ou réflexe sur la *sensibilité*, sur le *mouvement*, sur la *circulation* et sur la *nutrition* de l'œil, de façon à donner lieu à des phénomènes qu'on peut utiliser dans le diagnostic des maladies du système nerveux, il y a des névroses et des empoisonnements qui occasionnent certains troubles visuels indispensables à connaître, si l'on veut compléter les applications de l'ophthalmoscope au diagnostic des maladies cérébro-spinales. Ainsi, dans l'*hystérie* et dans quelques névroses; dans les empoisonnements produits par l'usage excessif des *boissons alcooliques*, du *tabac à fumer*, et par l'*absorption du plomb*, il y a dans les fonctions de l'œil des troubles qu'il importe d'étudier.

§ 1. — Des troubles oculaires dans l'hystérie.

L'hystérie s'accompagne quelquefois de paralysies musculaires et sensoriales complètes, donnant lieu à de l'anesthésie cutanée, à des paraplégies ou à des hémiplégies complètes et à de l'amaurose. Dans ce cas, il était important de savoir si dans le fond de l'œil il y avait quelques lésions de la rétine ou de la papille pouvant expliquer l'abolition des fonctions visuelles. C'était le moyen de rechercher si les paralysies hystériques du nerf optique étaient de nature essentielle ou organique. Je n'ai pas observé assez de malades affectées d'amaurose par hystérie pour exprimer une opinion formelle sur la cause de cette paralysie, et je me garderai bien de faire aucune hypothèse à cet égard. Je n'ai eu que deux fois l'occasion de voir à l'ophthalmoscope le fond de l'œil dans une amaurose hystérique, et l'accident n'était pas encore fort éloigné. Dans ces deux cas, il n'y avait aucune altération appréciable des milieux de l'œil ni de la papille optique. Le fond de l'œil était normal. — Si l'amaurose eût été plus ancienne, en eût-il été de même? Je n'oserais le dire, car on sait que l'atrophie peut résulter de l'inaction fonctionnelle, et dans ces circonstances on pourra peut-être observer une altération du fond de l'œil qui, au lieu d'être primitive, ne serait plus qu'une lésion secondaire.

Quoi qu'il en soit, autant que je puisse en juger d'après un si petit nombre d'observations, l'amaurose hystérique ne laisse, primitivement au moins, aucune trace dans le fond de l'œil.

§ 2. — Des troubles oculaires dans les empoisonnements chroniques par le tabac.

A mesure que l'on consomme plus de tabac à fumer et que cette habitude passée dans nos mœurs est devenue pour quelques personnes une déplorable passion, on s'aperçoit mieux des effets fâcheux qu'exerce le tabac à fumer sur l'organisme. Sans parler des dyspepsies prolongées, des hémiplégies, des paraplégies, de la paralysie générale progressive et de toutes les névroses que peut occasionner l'abus du tabac, je ne m'occuperai ici que de l'amaurose des fumeurs étudiée à l'ophthalmoscope.

Cette amaurose, signalée par Mackenzie, par Sichel, par Desmarres, par Liebreich, etc., est un fait aujourd'hui incontestable. Les cas en sont très-nombreux, et j'en ai vu un très-grand nombre dans les cliniques d'ophthalmoscopie que j'ai parcourues. — Partout, chez ces malades, le fond de l'œil reste au début dans l'état normal, et ce n'est qu'avec le temps, par suite de l'inactivité fonctionnelle, qu'il se produit un commencement d'atrophie papillaire. C'est une amaurose essentielle due à l'empoisonnement chronique par le tabac, et chez les malades qui se soignent à temps, il leur suffit de cesser de fumer pour recouvrer la vue.

§ 3. — Des troubles oculaires produits par l'empoisonnement chronique de l'eau-de-vie et des boissons alcooliques.

Comme l'abus du tabac, l'excès des boissons alcooliques, surtout de l'eau-de-vie, et l'alcoolisme qui en résulte, produisent quelquefois l'amaurose. Ce fait, d'abord signalé par Sichel, et accepté par tous les médecins, trouve de fréquentes occasions de vérification dans les cliniques d'ophthalmologie. A chaque instant, on y voit des buveurs de profession, même ceux qui supportent le vin sans tomber en ivresse, atteints d'amaurose que l'on guérit par une tempérance absolue, si le mal n'est pas très-ancien.

Dans ces cas, au début de l'amaurose il n'y a aucune lésion du fond de l'œil, et ce n'est que si la perte de la vision remonte à une époque éloignée et par suite de l'inaction oculaire, qu'on rencontre l'atrophie du nerf optique.

§ 4. — Des troubles oculaires dans l'intoxication saturnine.

Dans l'encéphalopathie saturnine il y a souvent de l'amaurose, qui, parfois temporaire, peut être permanente. Ici encore, primitivement l'ophthalmoscope ne découvre dans l'œil aucune lésion qui puisse expliquer la perte des fonctions visuelles, et l'on peut croire que dans cet empoisonnement comme dans le nicotianisme, dans l'alcoolisme et dans les névroses hystériques, les désordres du système nerveux ne dépendent pas d'une lésion organique de l'encéphale.

CHAPITRE XXI.

DES LÉSIONS OCULAIRES A LA SUITE DE L'EMPLOI DU CHLOROFORME ET DE QUELQUES AUTRES SUBSTANCES MÉDICAMENTEUSES, TELLES QUE LE SULFATE DE QUININE, LA BELLADONE, LA PAPAVÉRINE, LA CODÉINE, LA MORPHINE.

Dans l'ordre d'idées qui sert de motif et de base à ce

livre, j'ai dû rechercher, parmi les médicaments qui agissent sur le système nerveux, quels pouvaient être ceux dont l'action laisse des traces dans l'encéphale en explorant les altérations qu'ils produisent au fond de l'œil.

§ 1. — Du chloroforme.

Le chloroforme paralyse momentanément la sensibilité, il anéantit le mouvement et l'intelligence, cela est incontestable ; mais pourquoi ? ces phénomènes ont-ils une raison d'être dans une modification passagère et appréciable de la substance nerveuse ? Quelle en est la cause anatomique ? C'est ce que j'ai voulu savoir, et pour cela j'ai eu recours à l'ophthalmoscopie, en me disant que si je ne trouvais rien au fond de l'œil, la question restait tout entière à élucider ; mais que si je trouvais une lésion évidente, cela pourrait faire connaître le mode d'action de la merveilleuse substance qui donne à l'homme la puissance de supprimer la douleur.

A ce moment, je traitais la teigne par l'emploi de la *calotte*, et pour éviter la douleur qui accompagne l'enlèvement de l'emplâtre au moyen duquel on arrache les cheveux, j'avais recours au chloroforme. Soit dit en passant, l'emploi de cet anesthésique dans la teigne enlève au procédé tout ce qu'il a de barbare et permet de l'employer pour aller plus vite que par l'épilation. Quoi qu'il en soit, j'avais un grand nombre de teigneux, bien portants d'ailleurs, sur lesquels j'ai appliqué la calotte, et avant d'arracher l'emplâtre et d'employer le chloroforme, j'ai examiné le fond de l'œil pour constater l'état normal. Cela étant fait, le chloroforme étant administré jusqu'à complète anesthésie, l'emplâtre du cuir chevelu étant arraché avec tous ses cheveux et l'enfant ayant repris sa connaissance, j'ai examiné le fond de l'œil et j'ai constaté un changement considérable avec ce qu'était l'état antérieur à l'anesthésie. J'ai vu des lésions variables selon les sujets, peu marquées chez les uns, plus considérables chez les autres, et, à ce qu'il m'a semblé, un peu en rapport avec la durée des inhalations de chloroforme nécessaires à la production du sommeil anesthésique.

Ces lésions sont celles de la choroïdite la plus légère et la plus intense, c'est-à-dire une injection très-prononcée du fond de l'œil avec accroissement du nombre des vaisseaux, distension uniforme de leur cavité par l'hypérémie et, dans quelques cas, une congestion papillaire masquant toute la papille et jetant sur elle un voile, au-dessous de laquelle on en distinguait à peine la place au fond de l'œil. — Dans un cas même, la lésion était si prononcée, que M. le docteur Cuinier, fort expert dans l'usage de l'ophthalmoscope, ne pouvait croire à la réalité de ce qu'il voyait, tant le voile papillaire était considérable et analogue à ce qu'on observe dans la choroïdite syphilitique.

Chose curieuse, ces lésions oculaires, même portées au degré que je viens d'indiquer, ne nuisaient pas à l'exercice de la vision, et après le réveil duraient plusieurs jours et quelquefois deux semaines. — Cette persistance du désordre circulatoire produit par l'action hyposthénisante du chloroforme sur l'encéphale est extrêmement importante, et montre qu'il n'y a peut-être pas lieu de recourir très-souvent sur le même sujet à l'emploi de cet agent. Elle m'a effrayé et m'a fait renoncer au traitement de la teigne par l'emploi de la calotte enlevée au moyen de l'anesthésie. Quand j'ai vu qu'il fallait appliquer plusieurs fois l'emplâtre chez le même enfant, et que chaque fois il fallait recourir au chloroforme, ce qui se fait rapidement la première fois, plus lentement la seconde, très-lentement la troisième et surtout la quatrième, à cause de l'accoutumance, j'ai eu peur que des séances de chloroforme prolongées une demi-heure ne soient suivies d'accident ; or, la teigne ne permettant pas qu'on s'expose à de pareils dangers, j'ai repris les pratiques de l'épilation avec les pinces à épiler.

Quoi qu'il en soit des applications du chloroforme au traitement de la teigne, mes observations sur les effets de l'anesthésie chloroformique sur les différentes parties du fond de l'œil prouvent que cet agent détermine une forte congestion cérébrale qui se manifeste également sur la papille et dans les vaisseaux de la rétine ou de la choroïde ; que ce soit une congestion active produisant la stase sanguine des sinus cérébraux des veines de l'encéphale, et secondairement des veinules ou des capillaires de la rétine et de la choroïde, ou au contraire une paralysie des capillaires par hyposthénie vasculaire, peu importe à l'intelligence du phénomène que je rapporte. On comprend le fait sans son explication, et il est certain, à en juger par l'ophthalmoscopie, que le chloroforme ne produit l'hypérémie rétinienne qu'après avoir déterminé l'hypérémie cérébrale, hypérémie cérébrale excessive et passagère qui est la cause de l'anéantissement temporaire de l'intelligence, du mouvement et de la sensibilité.

§ 2. — De l'opium et de ses alcaloïdes, tels que la morphine, la thébaïne, la papavérine, la codéine et la narcotine.

Quelle est l'action de l'opium et de ses alcaloïdes sur le cerveau ? Il est presque ridicule de songer à dire pourquoi l'opium fait dormir, puisque tout Français un peu fier de sa littérature nationale a une réponse prête à cette question, mais il ne l'est pas de rechercher quelle peut être l'influence de l'opium, de la *morphine*, de la *narcotine*, de la *codéine*, de la *thébaïne* et de la *papavérine* sur la substance cérébrale. Or, en ne cherchant à résoudre ce problème que par l'ophthalmoscopie, destinée à voir dans le cerveau au travers de l'œil, on constate ce qui a été dit par un grand nombre de médecins, que l'opium a pour effet de congestionner profondément le cerveau et d'y produire une stase sanguine assez considérable.

En effet, sous l'influence de l'opium, les yeux sont témulents comme dans l'ivresse, la conjonctive et l'iris sont plus rouges que de coutume, par suite de l'injection de leur réseau capillaire et au fond de l'œil, il y a une hypérémie très-grande, bornée aux gros vaisseaux, n'existant pas sur les capillaires, et n'occupant point la papille, qui reste blanchâtre, rosée, distincte, comme dans l'état normal.

Les alcaloïdes de l'opium ont des effets semblables, car m'étant trouvé à plusieurs reprises dans le laboratoire de Claude Bernard au moment où cet illustre physiologiste découvrait les propriétés physiologiques distinctes de ces alcaloïdes injectés dans le tissu cellulaire du chien, j'ai examiné à l'ophthalmoscope les yeux de ces animaux pour apprécier les désordres qui pourraient se produire au fond de l'œil. — J'ai vu que malgré les différences d'intensité de narcotique et d'excitabilité nerveuse produites par ces alcaloïdes, le fond de l'œil était, à peu de chose près, semblable dans tous les cas. Partout la papille restait distincte et il n'y avait d'évident qu'une excessive dilatation des veines rétiniennes.

En conséquence, l'opium et ses alcaloïdes congestionnent profondément l'encéphale et secondairement le fond de l'œil. C'est à cette cause anatomique passagère qu'il faut rapporter les phénomènes d'excitation, de somnolence, de subdelirium et de coma qui suivent son emploi.

§ 3. — Du sulfate de quinine.

L'action du sulfate de quinine sur les centres nerveux est bien connue, et chacun sait à quel degré d'intensité peuvent aller les bourdonnements et les bruits d'oreilles, ainsi que la surdité, l'amaurose, le délire et la paralysie incomplète du cœur observés à la suite de l'emploi de cette substance à haute dose ou à dose modérée prise pendant très-longtemps. Chez quelques malades, la surdité et l'amaurose ne sont que temporaires; mais, chez d'autres, la perte de la vue et de l'ouïe sont définitives, et l'on se demande quelle peut être la cause de pareils désordres du système nerveux. Sont-ce là des accidents dus à une action inappréciable du médicament sur l'encéphale ou, au contraire, faut-il les attribuer à une modification particulière de cet organe? C'est ce qu'il m'a semblé très-utile de rechercher.

On a dit que le sulfate de quinine décongestionnait le cerveau, et produisait une sorte d'anémie cérébrale à laquelle il fallait attribuer l'apparition des désordres du système nerveux observés après l'emploi de cette substance. Cette anémie, due à une sorte d'hyperesthésie ou de contractilité vasculaire exagérée de l'encéphale, serait, dans cette hypothèse, la lésion passagère et fugitive capable d'occasionner l'amaurose et la surdité. Un instant j'ai cru qu'on trouvait au fond de l'œil, sur la papille et dans la choroïde, la démonstration du fait, car après l'emploi du sulfate de quinine à deux et trois grammes chez des enfants atteints de rhumatisme articulaire aigu, j'avais constaté une véritable anémie du fond de l'œil, caractérisée par une décoloration très-prononcée de la choroïde. Le fait s'est vérifié sur plusieurs autres enfants, mais ils étaient de constitution faible et avaient de la chlorose; or, dans ces cas, le fond de l'œil est toujours plus ou moins décoloré. Ailleurs, au contraire, chez les enfants vigoureux, le sulfate de quinine n'a rien produit de pareil et ne semble pas avoir modifié la teinte du fond de l'œil, ni la coloration du sang des veines rétiniennes. Dans cette occurrence, je crois prudent de m'abstenir et sans résoudre la question, il me semble convenable d'en appeler à de nouvelles observations.

§ 4. — De la belladone.

La belladone exerce sur le fond de l'œil une action congestive presque semblable à celle de l'opium, mais elle a une action toute différente sur l'iris, qu'elle relâche en dilatant la pupille. Dans l'empoisonnement par l'opium, au contraire, la pupille est fort contractée.

A haute dose, et lorsqu'il y a empoisonnement, il y a dans le fond de l'œil une stase sanguine très-considérable, une énorme dilatation des veines rétiniennes.

CHAPITRE XXII.

DES TROUBLES OCULAIRES DANS LE SOMNAMBULISME NATUREL.

Je n'ai eu qu'une seule fois l'occasion de rechercher l'état du fond de l'œil dans le somnambulisme. C'est un cas difficile qui s'est présenté à l'hôpital de la Charité. Le malade était dans le coma, insensible, avec du délire, et avait présenté des phénomènes bien caractérisés de somnambulisme naturel. L'ophthalmoscope n'a rien fait découvrir au fond de l'œil.

Obs. CCXIV. — Somnambulisme naturel. — Coma. — Insensibilité. Rien à l'ophthalmoscope (1).

Alingre L., garçon fruitier, âgé de dix-huit ans, entra le 17 avril 1864, dans le service de M. Pelletan, à la Charité, salle St-Michel, n° 8.

(Les détails suivants furent donnés par son patron et par plusieurs personnes de sa famille.)

Ce jeune homme a eu dans son pays des accidents singuliers qui ont été attribués au somnambulisme.

Il est à Paris depuis quinze mois ; il a toujours travaillé courageusement et il a des habitudes très-régulières. Son maître vante beaucoup son intelligence et sa

(1) Observation recueillie par M. Dodeuil, interne de service.

moralité. Il n'a jamais montré d'exaltation religieuse; il est au contraire très-indifférent sous ce rapport. Il y a un an, son père se trouva tout à coup dans une situation pécuniaire fâcheuse; cet événement impressionna beaucoup le jeune homme, qui depuis a envoyé de l'argent à sa famille.

Pendant les premiers mois de son séjour à Paris, ce garçon fut employé dans une maison de commerce, qu'il a dû quitter à cause de la faiblesse de sa vue; il est myope et il a en outre un strabisme interne de l'œil droit.

Son maître raconte que depuis longtemps ce jeune homme éprouvait souvent la nuit une agitation singulière : il se levait en chemise, parcourait sa chambre d'un air égaré en gesticulant et quelquefois en parlant d'une voix forte.

Le 16 avril au soir, il était occupé à rentrer dans la boutique les divers objets étalés à la porte pendant la journée. Depuis le matin il paraissait triste et rêveur, lorsque tout à coup il monte dans sa chambre, au premier étage. Son maître, surpris de ce qu'il avait laissé sa besogne inachevée, se mit à sa recherche et le trouva étendu sur son lit, dans une immobilité complète. Ce calme fut de courte durée; il ne tarda pas à être remplacé par une agitation étrange.

Le fruitier, couché dans la pièce voisine, ne cessa d'observer ce qui se passait.

Plusieurs fois il trouva le jeune homme debout, en

chemise, quelquefois même tout nu, parlant très-haut ou récitant quelques prières à demi-voix. Il débita les monologues les plus bizarres, que nous avons en partie recueillis.

L'un d'eux, qui tout d'abord nous paraissait insignifiant, s'adressait aux femmes infidèles.

Nous avons appris depuis que le père du malade s'était trouvé dans la nécessité de quitter sa femme, parce qu'il l'avait récemment surprise en flagrant délit d'adultère. Ce malheur semble avoir eu une influence considérable sur le développement des accidents que nous observons.

Vers deux heures du matin, le jeune homme parut tout à coup sortir d'un long rêve; il se rappela que la veille au soir il avait interrompu son travail, et son premier mouvement fut de vouloir achever la rentrée des marchandises étalées à la porte. On fut obligé de lui assurer que tout était en ordre, et alors il consentit à se coucher.

Replacé dans son lit, il resta dans une immobilité et une insensibilité complètes.

Un médecin appelé deux fois ordonna le transport à l'hôpital.

Dès l'entrée dans la salle, l'interne de garde, trouvant quelques signes de congestion vers l'encéphale, fit une saignée de deux palettes environ, après laquelle le malade ouvrit les yeux et prononça quelques paroles.

Le soir, il est insensible aux piqûres et aux pincements; il paraît plongé dans un sommeil calme et profond. Les yeux sont fermés ; la pupille peu mobile a ses dimensions normales. La circulation et la respiration sont régulières. De l'eau froide est fortement projetée sur le visage et en prolongeant cette excitation pendant quelques secondes, on accélère la respiration qui paraît devenir anxieuse et enfin s'arrête après une courte interruption des mouvements respiratoires, le visage se colore et le malade ouvre les yeux. Il fait plusieurs gestes mystérieux, répond incomplétement aux questions qu'on lui adresse, puis retombe dans le même état d'insensibilité.

Le 18 avril au matin, aucune amélioration ne s'est produite. M. Pelletan répète l'aspersion froide, qui reste sans effet; alors, ce médecin applique un bouton de feu à la face interne des mollets. Pendant l'application du cautère actuel, le malade remue un peu les jambes, il se dresse sur son séant, regarde l'opérateur et retombe aussitôt. Dans le cours de la journée, on peut à peine lui faire prendre quelques cuillerées de vin et de bouillon. On est obligé de lui pratiquer le cathétérisme, une seule fois. Le 21, le malade répond un peu mieux aux diverses excitations ; son père vient le voir et échange avec lui quelques mots.

Le 23, on ne peut obtenir aucune réponse le matin; le soir, le jeune homme parle un peu ; il essaye même spontanément de se lever, mais il tombe sur le parquet.

Chaque jour amène un léger progrès; on augmente graduellement la dose des aliments. Tous les deux jours le malade prend un bain tiède. Il a pris volontiers les deux premiers bains; mais à présent on est obligé de le maintenir de force dans la baignoire.

Pendant tout le séjour à l'hôpital, on ne trouve aucun trouble des principales fonctions; aucun indice de lésion matérielle appréciable.

Le 4 mai, le jeune homme quitte le service sur la demande de son père, qui désire l'emmener dans son pays. Alors l'intelligence est nette, les réponses sont précises, mais encore un peu lentes; la sensibilité est intacte, l'appétit est bon, le malade n'est plus incommodé que par une faiblesse extrême.

On l'engage à suivre un régime tonique; tout fait espérer une amélioration complète.

Examen des yeux à l'ophthalmoscope. — Les deux yeux examinés à l'ophthalmoscope ne présentèrent rien de particulier. La papille et la rétine étaient dans l'état normal.

CHAPITRE XXIII

DES TROUBLES OCULAIRES PRODUITS PAR LA FOLIE.

Diverses tentatives de diagnostic de la folie, par l'examen de l'œil, ont été faites en Allemagne et en

France, mais jusqu'ici elles n'ont donné aucun résultat. Sauf une certaine conjonctivite dans la manie aiguë (1), l'*inégalité des pupilles* et l'*ataxie papillaire* qu'on observe dans la paralysie générale progressive dont j'ai parlé précédemment (voyez chapitre XI), les autres formes de la folie (2) ne produisent dans l'œil aucun désordre capable de donner plus de précision au diagnostic. Néanmoins je me reprocherais de ne pas dire ce qui a été fait à cet égard, et si ces faits n'ont pas une grande importance, ils serviront au moins à compléter les recherches que j'ai entreprises.

Le docteur Coccius de Leipsick est le premier qui ait eu l'idée d'appliquer l'ophthalmoscope au diagnostic de la folie (2), et il a été suivi par Ludwig de Hoffheim, par Qualieno de Pavie, par Wendt de l'asile de Halles, etc. Voici le résumé de leurs observations.

Le docteur G. Ludwig (3) a aussi examiné un grand nombre de cas d'aliénation mentale aiguë, chronique ou périodique. Chez deux malades atteints d'une

(1) *Conjonctivite des aliénés.* — Dans certains cas d'aliénation mentale, et principalement dans la manie aiguë ou dans les exacerbations de la manie chronique, la conjonctive offre presque toujours un état d'hypérémie accompagné de sécrétion muqueuse plus ou moins considérable. Chez quelques malades, il n'y a que de la congestion oculaire; mais chez d'autres, la sécrétion muco-purulente est telle, qu'il en résulte chaque matin une assez forte agglutination du bord des paupières.

(2) *Archives générales de médecine*, septembre 1856.

(3) *Allgemeine Zeitschrift für Psychiatrie*, XIII, 1, 1856.

stupeur périodique qui débutait chaque fois par une exaltation maniaque durant quelques jours et se terminant assez subitement par la guérison, il pouvait constater au début du paroxysme le développement d'une hypérémie croissante qui était surtout caractérisée par une injection capillaire dans la partie supérieure et interne de la papille. L'extérieur des yeux n'offrait rien qui aurait fait soupçonner cette altération de l'état normal.

Pour apprécier le degré de la dilatation des vaisseaux rétiniens, M. Ludwig recommande de fixer son attention sur les traits brillants qui sont occasionnés par le reflet de la lumière surtout sur les artères. — Un jeune ouvrier fut atteint subitement de manie, qui peu à peu prit un caractère périodique, de sorte que la maladie changeait cinq fois depuis le 8 septembre jusqu'au 13 janvier 1855. Examinés pendant une intermission complète, ses yeux n'offraient rien d'anormal que la pupille gauche d'une forme un peu ovale et avec une petite tache à la partie inférieure interne de sa périphérie et un peu en dehors de là une petite tache foncée de pigmentum. M. Ludwig réexaminait le malade dans l'accès maniaque et il trouvait alors les signes d'une hypérémie forte qui n'avait pas été accusée par l'état extérieur des yeux. Ce qu'il y avait de plus frappant, c'était que les traits de reflet s'étaient étendus sur les vaisseaux vers la périphérie, plus loin qu'au premier examen, et qu'on les trouvait même sur des artères qui alors ne l'avaient pas offert du tout. — Depuis le 13 janvier l'image est restée la même que dans les intermissions de la maladie, seulement la tache pigmenteuse est devenue de plus en plus pâle et elle a disparu un peu plus tard. C'était donc un petit épanchement qui s'était métamorphosé et enfin résorbé.

Entraîné par l'exemple, le docteur Hermann Wendt, médecin adjoint de l'asile de Halles, a examiné les yeux d'environ 150 aliénés. Malheureusement, le succès a médiocrement répondu à son attente. Plusieurs fois, il a trouvé de légères irrégularités dans le contour du nerf optique, mais ce phénomène est si commun qu'il n'a pas d'importance. Une autre fois, une portion du disque était nettement limitée par une ligne de pigment. Des excavations partielles ont aussi été remarquées treize fois dans un seul œil et vingt-neuf fois dans les deux yeux. Un malade offrait une turgescence des vaisseaux rétiniens, dépendant sans doute d'une congestion apoplectique ancienne. La rétinite pigmenteuse, a-t-on dit, serait fréquente chez les imbéciles, les idiots et les sourds-muets. Néanmoins, sur quatre idiots, compris parmi les sujets explorés, M. Wendt n'a rien observé de semblable. La scléroïdo-choroïdite postérieure existait d'un côté, dans seize cas (dont treize à gauche) et des deux côtés, dans quinze cas (1).

(1) Delasiauve, *Journal de médecine mentale*, 1863.

A Milan, le docteur Qualieno, professeur d'ophthalmologie de Pavie, a examiné des fous tranquilles, (monomanies érotiques, pellagreuses, etc.) et sur une quinzaine de cas, il m'a dit avoir constaté une énorme dilatation des veines de la rétine. Malheureusement il n'a jamais fait d'autopsies.

Le docteur Baumler d'Erlangen a vu quelques cas analogues, et il en est un particulièrement curieux dont il m'a laissé l'observation.

OBS. CCXV. — Aliénation mentale. — Monomanie suicide. — Ophthalmoscopie. — Dégénérescence athéromateuse d'une artère de la rétine. — Plaque blanche de la rétine. — Foyer sanguin miliaire. — Ecchymose de la rétine. — Plusieurs noyaux de ramollissement cérébral.

Homme de cinquante-six ans. — La papille est parfaitement nette, les veines nombreuses, et en bas il y a à côté d'une veine, à quelques millimètres, un foyer sanguin gros comme une tête d'épingle. Du côté opposé du vaisseau, existe une plaque de congestion très-prononcée, et un peu plus en dehors une plaque ovalaire de la dimension d'une graine de melon qui est tout à fait blanche.— Il y a également en bas, une artère, tout à fait blanche dans toute sa longueur, et qui est le siége d'une dégénérescence athéromateuse.

Le malade s'est suicidé; à l'autopsie, on a trouvé plusieurs noyaux de ramollissement cérébral grisâtre, mais il n'a pas été possible de prendre les yeux.

Je ne me suis pas trouvé en position d'étudier par moi-même les altérations du fond de l'œil dans toutes les formes de la folie, et je ne puis apprécier ce qu'il y a de vraiment utile dans ce qui a été dit par les médecins que je viens de citer. — Il serait bien désirable qu'un observateur habile et laborieux veuille entreprendre ces recherches sur un grand nombre de malades, mais il faut pour cela beaucoup de temps, beaucoup de malades, et une grande expérience de l'ophthalmoscope, ce qui sera difficile à rencontrer.

En attendant, voici le résumé d'une observation faite à Bicêtre chez un halluciné du service de M. Leger. C'est la seule que j'ai recueillie, et elle me servira à clore ce chapitre.

Obs. CCXVI. — Hallucinations. — Hémostases. — Irrégularité des vaisseaux de la papille. — Atrophie papillaire.

Bachelet, fils du concierge de Bicêtre, entre le 5 septembre 1862 à l'infirmerie de la maison, pour des hallucinations fréquentes de l'ouïe.

Son intelligence est conservée, et toutes ses fonctions sont régulières. — La vue est affaiblie, mais plus de l'œil gauche que de l'œil droit; — à gauche, *atrophie de la papille, irrégularité des vaisseaux, qui sont tortueux. — Hémostases sur quelques points.*

CHAPITRE XXIV

DES LÉSIONS OCULAIRES DANS L'ALBUMINURIE.

Il est difficile, dans l'état actuel de la science, de considérer l'albuminurie comme une maladie du système nerveux, bien que ce soit l'opinion de M. Hamon, longuement développée dans un mémoire intéressant publié par la *Gazette médicale* en 1860. — Il est évident que dans beaucoup de cas ce n'est pas exact, et que la congestion passive des reins due à un obstacle de circulation ou qu'un état inflammatoire primitif de ces glandes est la cause de ce phénomène — Cependant, comme, d'une autre part, les expériences de Cl. Bernard ont établi qu'en piquant le plancher du quatrième ventricule des lapins, en même temps qu'on rendait ces animaux diabétiques, on produisait aussi très-souvent de l'albuminurie, l'expérimentation semblerait rattacher l'albuminurie à une lésion de la moelle allongée qui serait aussi celle du diabète. — Je n'ai pas à discuter ces opinions et je me bornerai à faire remarquer que dans l'hypothèse d'une albuminurie produite par la ici lésion primitive d'un point du système nerveux, on trouve, au début de la maladie, avant toute autre manifestation appréciable, des troubles visuels, indiqués d'abord par Landouzy, puis par Lécorché et constatés enfin par tous les médecins. Ces troubles indiquent une altération profonde de la rétine et du nerf optiqueet constituent ce qu'on a appelé *amaurose albuminurique.* —Le fait est si commun sous cette forme, que beaucoup d'individus en apparence bien portants, livrés à toute les occupations ordinaires de la vie, s'aperçoivent d'un affaiblissement de la vue pour lequel ils s'adressent non à leur médecin, mais à un oculiste, et c'est ce dernier, qui en constatant à l'ophthalmoscope une altération particulière des deux rétines et des nerfs optiques *pouvant aller jusqu'aux tubercules quadrijumeaux*, dit au malade : « ..... Vous n'avez pas seulement un trouble de la vision, vous avez encore une maladie plus grave ayant produit la dégénérescence graisseuse des reins ; — qu'on analyse vos urines, et l'on y trouvera de l'albuminurie. » — Par l'examen de l'œil on reconnaît donc une lésion de la substance nerveuse qui indique l'albuminurie. La précède-t-elle ou la suit-elle ? peu importe en ce moment. C'est une question de doctrine qui a son importance, mais ce n'est pas le point de vue auquel je suis placé. Je ne prétends ici établir que des faits dégagés de toute hypothèse, pour montrer les rapports qui existent entre les lésions du fond de l'œil et celles du système nerveux qui ont produit l'albuminurie. — Or, tous les médecins ont reconnu l'exactitude de l'assertion de Landouzy, par laquelle on admet qu'un certain degré d'amaurose existe quelquefois au début de la néphrite albumineuse. — Quelques oculistes, notamment Desmarres, Liebreich, Galezowski, ont vérifié le fait en montrant à l'ophthalmoscope les lésions oculaires qui produisent cette amaurose. Par conséquent, il faut admettre qu'une lésion de la substance nerveuse de l'encéphale, des nerfs optiques et des rétines accompagne le début de l'albuminurie. On a même étudié la nature des altérations produites dans le fond de l'œil, et, sous ce rapport, les recherches anatomo-pathologiques de Lécorché, de Virchow, de Graefe, de Schweigger, de Desmarres, de Follin ne laissent rien à désirer.

Quelles sont donc les lésions observées dans le fond de l'œil chez les sujets atteints d'albuminurie ?

Quand ces lésions existent, ce qui n'a pas lieu chez tous les malades, elles offrent trois degrés qui sont : 1° l'infiltration séreuse générale ou partielle de la papille ; 2° les taches apoplectiques, linéaires, le long des vaisseaux ou irradiées en éventail autour de la papille, ou enfin à l'état de granulations éparses dans la rétine ; 3° les taches et granulations blanchâtres graisseuses de la rétine ; ainsi est caractérisée *la rétinite albuminurique*. Malheureusement ces lésions existent quelquefois en dehors de l'albuminurie, soit dans la méningite chronique, ainsi que j'en ai observé un exemple à l'hôpital des Enfants (voy. le dessin placé dans l'Atlas, fig. 18), soit dans la méningite aiguë (obs. 14 et 57), soit enfin dans le diabète. — Toutefois, si ces lésions oculaires ne caractérisent pas certainement et toujours l'albuminurie, dans le plus grand nombre des cas, elles en indiquent l'existence et ajoutent ainsi plus de précision au diagnostic de cette maladie.

De toutes les observations connues, en voici une commencée à la clinique de M. Desmarres, finie à l'Hôtel-Dieu et dans laquelle l'autopsie a permis à M. Galezowski de faire un dessin qui montre très-bien toutes les altérations de la rétinite albuminurique (1). — C'est un type auquel il n'y a presque rien à ajouter et dont je vais reproduire un extrait.

Obs. CCXVII. — Néphrite albumineuse chronique. — Amaurose. — Dégénérescence graisseuse de la rétine.

Madame L..., âgée de quarante ans, se présenta à la clinique de M. Desmarres, le 23 novembre 1864, pour consulter sur l'état de ses yeux, qui s'affaiblissaient considérablement depuis bientôt un mois. Elle dit que son œil droit s'est troublé tout d'un coup, et que, depuis ce temps, elle voit une tache noire de quelque côté qu'elle regarde ; — l'œil gauche voit assez bien. Quelque temps avant l'affaiblissement de la vue, la malade voyait des éclairs et des étincelles passer devant les yeux ; celles-ci étaient colorées en bleu, en rouge, en jaune, etc., au point que, par moment, la malade voyait comme des feux d'artifice.

(1) *De la dégénérescence graisseuse de la rétine dans l'albuminurie, ou De la rétinite albuminurique*, par Galezowski (*Union médicale*, 1865, p. 403).

La malade est pâle, anémique, son facies est cachectique et œdémateux ; elle a l'haleine caractéristique des personnes atteintes d'albuminurie. A l'extérieur, les yeux ne présentent aucun changement, les pupilles sont un peu paresseuses. De l'œil droit, la malade ne peut pas lire à cause d'une tache noire qui se place sur tous les objets qu'elle veut fixer. Cette tache a la forme d'une feuille de mûrier : elle est large de 10 centimètres. Le reste du champ visuel est normal. De l'œil gauche, elle lit le n° 3 de Jaeger. La malade a perdu presque complétement la faculté de distinguer les couleurs ; elle les confond les unes avec les autres : ainsi, le jaune lui paraît rose, la garance groseille foncé, le vert lui semble noir.

L'*examen ophthalmoscopique* fait découvrir la présence de la rétinite albuminurique dans les deux yeux. Voici, en effet, les lésions que l'on observe dans l'œil droit :

La papille du nerf optique est infiltrée, opaque, blanc rougeâtre ; ses contours se confondent avec la partie environnante de la rétine, qui est aussi un peu opaline, blanchâtre. Cette teinte opaline de la membrane nerveuse n'existe que dans une étendue limitée tout autour de la papille ; plus loin, elle a conservé sa transparence. Les veines sont engorgées ; les artères sont très-pâles, minces, et, de temps à autre, elles paraissent voilées par l'exsudation, comme, par exemple, en *a*, *a*. Le long des veines, on aperçoit des taches rouges foncées, *d*, *d*, qui longent les vaisseaux et présentent, par conséquent, la forme linéaire. Ces taches sont des apoplexies rétiniennes. Dans plusieurs endroits de la rétine, on voit des taches blanches, nombreuses, disséminées, de la grandeur d'une tête d'épingle, ou un peu plus

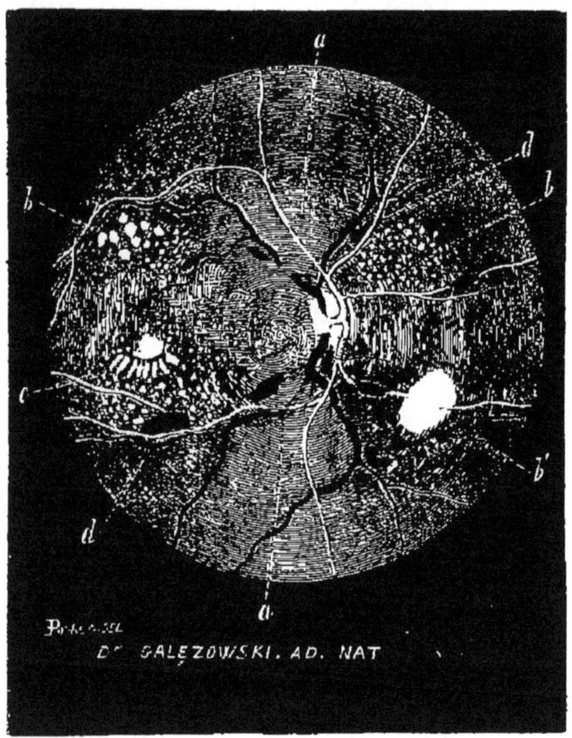

Fig. 14. — Rétino-choroïdite albuminurique.

a a. Artère de la rétine voilée par l'exsudation.
b' b'. Taches blanches d'exsudation graisseuse.
d d. Taches rouges hémorrhagiques le long des vaisseaux.

grandes, qui sont dues à la dégénérescence graisseuse de la rétine. Au point *b'*, il y a une tache de même nature beaucoup plus étendue. Les désordres qu'on trouve dans la macula sont très-caractéristiques; ils expliquent, jusqu'à un certain point, pourquoi la malade voyait devant cet œil une grande tache noire ayant la forme d'une feuille de mûrier. En effet, il s'y trouve en *c* une tache blanche centrale d'où partent des irradiations, formant, dans le champ de la macula, des dentelures qui correspondent aux dentelures mêmes de la feuille de mûrier que voit la malade. L'œil gauche présente aussi des taches graisseuses et apoplectiques disséminées sur la rétine, mais la macula est intacte. Voilà pourquoi la vision de cet œil est conservée. M. Desmarres prescrit un régime tonique et fortifiant, bonne nourriture, fer et quinquina; la malade a suivi ce traitement jusqu'au 17 décembre, jour où, par suite de l'aggravation de sa santé générale, elle fut transportée à l'Hôtel-Dieu, et placée dans la salle Saint-Roch, n° 10.

Elle crache depuis quatre jours du sang; elle a la respiration très-gênée; son oppression remonte à cinq mois, époque où, après une abondante ménorrhagie, elle perdit ses règles. Il y a un œdème de la face et des malléoles. A la région précordiale, il y a un frémissement très-accentué; la percussion du cœur donne une matité de 0,13 centimètres en sens vertical et de 0,17 centimètres dans le sens transversal. Les bruits du cœur sont réguliers. A l'auscultation, on constate la présence de râles sous-crépitants dans les deux poumons et quelques râles crépitants à la base. Le foie est hypertrophié et les urines contiennent de l'albumine, mais en faible quantité.

19 décembre. Crachats sanglants et abondants ; oppression considérable. Insomnie.

21 décembre. Pouls petit, fréquent ; oppression. Bruit de souffle au premier temps, avec bruit de cuir neuf dans la région du cœur. Somnolence. Vomissements.

Le lendemain, elle meurt.

AUTOPSIE. — Dans les poumons, on trouve quelques foyers apoplectiques. Le foie est hypertrophié ; le cœur est couvert de membranes adhérentes à sa surface ; son tissu est flasque et friable. Les reins sont atrophiés et présentent à leur surface des granulations graisseuses bien prononcées. Le cerveau est extrêmement anémique, mais il ne présente aucun désordre visible. Après avoir enlevé les yeux, nous avons pu, par le simple aspect, reconnaître à la surface de la rétine des taches apoplectiques avec d'autres taches blanches. L'examen microscopique nous a permis de constater l'état suivant : Les couches de la rétine ont conservé dans plusieurs endroits leur transparence, principalement à la périphérie ; mais du côté de la macula, et dans tous les autres endroits où l'on a vu des taches blanches à l'œil nu, on voit une masse foncée, granuleuse, qui masque dans beaucoup d'endroits les éléments nerveux de la rétine. Ces corpuscules granuleux sont constitués par une masse graisseuse qui provient de la désorganisation du tissu conjonctif. Les fibres nerveuses ont perdu leur transparence normale, et, dans certains endroits, elles sont entourées aussi des mêmes granulations opaques. Du côté de la macula, la couche des cônes et des bâtonnets est complétement couverte par la même masse finement granuleuse et à contours noirs, au milieu de laquelle on observe des cellules graisseuses. La lame criblée, qui est ordinairement très-peu apparente, masque ici complétement les fibres du nerf optique.

En poursuivant les fibres optiques au delà de la lame criblée, on trouve que leurs enveloppes sont souvent couvertes de granulations, et les fibres elles-mêmes sont hypertrophiées en deçà et au delà de la lame criblée. Les globules graisseux se trouvent dans la couche nucléolaire et sont près de la papille. Les parois des vaisseaux ne sont pas sensiblement augmentées de volume, mais elles sont moins transparentes. Les fibres de Müller sont augmentées de volume, épaisses à peu près du double. La couche des bâtonnets est souvent masquée par la pigmentation brune qui vient de la choroïde, bien que cette dernière ne soit point malade. La membrane limitante se détache facilement à l'endroit malade de la rétine, et elle est ponctuée.

Ce n'est pas seulement dans la rétine que le microscope démontre les désordres matériels, car nous les trouvons aussi dans le chiasma et les bandelettes optiques. Dans le tubercule quadrijumeau droit, nous avons retrouvé quelques globules graisseux et un développement considérable du tissu conjonctif.

Voici maintenant sur ce fait quelques réflexions de M. Galezowski :

« La rétinite albuminurique est ordinairement caractérisée par des épanchements de sang plus ou moins nombreux, linéaires, striés, ainsi que par des taches blanches, luisantes, arrondies, disséminées sur une grande étendue de la partie centrale de la rétine. Dans cette forme, la papille se présente voilée, ses contours sont complétement masqués par une infiltration séreuse, comme dans la figure ci-jointe. Souvent, les vaisseaux rétiniens se couvrent d'exsudation, et quelquefois ils sont, comme dit M. Desmarres, accompagnés de traînées blanches, presque transparentes. Les taches blanches sont ordinairement arrondies ou ovales; elles se trouvent adossées aux taches apoplectiques ou aux vaisseaux; dans d'autres cas, elles sont petites (comme une tête d'épingle), mais si nombreuses, que la partie centrale de la rétine se présente à l'examen de l'image droite comme criblée, ainsi que le montre la figure (*b*). Ce sont des granulations graisseuses qui donnent cet aspect à la rétine, granulations semblables à celles que l'on rencontre dans les reins, le cœur, etc. Peu à peu, les taches blanches augmentent d'étendue, s'élargissent dans tous les sens, et présentent, à un moment donné, de grandes plaques blanches, dépassant même le volume de la papille, et entourant cette dernière de tous côtés; la papille, à son tour, se modifie sous l'influence de la dégénérescence grais seuse, perd complétement tous les signes qui la caractérisent, et peut même disparaître sous l'exsudation. On ne pourra, alors, juger de son siége que par le point de sortie des vaisseaux centraux, qui subissent eux-mêmes la transformation pathologique; les artères deviennent minces, tandis que les veines sont souvent engorgées. Le cas présenté dans l'atlas de M. Liebreich se rapporte précisément à cette période avancée de l'affection; on y voit sur la surface blanche graisseuse des taches d'ecchymose et d'apoplexie. La choroïde, dans toutes les formes de la rétinite albuminurique, reste intacte. Le corps vitré ne contient de flocons que dans les cas exceptionnels.

« L'*anatomie pathologique* de cette affection s'est enrichie, depuis quelques années, des recherches microscopiques faites par M. Virchow, Müller, Lécorché, Nagel, Schweigger, et autres. M. Virchow (1) a constaté, dans les trois cas qu'il a examinés, les mêmes taches rouges et blanches ; les premières étaient constituées par le sang épanché; quant aux taches blanches, M. Virchow les considère comme une transformation consécutive des apoplexies, ce qui rentre complétement dans la manière de voir de M. Desmarres (2). Dans les taches blanches, M. Virchow a trouvé des globules graisseux qui proviennent de la dégénérescence du tissu interstitiel. Les cellules nerveuses sont aussi,

(1) *Archiv f. pathol. Anat.*, t. X, p. 170.

(2) *Traité des maladies des yeux*, t. III.

selon lui, remplies de granulations graisseuses. Müller (1) a trouvé dans les taches albuminuriques de la rétine des éléments graisseux et des noyaux irréguliers munis de prolongements, qui dépendent de la dégénérescence des fibres du nerf optique.

« M. Schweigger (2) a trouvé dans toutes les couches de la rétine, et principalement dans la couche granuleuse externe, une substance foncée composée de

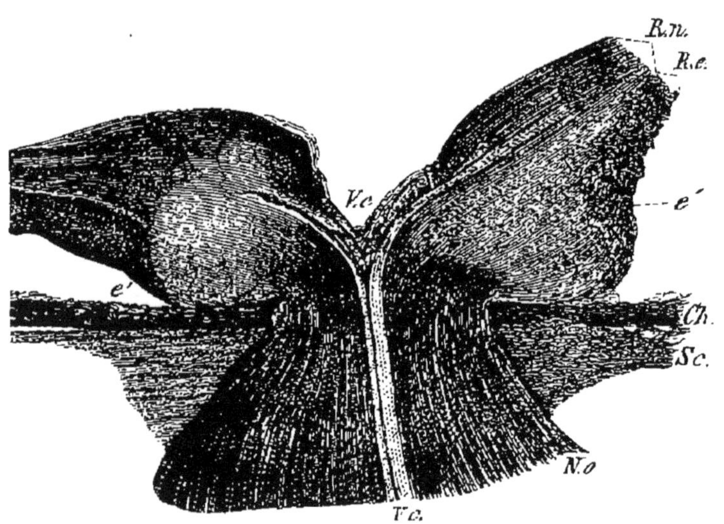

Fig. 15. — Tuméfaction considérable de la rétine, de la papille et de la lamelle criblée dans un cas de rétinite albuminurique.

Sc. Sclérotique. — *Ch.* Choroïde. — *R.* Rétine. — *V. c.* Vaisseaux du centre (Schweigger). — *e' e'*. Refoulement des couches externes de la rétine.

faisceaux très-minces qui séparaient les éléments nerveux entre eux, et présentaient par moment à leur surface des globules graisseux. Le tissu conjonctif de

(1) Müller, *Arch. f. Ophthalm.*, t. IV, 2e partie, p. 287.

(2) *Archiv f. Ophthalm.*, V. Graefe, t. VI, 2e partie, p. 287.

la rétine était hypertrophié, et certains faisceaux des fibres nerveuses étaient sensiblement augmentés de volume. Les parois des vaisseaux capillaires étaient visiblement hypertrophiées. La couche des bâtonnets était partout détachée et perdue dans la préparation.

« M. Lécorché (1) n'a point trouvé d'éléments graisseux dans des plaques blanches ; elles sont, selon lui, sans structure bien définie, et présentent des corps rhomboïdes qui ressemblent aux cristaux de cholestérine. Dans l'observation que nous rapportons plus haut, les recherches microscopiques que nous avons faites se rapprochent beaucoup de celles de M. Schweigger. On a, en outre, trouvé les mêmes désordres, mais à un moindre degré, dans le chiasma et la bandelette optique droite, ce qui prouve par conséquent que l'affection semblable à celle que nous trouvons dans la rétine existe aussi dans certaines parties du cerveau ; cela nous explique les accidents cérébraux qui s'observent si souvent chez les albuminuriques. »

Obs. CCXVIII. — Néphrite albumineuse.— Ophthalmoscopie. Œdème de la rétine.

Un garçon de dix ans, couché dans la salle Saint-Benjamin au n° 6, chez mon collègue M. Barthez, était

(1) Lécorché, *De l'altération de la vision dans la néphrite albumineuse.* Paris, 1858.

atteint d'albuminurie et d'hydropisie depuis cinq mois, à la suite d'une scarlatine. — Quoiqu'il vît bien clair, il fut examiné, le 21 juillet 1862, et l'on ne trouva qu'un œdème de la rétine, sans hémorrhagie ni exsudations blanchâtres du fond de l'œil.

Réflexions. — Ici, la maladie durait depuis cinq mois, et il n'y avait pas d'amaurose appréciable. — Cependant le fond de l'œil était malade, et il y avait un œdème rétinien tenant à la même cause que celle de l'hydropisie générale.

CONCLUSIONS

LXVIII

Un trouble visuel, désigné sous le nom d'amaurose, existe souvent au début et dans le cours de la néphrite albumineuse aiguë et chronique.

LXIX

Une infiltration séreuse plus ou moins étendue de la papille ; des hémorrhagies linéaires le long des vaisseaux, des taches hémorrhagiques pointillées ou des plaques blanches graisseuses de la rétine ; quelquefois enfin une infiltration graisseuse de la bandelette des nerfs optiques étendue aux tubercules quadrijumeaux, sont les causes de l'amaurose qui se montre au début et dans le cours de l'albuminurie aiguë et chronique.

CHAPITRE XXV

DES LÉSIONS OCULAIRES DANS LA GLYCOSURIE, OU DIABÈTE SUCRÉ.

Pendant longtemps on a cru que le diabète était une maladie des reins; depuis lors on l'a considéré soit comme une maladie de l'estomac, produisant un principe analogue à la diastase et susceptible de changer les féculents en matière sucrée, soit comme la conséquence d'une altération du sang dépourvue d'alcalinité devenue neutre ou acide, soit enfin comme une maladie du foie dont la matière glycogène se trouverait très-augmentée, ce qui augmenterait le sucre du sang de la veine sus-hépatique; mais au delà de ces phénomènes secondaires il y a une cause primitive qui est le point de départ de tous les accidents, et cette cause a pour siége un point du système nerveux voisin de la racine du nerf pneumogastrique.

Sans doute, comme le dit Bouchardat, les féculents introduits dans l'estomac se changent en sucre de glycose qui passe dans les urines, et il est certain que le foie, chez les diabétiques, jette dans le sang de la veine cave inférieure, puis dans les urines, une quantité considérable de glycose, mais ce ne sont là que les effets d'une lésion spéciale de la moelle allongée. — En effet, l'homme devient souvent diabétique après une chute sur la région occipitale ayant contusionné le cervelet ou la protubérance, et, comme l'a fait connaître Cl. Bernard, on produit à volonté le diabète chez les animaux en piquant un point de la moelle allongée dans la partie du quatrième ventricule qui correspond à la naissance des nerfs pneumogastriques. Peu après cette opération, l'animal pisse du sucre pendant quelques heures, si la blessure a été légère, pendant longtemps, si l'on a intéressé profondément la substance nerveuse.

De ces expériences ressort cette conclusion que le diabète sucré ou glycosurie est la conséquence *d'une lésion de la moelle allongée* ou *des pneumogastriques*, produisant l'augmentation de la quantité de glycose jetée par la foie dans le sang et empêchant la destruction de cette matière dans les poumons par l'hématose. Ces faits sont aujourd'hui hors de contestation, et la médecine a complétement accepté les doctrines physiologiques de Claude Bernard sur la fonction glycogénique du foie et sur la glycosurie. — Sans m'avancer davantage dans l'histoire du diabète, et pour m'en tenir au sujet plus restreint qui m'occupe, c'est-à-dire le *diagnostic des maladies du système nerveux par l'ophthalmoscopie*, je dirai qu'ici encore, ce moyen d'exploration donne des résultats de la plus haute importance, et que très-souvent c'est en examinant le fond de l'œil chez des sujets qu'un affaiblissement visuel avait amenés chez l'oculiste qu'on a reconnu l'existence de lésions indiquant le diabète ou glycosurie. En effet, avant tout autre symptôme appréciable, certains diabétiques ont comme dans l'albuminurie un commencement d'amaurose, c'est-à-dire d'affaiblissement de la vision. Chez quelques-uns même la glycosurie détermine la cataracte.

Lorsqu'il n'y a qu'un commencement d'amaurose et qu'on examine les yeux à l'ophthalmoscope, on y découvre des lésions très-analogues comme forme et comme nature à celle de l'albuminurie. — C'est une rétino-choroïdite plus ou moins caractérisée. — Il y a de l'infiltration séreuse de la papille ou de quelques points de la rétine, — des hémorrhagies rétiniennes miliaires, et des granulations ou plaques blanches graisseuses de la rétine.

Ces lésions sont infiniment plus rares dans le diabète que dans la néphrite albumineuse, mais elles ont été constatées par tous les observateurs. — C'en est assez pour que le médecin doive en tenir compte. — Quand on les observera, il n'y aura peut-être pas lieu de se prononcer immédiatement pour affirmer l'existence d'une glycosurie plutôt que d'une albuminurie, mais cela obligera le médecin désireux de donner au diagnostic toute la précision nécessaire, à faire l'analyse des urines. — Si ce n'est pas le diagnostic du diabète fait à la première vue et d'emblée, c'est une incitation à des recherches qui peuvent y conduire. D'une autre part, en tenant compte de l'amaurose commençante observée chez les malades, il est évident que ce phénomène acquiert une très-grande importance. En effet, consulté pour un affaiblissement de la vision, le médecin devra, avant de considérer le mal comme une affection des yeux, examiner le fond de l'œil à l'ophthalmoscope et faire l'analyse des urines. — De cette façon, le commencement d'amaurose et la rétino-choroïdite deviendront pour lui des symptômes de glycosurie aussi précieux que sont la soif, la sécheresse du pharynx, la perte des forces, l'amaigrissement et l'abondance de la sécrétion urinaire. — Ils seront peut-être même plus importants, s'ils existent au début de la glycosurie, avant l'apparition des autres symptômes, car ils mettront plus vite le médecin sur le chemin d'un bon diagnostic; ils lui permettront d'instituer le traitement à une époque où il a plus de chances de réussite.

CONCLUSIONS

LXX

L'infiltration séreuse de la papille ou de quelques points de la rétine, de petites hémorrhagies miliaires et des granulations blanches albumino-graisseuses de la rétine, chez un sujet dont la vue s'affaiblit, révèlent l'existence d'un diabète sucré ou d'une albuminurie.

CHAPITRE XXVI.

DES LÉSIONS OCULAIRES PRODUITES PAR LA PARALYSIE DE LA TROISIÈME PAIRE DE NERFS OU NERF MOTEUR OCULAIRE COMMUN.

La paralysie de la troisième paire (*moteur oculaire commun*) qui se distribue aux muscles droit supérieur, droit inférieur, droit interne, petit oblique, releveur de la paupière supérieure et donne au ganglion ophthalmique une branche qui fournit les nerfs ciliaires ramifiés dans l'iris, produit dans l'œil des troubles de motilité bien connus, qui sont assez significatifs pour qu'à première vue le médecin instruit doive reconnaître à l'instant l'entité morbide qu'il a devant lui. Ce sont : le *strabisme externe* avec diplopie, la *mydriase* et le *prolapsus de la paupière supérieure*. Il y a cependant quelque chose à ajouter à ces troubles oculaires, ce sont les lésions qui se montrent exceptionnellement au fond de l'œil sur la papille et sur la rétine. En effet, il y a deux variétés de paralysie de la troisième paire : l'une causée par la maladie du nerf sans lésion connue de l'encéphale, ce qui arrive dans la syphilis ou le rhumatisme, et l'autre produite par la lésion de la partie du cerveau qui avoisine l'origine du nerf. Dans la première variété, c'est-à-dire lorsqu'il n'y a aucune lésion organique du cerveau, le fond de l'œil conserve les apparences de l'état normal ; tandis que dans la seconde, au contraire, la lésion organique du cerveau qui produit la paralysie de la troisième paire engendre également l'infiltration séreuse partielle ou générale de la papille, avec ou sans atrophie du nerf.

Ce fait a, comme on le voit, une très-grande importance pour le diagnostic de la nature du mal, et secondairement pour son pronostic, car il permet de distinguer la paralysie de la troisième paire en deux classes, l'une qui peut guérir et l'autre qui est incurable. Si l'ophthalmoscope ne jette pas ici de lumière sur le diagnostic de la maladie, il pourra au moins servir à préciser son siége, sa nature et son degré de curabilité, ce qui est bien quelque chose.

Obs. CCXIX.— Paralysie de la troisième paire droite et paralysie de la sixième paire gauche. — Syphilis.

Le 13 octobre 1862, un homme âgé de trente-deux ans vint me consulter dans mon cabinet pour une paralysie de la troisième paire droite venue subitement sans douleur et datant d'un mois. Il avait eu, un an auparavant, une paralysie de la sixième paire gauche venue de même subitement et sans douleur. Cet homme a eu, il y a trois ans, des chancres suivis, au bout de quelques mois, d'une éruption syphilitique de la peau de courte durée.

Aujourd'hui, il a du *strabisme divergent droit* et voit double. — A l'ophthalmoscope, la papille est normale et il n'y a rien au fond de l'œil. — La paupière est baissée, l'œil ne se lève ni ne s'abaisse autant que l'autre, et il ne peut se tourner à gauche.

L'œil gauche est plus mobile ; mais il ne se dirige pas complétement du côté externe.

Un traitement par le proto-iodure de mercure, suivi pendant deux mois, suffit pour déterminer la guérison.

CHAPITRE XXVII

DES LÉSIONS OCULAIRES PRODUITES PAR LA PARALYSIE DE LA SIXIÈME PAIRE DE NERFS OU MOTEUR OCULAIRE EXTERNE.

Sans entrer ici dans le détail des causes et des symptômes de la paralysie du moteur oculaire externe qui se distribue aux muscles droit externe et grand oblique, et qu'on reconnaît facilement aux troubles de la motilité du globe de l'œil, je me bornerai à faire remarquer que cette paralysie est caractérisée par les *tra-*

bisme interne avec impossibilité de tourner l'œil en dehors.

La diophthalmoscopie ne révèle ici qu'une chose, c'est, dans quelques cas rares, une lésion du fond de l'œil pouvant faire soupçonner que la paralysie est de nature organique et causée par une lésion de l'encéphale, au lieu d'être sous la dépendance d'une affection rhumatismale ou syphilitique de la sixième paire. Sous ce rapport, le moyen d'exploration que je fais connaître a ici une incontestable utilité.

CHAPITRE XXVIII

DES TROUBLES OCULAIRES PRODUITS PAR L'IDIOTIE ET PAR LA SURDI-MUTITÉ.

L'idiotie ne trouble que très-rarement la circulation et la nutrition du nerf optique et de la rétine ou de la choroïde. Cependant il y a quelquefois du *nystagmus* et un peu d'affaiblissement de la vision, causé par *une légère atrophie de la choroïde* qui laisse voir tout le pigment placé au-dessous. C'est une *rétinite pigmentaire* (voy. Atlas, fig. 22). Toutefois, tant d'autres signes d'ailleurs caractérisent l'idiotie qu'on n'a pas besoin d'en chercher de nouveaux dans l'intérieur de l'œil.

La *surdi-mutité* produit plus souvent cette rétinite

pigmentaire qui n'a aucune importance, et M. Liebreich l'a signalée chez un certain nombre d'enfants. — Cet oculiste pense qu'elle est surtout la conséquence de l'altération du principe séminal déterminé par le mariage entre les consanguins. C'est là un fait à revoir. — Au reste, voici la note que la *Gazette des hôpitaux* a publiée sur les recherches de ce médecin (1) :

« On donne le nom assez impropre de *rétinite pigmenteuse* à la maladie qui se caractérise chez les enfants par une vision relativement très-imparfaite pendant le crépuscule et par une diminution dans le champ visuel, laquelle apparaît surtout quand les objets sont faiblement éclairés.

» Le rétrécissement du champ visuel augmente d'année en année, et détermine finalement, à peu près vers l'âge de trente à quarante ans, une cécité complète. Pendant la période de plusieurs années qui la précède, les malades avaient déjà perdu la faculté de se conduire sans guide, alors même qu'avec le champ visuel très-limité qui subsistait encore, ils étaient capables de lire les caractères les plus fins.

» A l'ophthalmoscope, on remarque des changements étendus survenus dans la choroïde et dans le nerf optique : une infiltration très-fine et souvent difficile à distinguer dans la rétine ; celle-ci est plus ou moins atrophiée, selon l'ancienneté de la maladie : une pig-

(1) *De la prédisposition à la rétinite pigmenteuse chez les enfants nés d'un mariage entre consanguins* (*Gaz. des hôp.*, 8 juillet 1862).

mentation de la rétine, extrêmement particulière et le plus souvent très-nettement dessinée. Il existe alors, à une certaine distance du nerf optique, des points d'un noir intense, à forme dentée ou étoilée. Ils peuvent être réunis et ressembler à un treillis plus ou moins serré. Dans quelques cas, cependant, ils sont plus petits, disséminés et assez éloignés les uns des autres.

» M. Liebreich, dans un travail publié dans le *Deutsche Klinik*, 1861, n° 6, reproduit par extraits dans les *Archives de médecine* de février 1862, établit qu'il faut ajouter à la constatation déjà établie antérieurement, de la coïncidence entre la surdi-mutité et la pigmentation rétinienne, un nouveau fait. C'est que cette coïncidence est d'autant plus fréquente que la rétinite pigmenteuse est très-rare, que cette coïncidence est d'autant plus frappante que les deux affections atteignent simultanément les enfants appartenant à des familles dans lesquelles ces maladies apparaissent et ne se montrent pas isolément.

» La rétinite pigmenteuse coïncide quelquefois avec l'idiotisme et la surdi-mutité.

» La consanguinité des parents constitue jusqu'à présent le seul élément étiologique nettement déterminé de cette maladie si particulière de la rétine. Cette influence de la consanguinité est démontrée par des chiffres proportionnellement plus importants dans la rétinite pigmenteuse que dans la surdi-mutité, l'idiotisme et la folie.

» M. Liebreich a visité les sourds-muets de Paris; sur sept enfants atteints de rétinite pigmenteuse, trois étaient issus de germains, trois ne purent donner de renseignements, le septième n'était pas issu de germain.

» Sur quatre-vingt-neuf idiots de Bicêtre, aucune rétinite pigmenteuse; une seule parmi les soixante-deux idiotes de la Salpêtrière.

» Enfin, M. Liebreich rapporte qu'en Russie, où la prohibition religieuse des mariages entre consanguins est sévèrement observée par les catholiques grecs, la rétinite pigmenteuse est d'une grande rareté. »

Un de mes élèves, M. Duguet, a aussi examiné les idiotes du service de M. Moreau à la Salpêtrière, et sur plus de quatre-vingts malades, il n'a trouvé d'altération du fond de l'œil que sur trois d'entre elles seulement. C'était une rétinite pigmentaire, et chez les autres malades il n'y avait rien de particulier.

Obs. CCXX. — Idiotie, rétinite pigmentaire.

Vitry, âgée de soixante-six ans. — Imbécile et idiote, offrant une rétinite tigrée ou pigmentaire.

Obs. CCXXI. — Idiotie, rétinite pigmentaire.

Valençon, âgée de soixante et onze ans. — Imbécile et idiote; on constate chez elle une rétinite tigrée ou pigmentaire.

Obs. CCXXII. — Idiotie, rétinite pigmentaire.

Légeret, âgée de quarante-cinq ans. — Imbécile et idiote ; au fond de l'œil existe une rétinite tigrée ou pigmentaire.

CONCLUSIONS

LXXI

Il est évident que l'ophthalmoscope n'apprend rien d'indispensable au diagnostic de l'idiotie, et que si, dans cette maladie ou chez quelques imbéciles et sourdes-muettes, il y a au fond de l'œil un dépôt exagéré de pigment sur la rétine, cette lésion n'est pas assez fréquente pour qu'on puisse en rien conclure sur l'état du cerveau.

CHAPITRE XXIX

DES ALTÉRATIONS DU FOND DE L'OEIL PRODUITES AU MOMENT DE LA MORT, OU LA MORT CONSTATÉE PAR L'OPHTHALMOSCOPE.

Il y a vingt ans, j'ai fait connaître les moyens de reconnaître la mort réelle de la mort apparente, en exposant avec soin, et à l'aide de nombreuses expériences faites sur les animaux, les phénomènes immédiats ou éloignés qui se produisent dans le corps de l'homme qui vient de mourir (1). J'ai montré combien étaient vaines et chimériques les craintes d'être enterré vivant si un médecin avait été appelé pour constater la mort, et j'ai établi que le doute en pareille matière ne pouvait se produire que chez des personnes peu instruites ou étrangères à la science. — En effet, on peut toujours constater, à l'instant de la mort :

1° L'absence des bruits du cœur à l'auscultation, pendant cinq minutes, sur chacun des points de la poitrine où ces bruits doivent s'entendre;

2° La dilatation immédiate des deux pupilles et le relâchement de tous les autres sphincters;

3° La cessation complète des mouvements respiratoires ;

4° La perte de transparence de la main et des doigts;

5° L'affaissement du globe oculaire, avec formation d'une toile glaireuse sur la cornée.

Puis, un peu plus tard, au bout de vingt-quatre heures :

6° Le refroidissement du corps ;

7° La rigidité cadavérique;

(1) *Traité des signes de la mort et des moyens d'empêcher les enterrements prématurés*, ouvrage couronné par un prix de l'Institut, 1845.

8° L'absence de contractilité musculaire par l'électricité;

9° La putréfaction.

C'est après avoir étudié tous ces phénomènes avec le plus grand soin et en multipliant les expériences à l'infini, que j'ai soutenu la certitude des signes de la mort, en déclarant que tout médecin pouvait en reconnaître la réalité et faire procéder sans aucune crainte à l'inhumation.

Aucune observation reposant sur le témoignage de médecins éclairés n'est venue depuis lors donner un démenti à cette doctrine. Il n'y a plus d'erreur possible sur la réalité de la mort. Le temps de ces fautes est passé. — Et si, par extraordinaire, il s'en commettait une encore, je n'hésite pas à la condamner d'avance par ces paroles de Celse: *Non crimen artis quod professoris est.* (Lib. II, cap. 6.)

En étudiant les troubles du système nerveux dans leurs rapports avec les lésions qu'ils entraînent quelquefois sur la rétine et sur la choroïde, j'ai été amené progressivement à rechercher ce qui se passait au fond de l'œil, après la cessation définitive des fonction de l'encéphale, et j'ai eu à constater l'existence de phénomènes nouveaux dus à des changements considérables de la transparence, de la coloration et de la vascularité des membranes où des milieux de l'œil. — Cela me permet d'ajouter à la liste des signes certains de la mort, que j'ai déjà fait connaître, de nouveaux caractères ayant une haute importance.

Lorsque, pendant l'agonie, on examine le fond de l'œil à l'ophthalmoscope, en ayant soin de suivre les phénomènes jusqu'à la cessation définitive des battements du cœur et des fonctions cérébrales, voici ce qu'on observe :

A l'instant de la mort, la cornée se trouble, elle ressemble un carreau de vitre mouillé, laissant apercevoir difficilement ce qu'il y a en arrière, puis le fond de l'œil se décolore presque subitement, la choroïde devient à peu près blanche, l'artère de la rétine disparaît, et ses veines, de moins en moins apparentes, cessent de pouvoir être distinguées.

Voici quelques observations qui démontrent la réalité de ces phénomènes :

Dans la méningite aiguë, maladie si ordinairement mortelle et dans laquelle j'ai eu si souvent recours à l'ophthalmoscope pour suivre les progrès de la maladie du cerveau, il m'est arrivé de voir constamment, aux approches de la mort, la coloration rouge de la choroïde et des vaisseaux s'affaiblir d'une façon très-évidente, en même temps que la cornée devenait un peu trouble. — Après le dernier soupir, ces phénomènes se prononçaient davantage, et alors on ne voyait plus le fond de l'œil blanchâtre qu'à travers la cornée, ayant pris l'aspect d'une vitre mouillée ou sur laquelle il vient de pleuvoir.

Ces lésions s'observent également chez les sujets qui meurent de croup ou de toute autre maladie, et je les ai également constatées chez les animaux.

Obs. CCXXIII. — Ophthalmoscopie. Signe de mort. — Décoloration de la rétine. — Disparition de la papille.

Le 15 août, une enfant opérée du croup par la trachéotomie, le dimanche précédent, le 20 du même mois se mourait. J'attendis l'instant de la mort, caractérisé par la dilatation subite de la pupille, le relâchement de tous les sphincters et la cessation des bruits du cœur à l'auscultation. —Aussitôt j'examinai les yeux à l'ophthalmoscope, et je constatai une décoloration uniforme et complète du fond de l'œil, disparition de la papille et persistance de quelques vaisseaux.

Obs. CCXXIV. — Ophthalmoscopie chez un pendu.

Un vieux militaire, dégoûté de la vie, mit fin à ses jours par la pendaison, comme cela arrive assez souvent chez les anciens militaires de l'hôtel des Invalides. Dès qu'on s'aperçut du suicide, au bout d'une heure environ, on fit prévenir un de mes amis, médecin de garde, le docteur Picard, qui le fit porter à l'infirmerie, n'ayant à faire qu'une simple constatation de la mort. Cependant il voulut examiner les yeux à l'ophthalmoscope, et soit que la réfringence des milieux de l'œil eût été changée, soit qu'il y eût un peu d'infiltration séreuse de la rétine, ce qui est plus admissible, on ne voyait ni la papille, ni les vaisseaux rétiniens. L'œil ne distinguait qu'une surface pâle, décolorée, tomenteuse et brumeuse, cachant tout ce qui était au-dessous.

Obs. CCXXV. — Ophthalmoscopie après la mort chez un lapin.

Un lapin atteint d'encéphalite et un autre de commotion cérébrale furent décapités pour mettre fin à l'expérience, et ensuite dans le but de rechercher la concordance des altérations de l'encéphale avec les troubles circulatoires du fond de l'œil, observés pendant la vie. Ce résultat ayant été obtenu, je ne voulus pas perdre l'occasion de constater l'effet de la mort sur les vaisseaux du fond de l'œil étudiés au moyen de l'ophthalmoscope. — J'examinai donc de minute en minute d'abord, puis ensuite d'heure en heure, et je vis que la papille pâlissait rapidement, en même temps que les vaisseaux perdaient les trois quarts de leur calibre, devenaient presque invisibles. Au bout d'une heure, je cessai de distinguer la papille et au bout de cinq heures on ne voyait plus de vaisseaux ; dans la journée, le fond de l'œil pâlit, resta blanc et brillant, les milieux de l'œil se troublèrent un peu, et la cornée était comme *une vitre mouillée par la pluie, chargée de gouttelettes d'eau.* — Au bout de seize heures, les choses étaient encore dans le même état.

La mort entraîne donc la *décoloration immédiate de la papille*, puis la *disparition des vaisseaux de la rétine* et enfin *la décoloration de la choroïde*, qui devient blanche au lieu d'offrir la teinte rouge qui lui est habituelle. Cette décoloration est le résultat de la déplétion des vaisseaux capillaires de cette membrane, et ce sont là autant de phénomènes qui viennent grossir la liste des signes certains et immédiats de la mort.

La science n'en avait pas besoin pour affirmer le moment où la vie abandonne le corps de l'homme, mais leur multiplicité ne saurait nuire, et il est impossible de méconnaître tout ce qu'ils ont de réel et d'important pour la médecine légale.

CONCLUSIONS

LXXII

Au moment même de la mort, la choroïde pâlit et se décolore, l'artère du nerf optique devient invisible et les veines de la rétine cessent bientôt d'être appréciables.

LXXIII

Chez une personne qui vient de mourir, la cornée offre, sous la lumière de l'ophthalmoscope, l'apparence d'une vitre mouillée par la pluie et chargée de fines gouttelettes d'eau.

CHAPITRE XXX

EXPÉRIENCES SUR LES LÉSIONS DU FOND DE L'OEIL CHEZ LES CHIENS ET CHEZ LES LAPINS ATTEINTS DE COMMOTION OU DE CONTUSION DU CERVEAU, DE FRACTURE DU CRANE, DE MÉNINGITE ET D'HÉMORRHAGIE MÉNINGÉE.

Après avoir constaté pendant la vie et après la mort, sur des enfants, sur des adultes et sur des vieillards, les lésions matérielles du fond de l'œil qui accompagnent souvent la compression du cerveau, l'hémorrhagie cérébrale, l'hydrocéphalie chronique, l'encéphalite, les tumeurs du cerveau, la méningite aiguë et chronique, j'ai voulu voir, par des expériences faites sur les animaux, variées à volonté et suivies d'heure en heure, si dans les mêmes maladies on retrouvait dans l'œil des lésions analogues ou semblables à celles que j'avais rencontrées chez l'homme. Cela m'a paru être un excellent procédé de contrôle et, de plus, le moyen de donner à chacun la faculté de vérifier mes observations. J'ai donc fait des fractures du crâne et des contusions ou des blessures du cerveau à des lapins. J'ai trépané des chiens pour leur injecter de l'acide sulfurique dans les méninges, afin d'occasionner des méningites, et j'ai pu voir sur le chien, d'une façon évidente, que les maladies du cerveau ont une grande influence sur la circulation du fond de l'œil.

A cette occasion, je remercierai mon ancien condisciple et ami, le professeur Ch. Robin, de la bonté qu'il a eue de mettre son laboratoire à ma disposition pour faciliter l'exécution de ces expériences.

Chez les chiens qu'on a trépanés pour irriter les méninges avec des substances caustiques et dont on a examiné le fond de l'œil avant l'expérience, on voit d'heure en heure la rétine et ses vaisseaux changer d'apparence. Les veines apparaissent en grand nombre, deviennent flexueuses et se dilatent comme dans la méningite aiguë chez les enfants, ce qu'on pourra voir sur la figure 23. — Chez les lapins il en est à peu près de même, mais le fond de l'œil étant plus clair, les phénomènes sont moins évidents. Au surplus, voici le résumé de quelques-unes de ces expériences.

Obs. CCXXVI. — Commotion du cerveau. — Hémorrhagie méningée. — Ophthalmoscopie. — Dilatation des vaisseaux, — Hydrophthalmie. — Glaucome traumatique instantané.

Un lapin frappé d'un coup de marteau sur le côté droit de la tête, chez lequel se produisit une commotion du cerveau avec un faible épanchement sanguin de la pie-mère, tomba aussitôt dans un état d'étourdissement avec insensibilité presque complète. — Ronflement et paralysie passagère des muscles de la face à droite, contraction très-grande des pupilles. — Au bout de quelques heures, il était remis, pouvait marcher, manger, mais il resta triste et parut très-souffrant.

A droite, la papille, très-pâle et très-nette avant l'expérience, devint difficile à limiter; elle offrit une congestion rosée sur l'anneau qui l'entoure et devint diffuse. Les vaisseaux devinrent plus apparents et plus gros. Ceux qu'on voyait à peine ou qu'on ne voyait pas apparurent distinctement. Le centre, qui n'avait pas de vaisseaux, parut en avoir un extrêmement petit, et cette partie devint saillante, brillante et verdâtre, de sorte que la papille avait l'apparence d'une coquille nacrée, convexe, *verdâtre*, *glaucomateuse*, entourée d'un cercle rose peu distinct. Le globe de l'œil était plus gros et plus dur que l'autre.

Réflexions. — Sur cet animal, dans l'œil correspondant à l'hémisphère du cerveau blessé par un violent traumatisme, on put voir se former immédiatement une *hydrophthalmie* très-prononcée, un *glaucome aigu* et une *hypérémie veineuse* analogue à celle qu'on observe chez les sujets atteints d'encéphalite. — Ici, l'expérience a reproduit en partie ce qui s'observe sur les blessés de nos hôpitaux.

A gauche, la papille était également congestionnée à la circonférence, mais moins verdâtre au centre, et l'œil était moins saillant.

Tué au bout de vingt-quatre heures, l'œil étant resté dans le même état qu'à la sixième heure, on trouva l'épanchement de la pie-mère indiqué plus haut. L'œil droit était un peu plus gros et plus dur que l'autre.

Obs. CCXXVII. — Commotion et compression du cerveau chez un chien. — Hémorrhagie méningée. — Ophthalmoscopie. — Dilatation des veines de la rétine dans le côté correspondant.

Le 16 juin 1864, un chien, mis en expérience dans le laboratoire de M. Ch. Robin, reçut un coup de marteau sur le pariétal droit et resta étourdi, sans connaissance et insensible.

Ses yeux avaient été examinés à l'ophthalmoscope avant l'expérience.

Une fois le coup porté sur la tête, les yeux furent examinés de nouveau, et jour par jour, jusqu'à la mort déterminée par section du bulbe rachidien le 22 du même mois, c'est-à-dire au bout de six jours.

Une demi-heure après la commotion du cerveau, les veines de la rétine et de la papille droite devinrent plus apparentes et doublèrent de volume. De petits vaisseaux jusqu'alors invisibles se montrèrent à nos yeux, quelques-uns devinrent flexueux, et à gauche l'état de l'œil ne parut pas changé.

Le lendemain 23, l'animal avait repris sa connaissance et marchait difficilement avec faiblesse du côté gauche, surtout dans le membre postérieur.

A l'ophthalmoscope, l'œil présente les mêmes altérations qu'hier, infiniment plus prononcées, il n'y a rien au fond de l'œil gauche.

Le jour d'aprè, 24, l'animal semble tout à fait remis; les lésions de l'œil sont les mêmes.

Le 26, même état ; il semble que la congestion oculaire droite soit en train de diminuer.

Je sacrifie l'animal par la section du bulbe et les yeux sont examinés au microscope.

Les veines de l'œil droit sont très-dilatées au dehors de la papille ; mais il n'y a pas d'arrêt du sang à l'intérieur. Celles de la papille qui forment un cercle central sont également dilatées et le sang paraît y être coagulé.

Il y a en outre une foule de petits vaisseaux droits ou flexueux qui des bords de la papille s'irradient sur la rétine.

L'œil gauche, examiné au même grossissement, ne présente aucune hypérémie et aucune dilatation des vaisseaux.

Le crâne n'a point de fracture. Il y a sous la peau ecchymose à l'endroit de la contusion ; dans le crâne, il y a dans le point correspondant du pariétal droit une petite hémorrhagie en dehors de la dure-mère, formée de sang noir coagulé. Le cerveau est sain, mais à la base, dans l'arachnoïde pariétale droite, il y a une hémorrhagie méningée tapissant toute la cavité de ce côté de la tête, formant une membrane de 1 millimètre d'épaisseur, rouge, résistante, élastique comme une couche de fibrine colorée en voie d'organisation ; — pareille hémorrhagie existe sur la protubérance et à l'entrée du canal rachidien.

Il n'y a rien de semblable sur l'hémisphère gauche et dans la cavité arachnoïdienne correspondante.

Réflexions. — Sur cet animal, la contusion du crâne, qui a produit une hémorrhagie méningée, s'est révélée à l'instant même par des troubles évidents de la circulation de l'œil. — Les veines se sont dilatées, et là où il n'y avait que des veinules imperceptibles, il s'est formé des vaisseaux très-apparents avec une quantité considérable de flexuosités.

Obs. CCXXVIII. — Méningo-encéphalite aiguë sur un chien à la suite d'une injection d'acide sulfurique dans le cerveau. — Ophthalmoscopie.

Le 11 juin 1864, dans le laboratoire de M. Ch. Robin, j'appliquai une couronne de trépan à un chien, puis j'incisai la dure-mère, pour labourer la partie antérieure de l'hémisphère droit et pour placer un peu d'acide sulfurique.

L'animal eut le lendemain et les jours suivants un peu d'hémiplégie, à gauche, un peu d'insensibilité et du strabisme de l'œil droit en haut.

La papille se congestionna par degré et la zone rouge qui l'entoure devint plus foncée en couleur. Des vaisseaux nouveaux en forme de chevelu extraordinairement fin s'en échappaient dans la longueur de 1 à 2 millimètres. Les veines de la rétine étaient dilatées, fortement engorgées de sang, et quelques-unes étaient flexueuses. Le tapis, d'abord d'une belle couleur vert émeraude, perdit peu à peu son éclat, et sur le fond parut un riche réseau capillaire qui n'existait pas avant l'opération.

Ces lésions, plus marquées dans l'œil droit que dans l'œil gauche, persistèrent pendant huit jours. A cette époque, les choses étant dans cet état et l'animal ne pouvant plus se tenir, je le sacrifiai.

Le cerveau présentait une vaste encéphalite avec ramollissement rougeâtre de la partie moyenne du lobe antérieur droit. Les méninges étaient congestionnées, sans suppuration. et les sinus étaient gorgés de sang.

L'œil droit, examiné à l'instant de l'autopsie, présentait encore les traces des lésions observées pendant la vie, c'est-à-dire une dilatation des veines de la rétine avec des caillots dans ces veines séparés par de petits espaces vides, et l'on voyait les globules accumulés et entassés les uns sur les autres produisant une sorte d'aspect variqueux. — Le nombre des vaisseaux était plus considérable, et beaucoup offraient encore les flexuosités constatées pendant la vie.

A gauche, la dilatation des vaisseaux de la rétine était moins prononcée; il n'y avait pas de caillots dans ces veines et l'on n'y trouvait pas de flexuosités.

Réflexions. — Dans ce cas, une véritable encéphalite fut la conséquence de l'injection d'acide sulfurique sur le cerveau à travers une couronne de trépan. — L'œil, examiné avant et après l'expérience, offrit des différences très-considérables. — Les veines devinrent très-apparentes; elles étaient flexueuses, et il se développa un grand nombre de veinules qu'on distinguait à peine avant le début de l'encéphalite.

Obs. CCXXIX. — Fracture du crâne à droite chez un lapin. — Hydrophthalmie. — Hémorrhagie méningée. — Déformation de la papille à droite. — Flexuosité des vaisseaux à gauche.

Un jeune lapin reçut un coup de marteau qui lui fit une fracture dans la voûte du crâne, à droite, avec légère hémorrhagie méningée s'étendant à la base du cerveau, des deux côtés de l'encéphale. — Rien dans l'encéphale.

Il y eut, au moment du coup, une résolution complète des deux côtés avec renversement tétanique de la tête en arrière, — quelques contractures, une demi-insensibilité à gauche, et de temps à autre des convulsions avec des sauts de carpe.

Les deux yeux conservaient le même volume; cependant, au bout de dix-huit heures, l'œil droit devint un peu plus dur et un peu plus saillant. Il y avait de l'hydrophthalmie. A l'ophthalmoscope, dans le même œil, parut une déformation de la pupille qui, sur le bord inférieur (image renversée), offrit une dépression semblable au hile d'un haricot, mais il n'y eut rien d'appréciable dans les vaisseaux. — A gauche, pas de déformation de la papille, mais flexuosité des veines d'un côté de la papille, sans dilatation ni congestion très-prononcée.

L'animal mourut au bout de vingt heures, dans un accès de convulsions.

Obs. CCXXX. — Commotion du cerveau chez un lapin.
Ophthalmoscopie. — Rien au fond de l'œil.

Le 26 octobre 1862, après avoir constaté l'état du fond de l'œil, je donnai quelques coups de marteau sur le côté droit de la tête d'un lapin adulte, qui produisirent une hémorrhagie sous-cutanée abondante, sans fracture du crâne. L'animal cria fort et fut un instant *paralysé de la sensibilité* du côté gauche, puis, il y eut paralysie de la sensibilité des quatre membres avec conservation du sentiment sur le dos et sur la tête. Un instant étourdi, il reprit peu à peu sa connaissance et put marcher quoique difficilement.

L'état des yeux ne changea pas sensiblement, et les vaisseaux de la papille, un peu plus apparents peut-être, restèrent à peu près dans le même état qu'avant l'expérience. — Un instant je pus croire à une double hydrophthalmie, mais le phénomène fut trop peu sensible pour être indiqué et il n'y eut pas de glaucome.

Obs. CCXXXI. — Blessure du cerveau sur un lapin.

Le 7 octobre 1863, un lapin eut l'hémisphère droit du cerveau laboure dans la partie postérieure par un poinçon, ce qui lui donna de l'opisthotonos et un mouvement de rotation à gauche sur son axe.

Un quart d'heure après, les vaisseaux de la papill étaient considérablement gonflés, flexueux.

L'expérience ne put être suivie plus loin, car au bout d'une heure l'animal succombait.

Obs. CCXXXII. — Fracture du crâne. — Hémorrhagie méningée. — Dilatation et flexuosité des veines rétiniennes. — Hydrophthalmie. — Glaucome.

Le 12 octobre 1862, un gros lapin dont la papille ovale était comme d'habitude (à l'image renversée) à ses deux extrémités antérieure et postérieure terminée par deux vaisseaux peu colorés, reçut sur le côté droit du crâne des coups de marteau qui firent un léger enfoncement du crâne sans déchirure du cerveau, avec hémorrhagie méningée descendant jusqu'au devant de la protubérance et s'étendant un peu dans le côté gauche. Cette blessure mit l'animal sans connaissance, le rendit insensible et le jeta dans une résolution complète.

A l'instant même, dans l'œil droit, les vaisseaux doublent de volume, se remplissent de sang noir très-foncé en couleur et acquièrent des flexuosités immédiates.

L'œil se gonfle, est tendu sous le doigt et offre de l'hydrophthalmie.

Dans l'œil gauche il n'y a ni dilatation, ni flexuosité des vaisseaux de la papille, et l'on constate un peu d'exophthalmie beaucoup moins forte qu'à droite.

Bientôt les pupilles se contractent considérablement et la choroïde se décolore par degré, en même temps que les vaisseaux se rapetissent.

Au bout de dix minutes, l'animal rend involontairement ses urines, les battements du cœur cessent et l'œil amolli se recouvre d'une toile glaireuse. La mort vient d'avoir lieu.

L'œil droit, pesé sept heures après, offre 7 milligrammes de plus que l'œil gauche, ou $2^{gr},60$ contre $2^{gr},53$.

On constate une *teinte glaucomateuse* très-prononcée là où il n'y a pas de tapis, et l'on ne voit plus de vaisseaux sur la rétine.

Réflexions. — Ce qu'il y a de curieux dans cette expérience, qui d'ailleurs confirme ce qu'on sait sur le rapport des lésions de l'encéphale avec les altérations du fond de l'œil, c'est la *production du glaucome* et de l'*hydrophthalmie*. Ici, j'ai noté la différence du poids des yeux, afin de savoir si la tension de l'œil, appréciée pendant la vie avec les doigts, était bien réelle. En effet, on trouvera 7 milligrammes en poids de différence avec le poids de l'œil opposé. Comme ce fait est habituel dans l'hydrophthalmie, il y a dans cette expérience la preuve que l'augmentation de volume de l'œil chez les sujets atteints d'une maladie aiguë du cerveau est le résultat d'une hydropisie des humeurs de l'œil par cause mécanique, plutôt que d'une simple exophthalmie.

Obs. CCXXXIII. — Encéphalite traumatique. — Congestion péri-papillaire. — Dilatation des vaisseaux. — Ophthalmoscopie.

Un lapin reçut à diverses reprises plusieurs coups de poinçon dans l'hémisphère droit du cerveau, sans être paralysé et sans cesser de manger. Il avait l'air hébété, marchait peu et conservait toute sa sensibilité.

A droite, dès le deuxième jour, la papille était brouillée, les bords assez injectés roses et le centre peu saillant, sans glaucome, couvert d'un vaisseau fin qui n'existait pas avant l'opération. Les vaisseaux qui s'échappent latéralement de chaque extrémité de la papille sont un peu plus dilatés, et, du côté de l'occiput, très-dilatés.

A gauche, l'état de l'œil est à peu près le même.

Cette disposition durait depuis huit jours, et je réitérai l'opération dans l'hémisphère droit, ce qui rendit l'animal tout à fait hébété, mais sans paralysie. Les yeux restèrent dans le même état, sans tension ni glaucome, avec l'injection périphérique de la papille. Au bout de huit heures le lapin se mit à sauter le long des murs, et il succomba peu après.

Tout l'hémisphère droit était ramolli, rougeâtre au centre, et sur le sommet il y avait une faible adhérence entre l'arachnoïde viscérale et celle de la dure-mère. Dans la fosse temporale se trouvait une faible hémorrhagie méningée arachnoïdienne.

Réflexions. — Chez le lapin, les lésions de l'œil produites par les blessures du cerveau sont beaucoup moins prononcées que chez le chien. — Cependant on a pu voir ici se produire une dilatation assez forte des vaisseaux avec congestion très-prononcée autour de la papille.

Obs. CCXXXIV. — Section du grand sympathique au cou sur trois lapins. — Examen ophthalmoscopique.

Le 11 juin 1864, Cl. Bernard eut l'obligeance de faire sur trois lapins la section du grand sympathique à la partie inférieure du cou, et peu après se produisirent les phénomènes de calorification dans le côté correspondant de la tête, ainsi que les phénomènes oculo-pupillaires.

J'examinai les yeux à l'ophthalmoscope pendant plusieurs jours, et je pus constater que les vaisseaux de la papille du côté opéré étaient un peu plus gros que ceux du côté opposé. Il n'y eut ni exophthalmie, ni autres phénomènes pathologiques au fond de l'œil.

Réflexions. — Voulant savoir si les phénomènes

oculo-pupillaires décrits par Cl. Bernard à la suite de la section du grand sympathique au cou se montraient à l'intérieur de l'œil, je priai cet illustre physiologiste de vouloir bien m'aider dans cette recherche. Il fit l'opération, et j'en suivis jour par jour les résultats au moyen de l'ophthalmoscope. — Dans le fond de l'œil comme dans l'oreille et dans le côté correspondant de la face, il y avait une vascularité plus grande. Cela explique comment, chez l'homme atteint de myélite chronique ou d'ataxie locomotrice, la lésion de la moelle en rapport avec le grand sympathique au cou produit d'abord dans les yeux une hypérémie qui, avec le temps, amène l'atrophie de la papille et l'amaurose.

Obs. CCXXXV. — Section de la cinquième paire. Ophthalmoscopie.

Le 15 juin 1864, Cl. Bernard fit à ma prière, sur un lapin dont je devais examiner l'œil, la section de la cinquième paire gauche dans le crâne. L'animal eut aussitôt la cornée insensible, ne pouvait cligner, et tout le côté correspondant de la face fut paralysé.

Deux heures après, je constatais une faible congestion des veines de la rétine à gauche, mais la cornée était comme une vitre mouillée laissant mal voir ce qui est en arrière.

Quatre heures après, la cornée était un peu plus trouble et l'on voyait mal le fond de l'œil. J'y mis de la glycérine pour maintenir de l'humidité et empêcher l'opacité de se produire.

Le lendemain, la cornée était claire bien que l'œil fût insensible et ne pût cligner. Il y avait dans les veines de la rétine une congestion beaucoup plus marquée que dans l'œil droit.

Le jour suivant, la cornée était à moitié blanche, opaque et l'on ne voyait presque plus la pupille. Au bout de dix jours, je sacrifiai l'animal, et en examinant les rétines au microscope, je ne trouvai pas de différence dans la forme, le nombre et le volume des vaisseaux du fond de l'œil.

Réflexions. — Il était important de savoir si la perte de la vision, constamment produite par la section de la cinquième paire, résultait seulement d'une lésion de la superficie du globe oculaire, ou si, au contraire, elle était occasionnée par une altération de ses parties profondes, si elle dépendait d'une maladie de l'œil ou d'une altération du cerveau ou du nerf optique. L'ophthalmoscope seul pouvait permettre d'arriver à ce résultat. J'eus donc recours à cet instrument, et, comme on a pu le voir, sa réponse a été que dans la section de la cinquième paire la perte de l'œil est plutôt la conséquence de la sécheresse de la cornée résultant du défaut de clignement, que d'une lésion du nerf optique ou de la rétine.

Obs. CCXXXVI. — Cœnure cérébral des moutons — Tournis. Examen à l'ophthalmoscope.

Un jeune mouton, triste, ne mangeant pas, paresseux à la marche, insensible aux excitations, même celles du chien, restant en arrière du troupeau, ayant la tête inclinée, immobile, et ne paraissant pas voir, me fut présenté comme ayant le *tournis*. Il avait les pupilles dilatées et le fond de l'œil d'une teinte bleuâtre. A l'ophthalmoscope, je constatai, de chaque côté, une infiltration séreuse voilant les bords de la papille, qui me parut très-blanche et comme atrophiée.

Réflexions. — Il y a dans les races ovine et bovine, mais surtout chez les moutons, une maladie cérébrale, appelée *vertige* ou *tournis*, qui est caractérisée par la présence d'un ver parasite, *le Cœnure*, dans la substance du cerveau. Il m'a paru profitable au sujet que je traite de savoir si cette maladie produisait dans le fond de l'œil quelques lésions en rapport avec la *mydriase* et l'*amaurose* que présentent quelquefois ces animaux. Je me suis procuré un de ces animaux, et, d'après ce qui précède, on voit qu'il existe dans le fond de l'œil une infiltration séreuse assez considérable, unie à une atrophie de la papille.

APPENDICE

SUR LA DÉVIATION LATÉRALISÉE DES YEUX DANS LES ATTAQUES D'HÉMORRHAGIE CÉRÉBRALE OU DE RAMOLLISSEMENT DU CERVEAU.

Je n'ai pas eu connaissance assez à temps d'un nouveau signe fourni, par l'examen des yeux au diagnostic de l'hémorrhagie cérébrale et du ramollissement, pour l'utiliser à propos. Toutefois, pour ne pas laisser ce livre incomplet, je vais en parler ici sous forme d'appendice.

Il paraît, d'après les observations de M. Vulpian (1) à l'hospice de la Salpêtrière, que dans l'hémiplégie produite par l'hémorrhagie ou le ramollissement du cerveau, on rencontre habituellement une déviation latérale de l'axe des deux yeux, dans le même sens tous les deux, à droite ou à gauche, et toujours dans une direction opposée à celle de l'hémiplégie. Si la paralysie est dans le côté droit, la déviation des deux yeux aura lieu àgauche, et, réciproquement, avec une paralysie du côté gauche du corps, la déviation des deux yeux aura lieu à droite. De là le nom de *dévia-*

(1) Voy. *De la déviation des yeux*, par Prévost (*Gazette hebdomadaire*, 1865, p. 640).

tion latéralisée, qu'on peut donner à ce phénomène pour le distinguer du strabisme.

Cette déviation latérale des deux yeux a lieu du côté de l'hémisphère cérébral occupé par l'hémorrhagie ou par le ramollissement, et elle n'existe que pendant les premiers jours de l'hémiplégie. C'est un symptôme passager, et au bout de peu de temps les yeux reprennent leur direction normale.

Dans quelques circonstances embarrassantes pour le diagnostic, ce symptôme peut être de la plus grande utilité. Ainsi, sur un malade sans connaissance, et dans le coma par suite d'hémorrhagie cérébrale ou de ramollissement, il est difficile, par suite de la résolution des membres, de savoir s'il y a de l'hémiplégie; mais en regardant la déviation des yeux à droite ou à gauche, on pourra déclarer de quel côté de l'encéphale se trouve le foyer de l'hémorrhagie ou du ramollissement.

Voici maintenant les observations, ou plutôt les notes sur ce sujet qui ont été recueillies par M. Prévost dans le service de M. Vulpian.

Obs. I. — Ramollissement cérébral.

X..., salle Saint-Matthieu, n° 5. Mort le 24 mai 1865.

Hémiplégie droite apoplectique ayant causé la mort en neuf jours.

Les deux yeux sont déviés à gauche, et la malade ne peut les porter à droite.

Ramollissement de la partie postérieure du lobe antérieur gauche, en avant de la scissure de Rolando, se prolongeant jusqu'à une petite distance du corps strié, qui est sain.

Obs. II. — Hémorrhagie cérébrale avec ramollissement.

X..., salle Saint-Jean, n° 12. Mort le 29 décembre 1862.

Hémiplégie droite, apoplectique, ayant causé la mort en trois jours.

Yeux portés tous les deux à gauche ; la malade peut cependant les porter à droite, mais ils reviennent ensuite à gauche.

Ramollissement du corps strié gauche (noyau lenticulaire), se prolongeant dans la partie profonde et interne qui se rapproche le plus de la scissure de Sylvius. Là, on constate un petit foyer hémorrhagique pouvant égaler le volume d'un dé à coudre.

Obs. III. — Ramollissement cérébral.

X..., salle Saint-Jean, n° 25. Mort le 15 mai 1863.

Intelligence conservée ; hémiplégie droite ayant causé la mort en quarante-deux jours.

Les deux yeux sont portés à gauche, et la malade ne peut que fort imparfaitement les porter à droite.

Peu de jours après, la déviation cessa.

Ramollissement du corps strié gauche, occupant la moitié postérieure, exclusivement dans le noyau extra-ventriculaire (lenticulaire) et la capsule interne. Il n'atteint pas le prolongement caudiforme du noyau coudé (intra-ventriculaire) ni la capsule externe. *La portion la plus interne du corps strié gauche était seule ramollie.*

Pas d'autres lésions de l'encéphale.

Obs. IV. — Ramollissement cérébral.

X..., salle Saint-Vincent, n° 6. Mort le 17 juin 1865.

Hémiplégie gauche apoplectique ayant causé la mort en un jour.

Les deux yeux sont déviés à droite.

Ramollissement pulpeux de tout l'hémisphère droit.

N. B. Les parties profondes n'ont pas été examinées, le cerveau ayant été conservé dans l'alcool pour un ancien ramollissement de l'hémisphère gauche qui avait été accompagné de symptômes d'aphasie.

Obs. V. — Ramollissement cérébral.

X..., salle Saint-Matthieu, n° 3. Mort le 1er avril 1864.

Hémiplégie gauche apoplectique ayant causé la mort en trois jours.

Les deux yeux sont déviés à droite, et il y a impossibilité de les porter à gauche.

La déviation a persisté jusqu'à la mort.

Ramollissement du corps strié droit (noyau lenticulaire), s'arrêtant sur la limite qui sépare le corps strié de la couche optique et se prolongeant dans la substance blanche en dehors du corps strié.

Obs. VI. — Ramollissement du cerveau.

X..., salle Saint-Matthieu, n° 10. Mort le 31 décembre 1864.

Hémiplégie gauche apoplectique ayant causé la mort en deux jours et demi.

Les yeux sont dirigés tous les deux à droite; la malade ne les porte qu'imparfaitement à gauche, et les iris ne dépassent pas le milieu des ouvertures palpébrales.

Cette déviation a persisté jusqu'à la mort.

Ramollissement du tiers postérieur de l'hémisphère droit. Le corps strié présente un ramollissement complet jusqu'à la partie externe de la couche optique, qui est saine, et passant au-dessous d'elle.

Dans l'hémisphère gauche, ramollissement superficiel ancien, en arrière de la scissure de Sylvius.

Obs. VII. — Hémorrhagie du cerveau et ramollissement.

X..., salle Saint-Denis, n° 24. Mort le 29 juin 1865.

Hémiplégie gauche apoplectique ayant causé la mort en cinq jours.

Les deux yeux sont déviés à droite.

La déviation diminue au bout d'un jour et demi, et cesse presque complétement la veille de la mort.

Ramollissement ancien superficiel de l'hémisphère droit.

Hémorrhagie ventriculaire droite, ayant pour point de départ le corps strié, surtout la partie antérieure. Son tissu est en grande partie dilacéré.

Couche optique saine.

FIN

TABLE DES MATIÈRES

LIVRE II.

APPENDICE.

DU DIAGNOSTIC

DES

MALADIES DU SYSTÈME NERVEUX

PAR L'OPHTHALMOSCOPIE

Ouvrages de l'auteur.

1° **Traité des maladies des nouveau-nés, des enfants à la mamelle et de la seconde enfance.** *Quatrième édition.* Paris, 1862, 1 vol. in-8 de 1024 pages, *couronné par l'Institut.*

2° **Nouveaux éléments de pathologie générale et de séméiologie.** Paris, 1857, 1 vol. in-8 de VIII-1,060 pages, avec planches d'anatomie pathologqiue générale intercalées dans le texte.

3° **Histoire de la médecine et des doctrines médicales.** Paris, 1864. un vol. in-8°.

4° **Traité des signes de la mort**, et des moyens de prévenir les enterrements prématurés. Paris, 1849, 1 vol. gr. in-18, de VI-408 pages, *couronné par l'Institut.*

5° **Hygiène de la première enfance**, comprenant les règles de l'allaitement, du sevrage, le choix des nourrices, etc. Paris, 1862, 1 vol. in-18.

6° **La vie et ses attributs** dans leurs rapports avec la philosophie, l'histoire naturelle et la médecine. Paris, 1862, 1 vol. in-18.

7° **De l'état nerveux aigu et chronique, ou nervosisme**, appelé névropathie aiguë cérébro-pneumonie-gastrique; diathèse nerveuse ; fièvre nerveuse ; cachexie nerveuse ; névropathie protéiforme ; névrospasmie ; et confondu avec les vapeurs, la surexcitabilité nerveuse, l'hystéricisme, l'hystérie, l'hypochondrie, l'anémie, la gastralgie, etc., professé à la Faculté de médecine en 1857, et *lu à l'Académie impériale de médecine* en 1858. Paris, 1860, 1 vol. in-8 de 345 pages.

8° **Dictionnaire de thérapeutique médicale et chirurgicale**, comprenant : un résumé de la médecine et de la chirurgie, les indications thérapeutiques de chaque maladie, la médecine opératoire, les accouchements, l'oculistique, l'odontechnie, les eaux minérales, la matière médicale, et un formulaire spécial pour chaque maladie, par Bouchut et Desprès. Un vol. gr. in-8 de 1600 pages sur 2 colonnes.

9° Mémoire sur la fièvre puerpérale, couronné par la Faculté de médecine, *Gaz. méd. de Paris*, 1844, pages 85, 101, 149 ; — 10° sur la Phlegmatia alba dolens, couronné par la Faculté de médecine, *Gaz. méd.*, 1844, p. 249 ; — 11° sur la coagulation du sang veineux dans les cachexies et dans les maladies chroniques, *Gaz. méd.*, 1845, p. 241. — 12° Des maladies virulentes. *Thèse de l'agrégation*, 1847. — 13° Sur les maladies contagieuses, *Gaz. méd.*, 1848, pages 405, 411. — 14° Sur les bruits du cœur dans le choléra, *Gaz. méd.*, 1849. — 15° Sur le choléra des femmes enceintes, *Gaz. méd.*, 1849. — 16° Sur la transmission de la syphilis des nouveau-nés à leurs nourrices, *Gaz. méd. de Paris*, 1850. — 17° Sur les hémorrhagies intestinales des nouveau-nés et des enfants à la mamelle, *Gaz. des hôpit.*, 1851. — 18° Sur l'hygiène et l'industrie de la peinture à l'oxyde de zinc, *Ann. d'hygiène*, 1852, tome XLVII. — 19° Sur les fistules pulmonaires cutanées, *Gaz. méd.*, 1854. — 20° Sur l'ulcération et l'oblitération de l'orifice des conduits lactifères, *Gaz. des hôpit.*, 1854. — 21° Sur les symptômes et le traitement du coryza chez les nouveau-nés, *Gaz. des hôpit.*, 1856. — 22° Sur l'albuminurie du croup et des maladies couenneuses, *Comptes rendus de l'Acad. des sc.*, 1858. — 23° Sur l'anesthésie progressive du croup, servant d'indication à la trachéotomie, *Comptes rendus de l'Acad. des sc.*, 1858. — 24° Sur une nouvelle méthode de traitement de l'asphyxie du croup par le tubage du larynx, *Comptes rendus de l'Acad. des sc.*, 1858. — 25° Sur une nouvelle méthode de traitement de l'angine couenneuse par l'amputation des amygdales, *Comptes rendus de l'Acad. des sc.*, 1859. — 26° De l'emmagasinement et de la distribution des eaux de Paris, *lu à l'Acad. des sc.*, *Gaz. des hôpit.*, 1861. — 27° Sur le traitement des calculs biliaires et de la colique hépatique par le chloroforme à l'intérieur, *Bulletin thérapeutique*, 1861. — 28° De la contagion nerveuse, *Bulletin de l'Acad. de médecine*, 1861, t. XXVI, p. 818, *Union méd.*, 1862. — 29° Du traitement des névralgies par la teinture d'iode, *Union méd.*, 1863. — 30° Sur la congestion pulmonaire chronique simulant la phthisie, *Gaz. des hôpit.*, 1864. — 31° Sur la tuberculose des ganglions bronchiques, *Gaz. des hôpit.*, 1864.

Paris. — Imprimerie de E. MARTINET, rue Mignon, 2.

DU DIAGNOSTIC

DES MALADIES

DU SYSTÈME NERVEUX

PAR L'OPHTHALMOSCOPIE

PAR

E. BOUCHUT

Professeur agrégé de la Faculté de médecine, médecin de l'hôpital des Enfants malades,
Chevalier de la Légion d'honneur,
Chevalier des ordres de SS. Maurice et Lazare et d'Isabelle la Catholique,
membre de la Société de biologie, de la Société anatomique,
de la Société médicale de Dresde, etc.

ATLAS

PARIS

GERMER BAILLIÈRE, LIBRAIRE-ÉDITEUR

RUE DE L'ÉCOLE-DE-MÉDECINE, 17

New-York	**Londres**
Hipp. Baillière, 240, Regent street	Baillière Brothers, 440, Broadway

MADRID, C. BAILLY-BAILLIÈRE, PLAZA DEL PRINCIPE ALFONSO, 16

1866

DIAGNOSTIC DES MALADIES DU SYSTÈME NERVEUX PAR L'OPHTHALMOSCOPIE.

PLANCHE I.

FIGURE 1. — Hydrocéphalie chronique ayant produit l'augmentation du nombre des vaisseaux veineux de la rétine (*hypérangie phlebo-rétinienne*) et l'atrophie d'une partie de la papille.

(Voy. l'observation 123, page 288.)

P. Papille infiltrée.

P. *a*. Partie atrophiée de la papille du nerf optique.

V. V. V. V. Veines de la rétine.

FIGURE 2. — Hydrocéphalie chronique ayant produit l'infiltration séreuse d'un côté de la papille, la plénitude et la dilatation des veines de la rétine et un commencement d'atrophie papillaire.

(Voy. l'observation 124, page 292.)

P. Papille infiltrée d'un côté et commençant à s'atrophier de l'autre.

V. V. V. Veines de la rétine.

V. D. Veines dilatées un peu flexueuses.

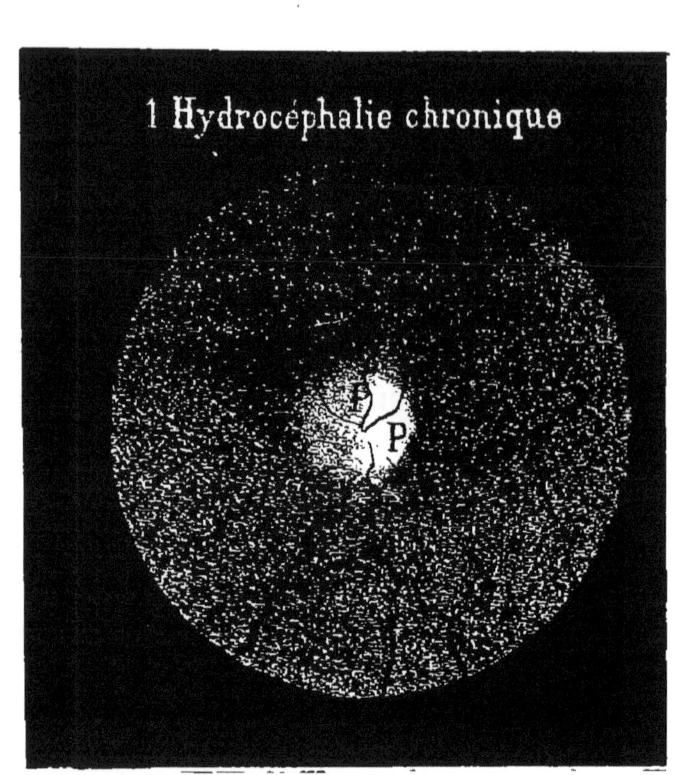

1 Hydrocéphalie chronique

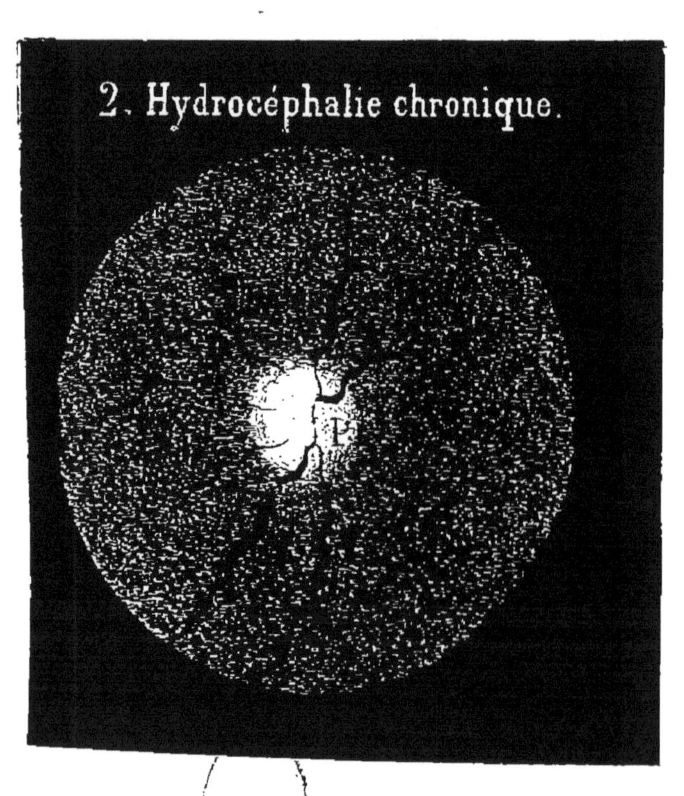

2. Hydrocéphalie chronique.

DIAGNOSTIC DES MALADIES DU SYSTÈME NERVEUX PAR L'OPHTHALMOSCOPIE.

PLANCHE II.

Figure 3. — Hémorrhagie cérébrale ancienne ayant produit l'infiltration de la papille et un cercle d'atrophie choroïdienne.

(Voy. l'observation 89, page 214.)

A. A. Artère centrale de la rétine.

P. Papille infiltrée de sérosité.

C. Atrophie de la choroïde.

V. V. Veinules de la rétine.

V. D. Veines de la rétine dilatées par le sang qui est retenu par l'infiltration.

Figure 4. — Hémorrhagie cérébrale récente datant de vingt-quatre heures, ayant produit l'infiltration séreuse de la papille, l'accroissement de nombre et de diamètre ainsi que la flexuosité des veines rétiniennes.

(Voy. l'observation 64, page 194.)

P. Papille infiltrée.

A. A. Artère centrale de la rétine.

V. V. Veinules de la rétine.

V. D. Veines flexueuses et dilatées de la rétine, dans lesquelles le sang se trouve retenu.

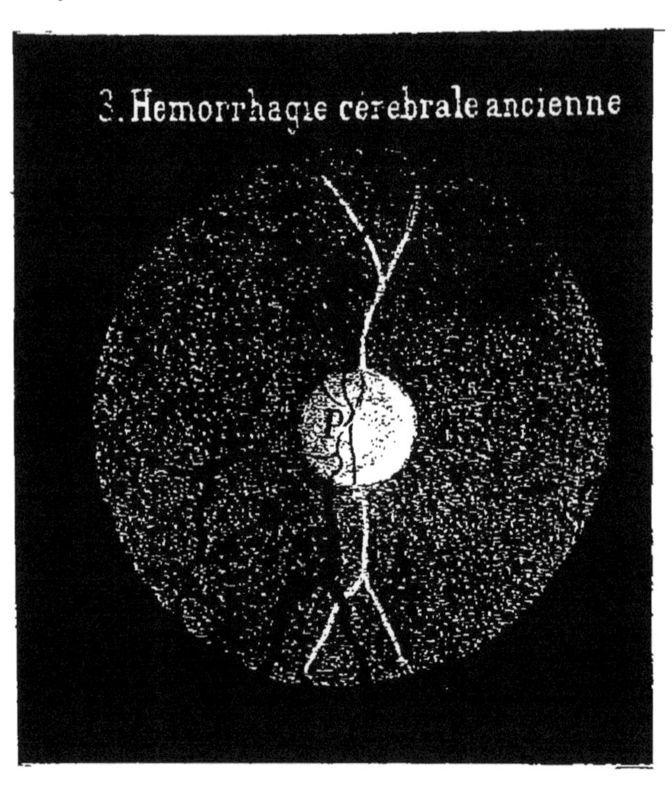

3. Hemorrhagie cérébrale ancienne

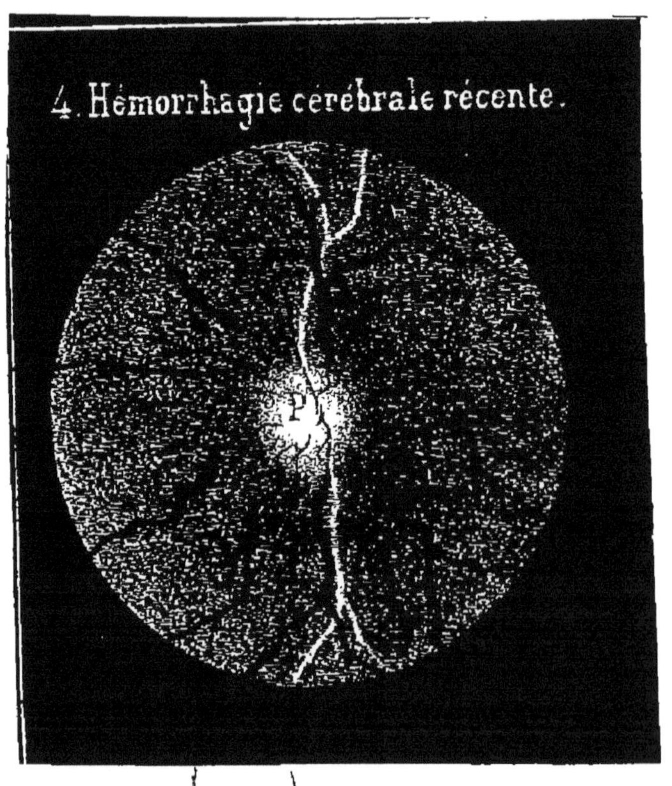

4. Hémorrhagie cérébrale récente.

DIAGNOSTIC DES MALADIES DU SYSTÈME NERVEUX
PAR L'OPHTHALMOSCOPIE.

PLANCHE III.

Figure 5. — Tumeur du cerveau ayant produit dans l'œil gauche une infiltration séreuse de la papille du nerf optique.

(Voy. l'observation 137, page 310.)

P. Papille voilée par l'infiltration.

A. A. Artère centrale de la rétine.

V. V. V. Veines amoindries de la rétine.

Figure 6. — Tumeur du cerveau chez le même malade ayant produit dans l'œil droit une atrophie partielle de la papille.

(Voy. l'observation 137, page 310).

P. *a*. Atrophie partielle de la papille.

A. A. Artère centrale de la rétine.

V. V. V. Veines de la rétine.

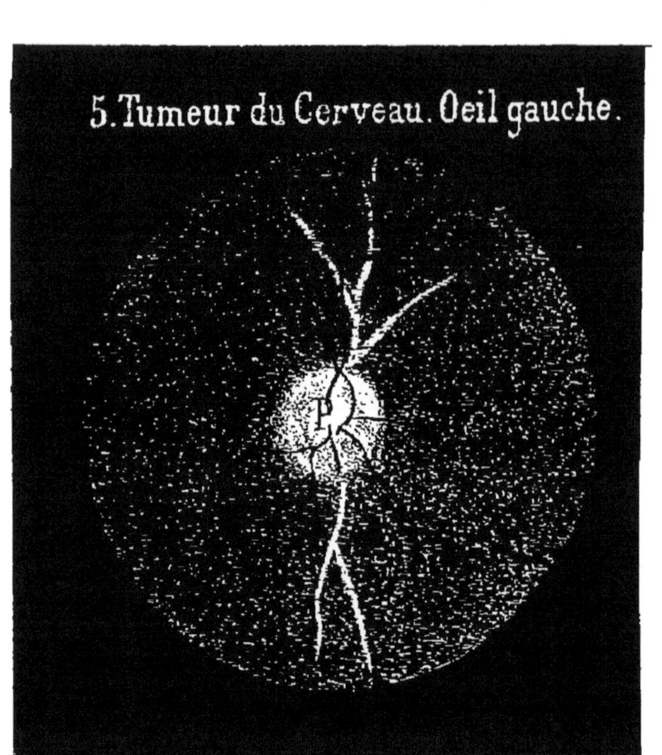

5. Tumeur du Cerveau. Oeil gauche.

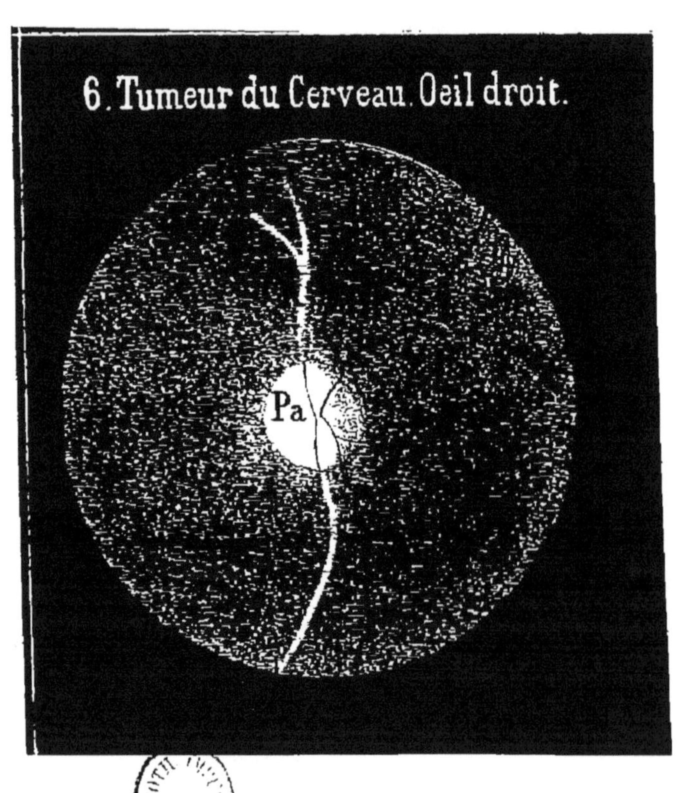

6. Tumeur du Cerveau. Oeil droit.

DIAGNOSTIC DES MALADIES DU SYSTÈME NERVEUX PAR L'OPHTHALMOSCOPIE.

PLANCHE IV.

Figure 7. — Méningite tuberculeuse déterminée par un tubercule du cervelet ayant produit l'infiltration séreuse péripapillaire, la dilatation et la flexuosité des veines de la rétine, les thromboses des veines et les hémorrhagies rétiniennes.

(Voy. l'observation 51, page 149.)

P. Papille du nerf optique.
I. Congestion et infiltration séreuse péripapillaire.
V. D. Dilatation des veines de la rétine autour de la papille.
V. F. Flexuosité des veines de la rétine.
T. Thromboses phlébo-rétiniennes.
V. V. Veinules de la rétine.
A. A. Artère centrale de la rétine.

Figure 8. — Méningite tuberculeuse ayant produit la congestion et l'infiltration péripapillaire, la dilatation et la flexuosité des veines de la rétine.

(Voy. l'observation 53, page 154.)

A. Artère centrale de la rétine.
P. Papille entourée de congestion sanguine et d'infiltration séreuse.
I. Infiltration péripapillaire.
V. D. Veines dilatées de la rétine, ou phlébectasie rétinienne.
V. F. Flexuosités des veines de la rétine.
V. V. Veinules de la rétine.

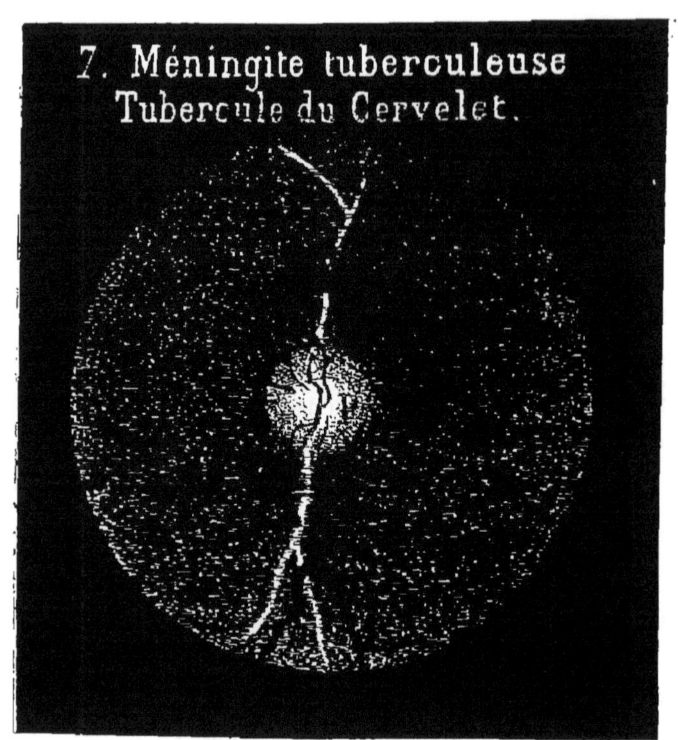
7. Méningite tuberculeuse
Tubercule du Cervelet.

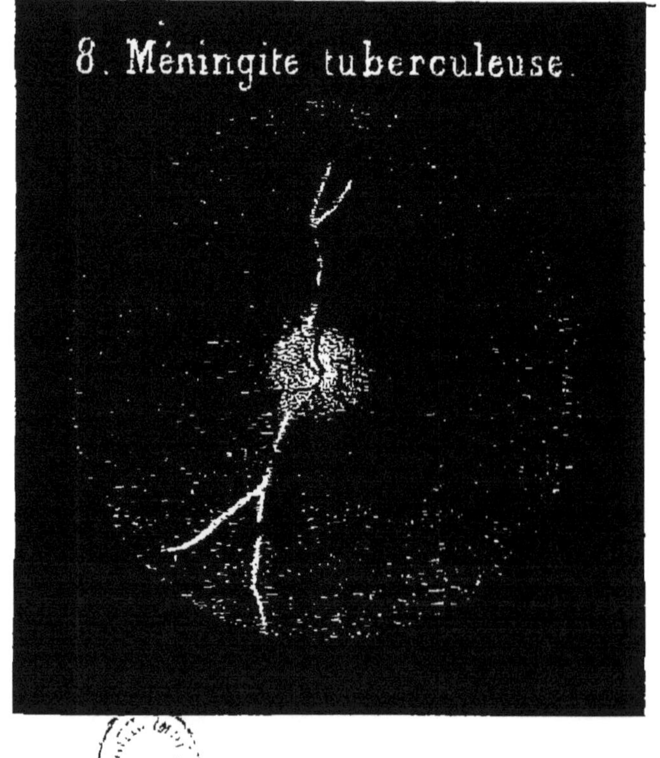
8. Méningite tuberculeuse.

DIAGNOSTIC DES MALADIES DU SYSTÈME NERVEUX PAR L'OPHTHALMOSCOPIE.

PLANCHE V.

Figure 9. — Méningite tuberculeuse ayant produit dans l'œil gauche la congestion de la papille avec infiltration péripapillaire et dilatation des veines de la rétine.

(Voy. l'observation 52, page 150.)

A. Artères centrales de la rétine.
P. Papille voilée par la congestion sanguine.
I. Infiltration péripapillaire.
V. D. Veines considérablement dilatées ou phlébectasie rétinienne.

Figure 10. — Méningite tuberculeuse ayant produit dans l'œil droit la congestion et l'infiltration séreuse péripapillaire, la dilatation et la flexuosité des veines de la rétine, l'hémorrhagie de la rétine.

(Voy. l'observation 52, page 150.)

P. Congestion de la papille.
I. Infiltration péripapillaire.
A. A. Artère centrale de la rétine.
V. V. Veinules de la rétine.
V. F. Flexuosité des veines de la rétine.
V. D. Dilatation des veines de la rétine.

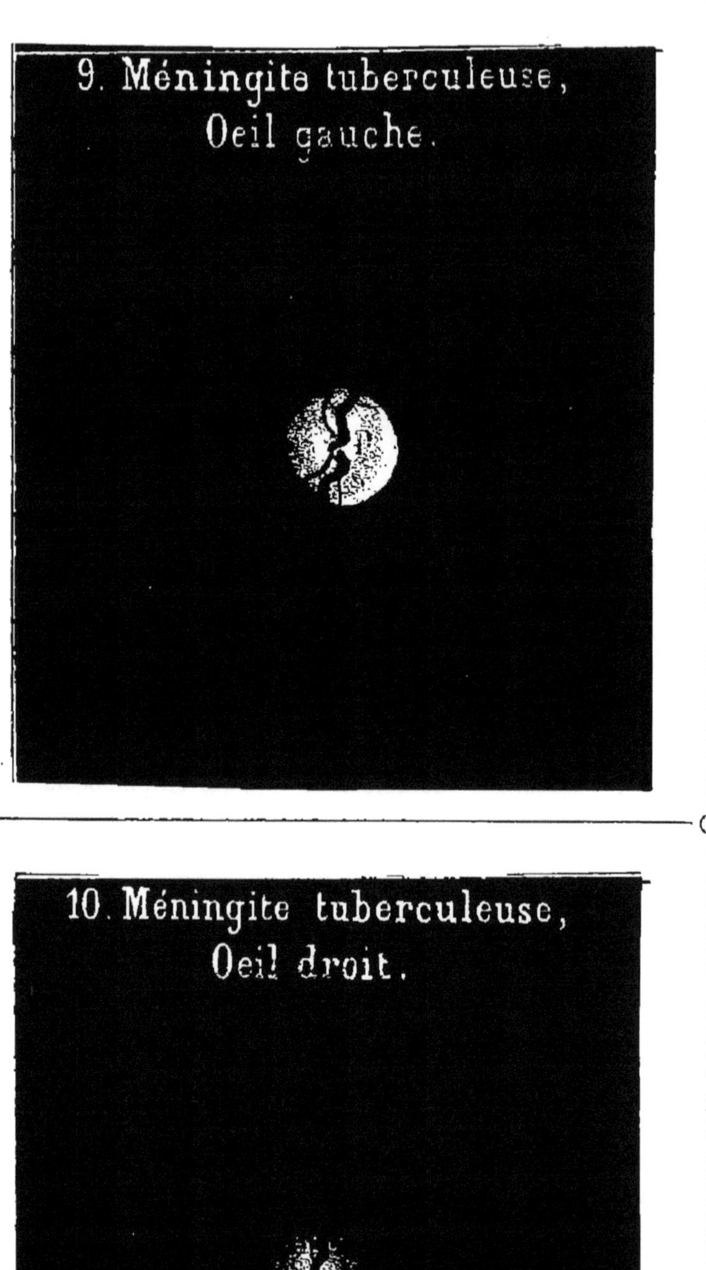

9. Méningite tuberculeuse,
Oeil gauche.

10. Méningite tuberculeuse,
Oeil droit.

DIAGNOSTIC DES MALADIES DU SYSTÈME NERVEUX PAR L'OPHTHALMOSCOPIE.

PLANCHE VI.

FIGURE 11. — Rhumatisme cérébral ou méningite rhumatismale ayant produit la congestion et l'infiltration péripapillaire partielle de la papille, l'accroissement du nombre des vaisseaux et la dilatation des veines de la rétine.

(Voy. l'observation 47, page 139.)

P. Papille avec congestion péripapillaire.

I. Infiltration placée sur un côté de la papille.

V. V. V. Veines de la rétine très-nombreuses.

V. D. Dilatation des veines de la rétine.

FIGURE 12. — Méningite tuberculeuse ayant produit l'infiltration séreuse d'un côté de la papille, la congestion papillaire et la dilatation énorme avec flexuosités des veines de la rétine.

(Voy. l'observation 45, page 137.)

A. A. Artère centrale de la rétine.

P. Papille du nerf optique.

I. Infiltration séreuse d'un côté de la papille.

V. V. V. Veinules de la rétine.

V. D. Dilatation énorme avec flexuosités des veines de la rétine.

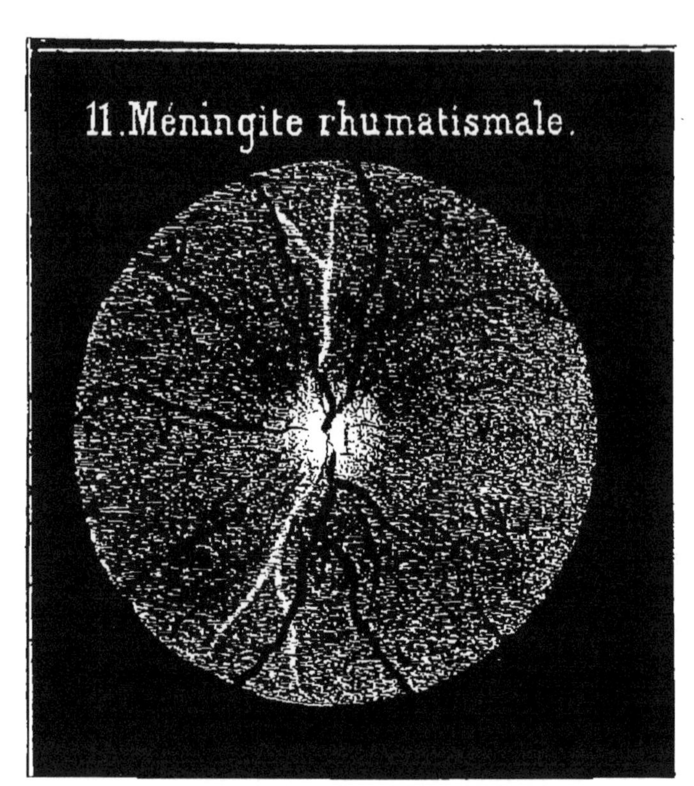

11. Méningite rhumatismale.

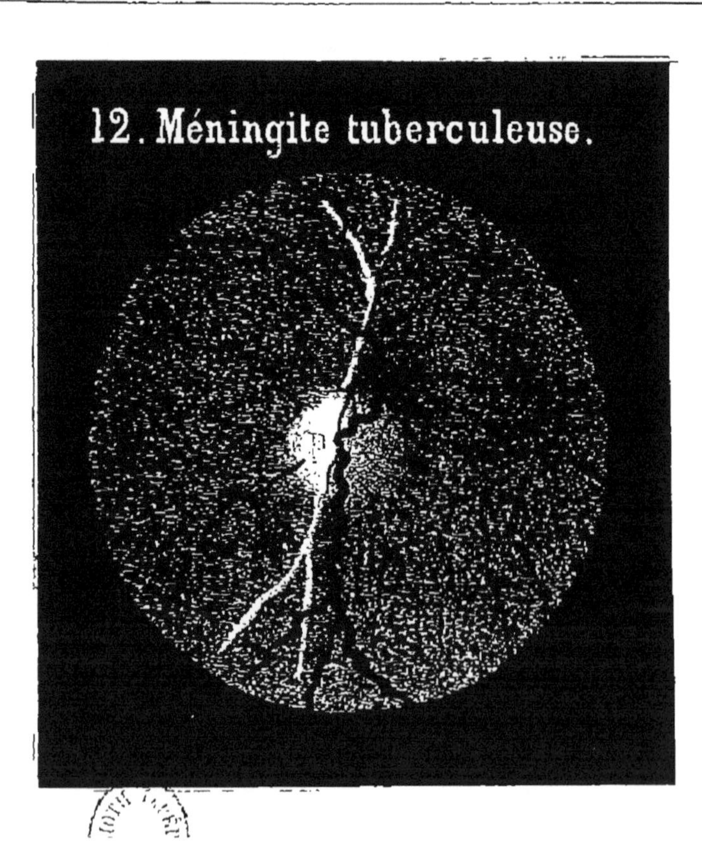

12. Méningite tuberculeuse.

DIAGNOSTIC DES MALADIES DU SYSTÈME NERVEUX PAR L'OPHTHALMOSCOPIE.

PLANCHE VII.

Figure 13. — Méningite tuberculeuse ayant produit la congestion péripapillaire et la dilatation considérable des veines de la rétine qui offrent de nombreuses flexuosités.

(Voy. l'observation 26, page 110.)

A. A. Artère centrale de la rétine.

P. Papille avec congestion péripapillaire.

V. Veinules.

V. D. Veines très-flexueuses et très-dilatées de la rétine.

Figure 14. — Encéphalite chronique partielle ayant produit l'infiltration et la congestion péripapillaire, la dilatation et la flexuosité des veines de la rétine.

(Voy. l'observation 108, page 242.)

P. Infiltration péripapillaire.

A. A. Artère centrale de la rétine.

V. Veinules.

V. D. Veines dilatées et flexueuses de la rétine.

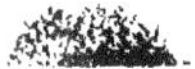

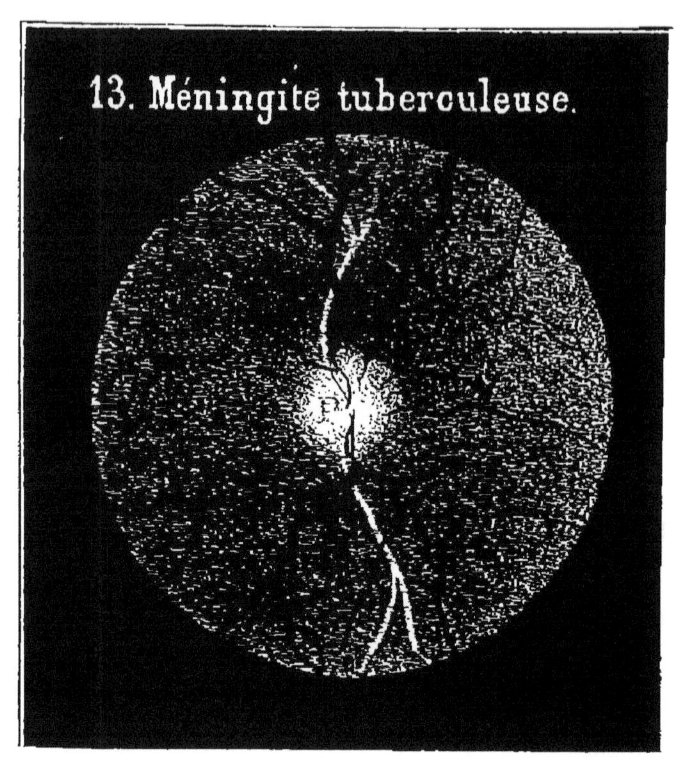

13. Méningite tuberculeuse.

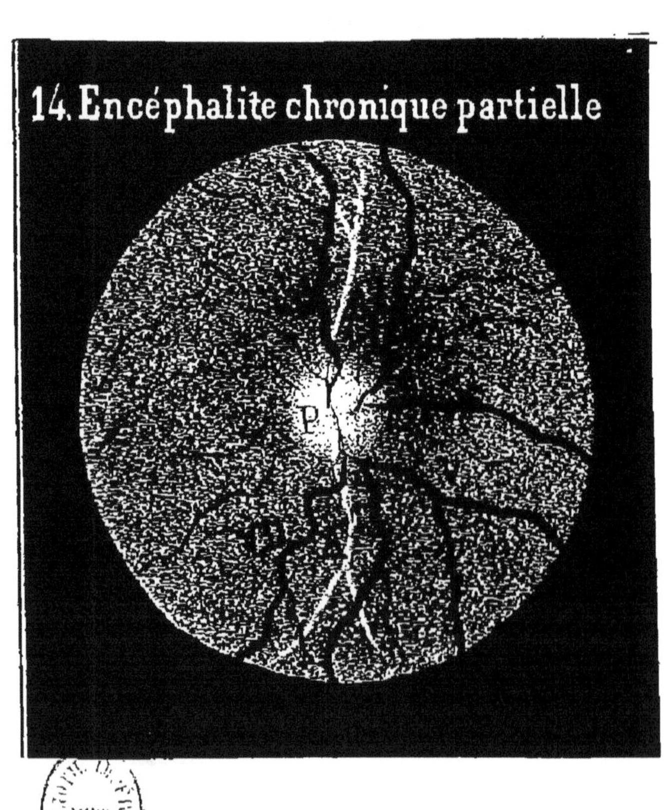

14. Encéphalite chronique partielle

DIAGNOSTIC DES MALADIES DU SYSTÈME NERVEUX PAR L'OPHTHALMOSCOPIE.

PLANCHE VIII.

FIGURE 15. — Méningite tuberculeuse ayant produit l'infiltration péripapillaire, la flexuosité et la dilatation des veines de la rétine, les thromboses de ces veines.

(Voyez l'observation 53, page 154.)

A. A. Artère centrale de la rétine.

P. Papille entourée d'une zone de congestion et d'infiltration séreuse.

V. Veinules.

V. D. Veines dilatées et flexueuses.

T. T. Thromboses des veines de la rétine.

FIGUQE 16. — Encéphalite consécutive à uno plaio du sourcil, dont l'observation, recueillie dans mon service, a été publiée dans la *Gazette des hôpitaux* du 11 mai 1865. — Ce jeune garçon, blessé au sourcil par une chute sur l'angle d'un mur, eut peu de jours après de la céphalalgie, du strabisme avec diplopie et quelques symptômes de méningo-encéphalite pour le diagnostic desquels l'ophthalmoscope fut très-utile.

A. A. Artère centrale de la rétine.

P. Congestion et infiltration séreuse péripapillaire.

V. D. Dilatation variqueuse des veines de la rétine et flexuosités rétiniennes.

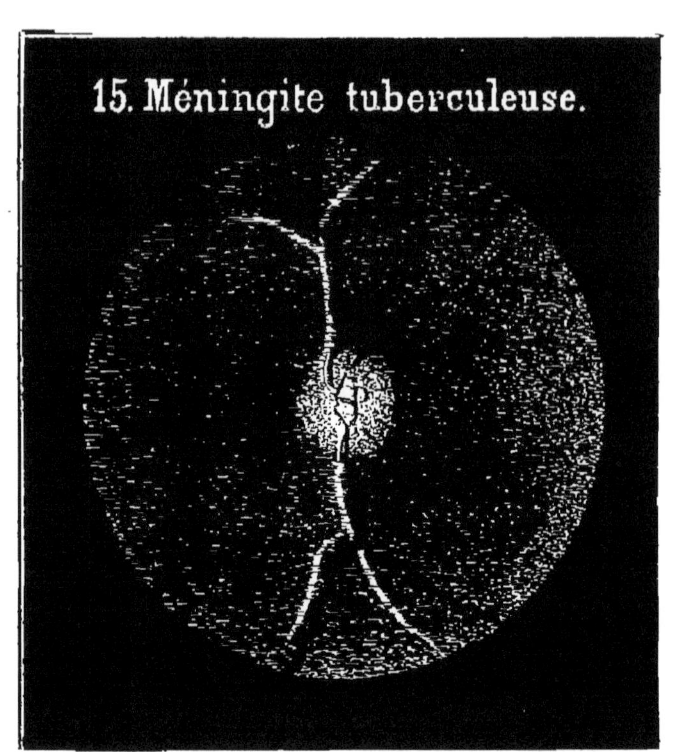
15. Méningite tuberculeuse.

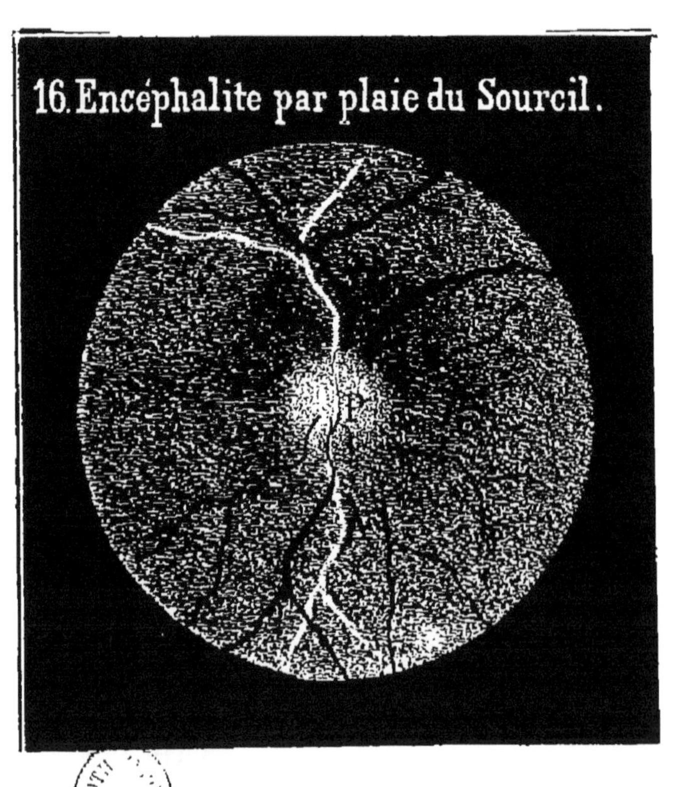
16. Encéphalite par plaie du Sourcil.

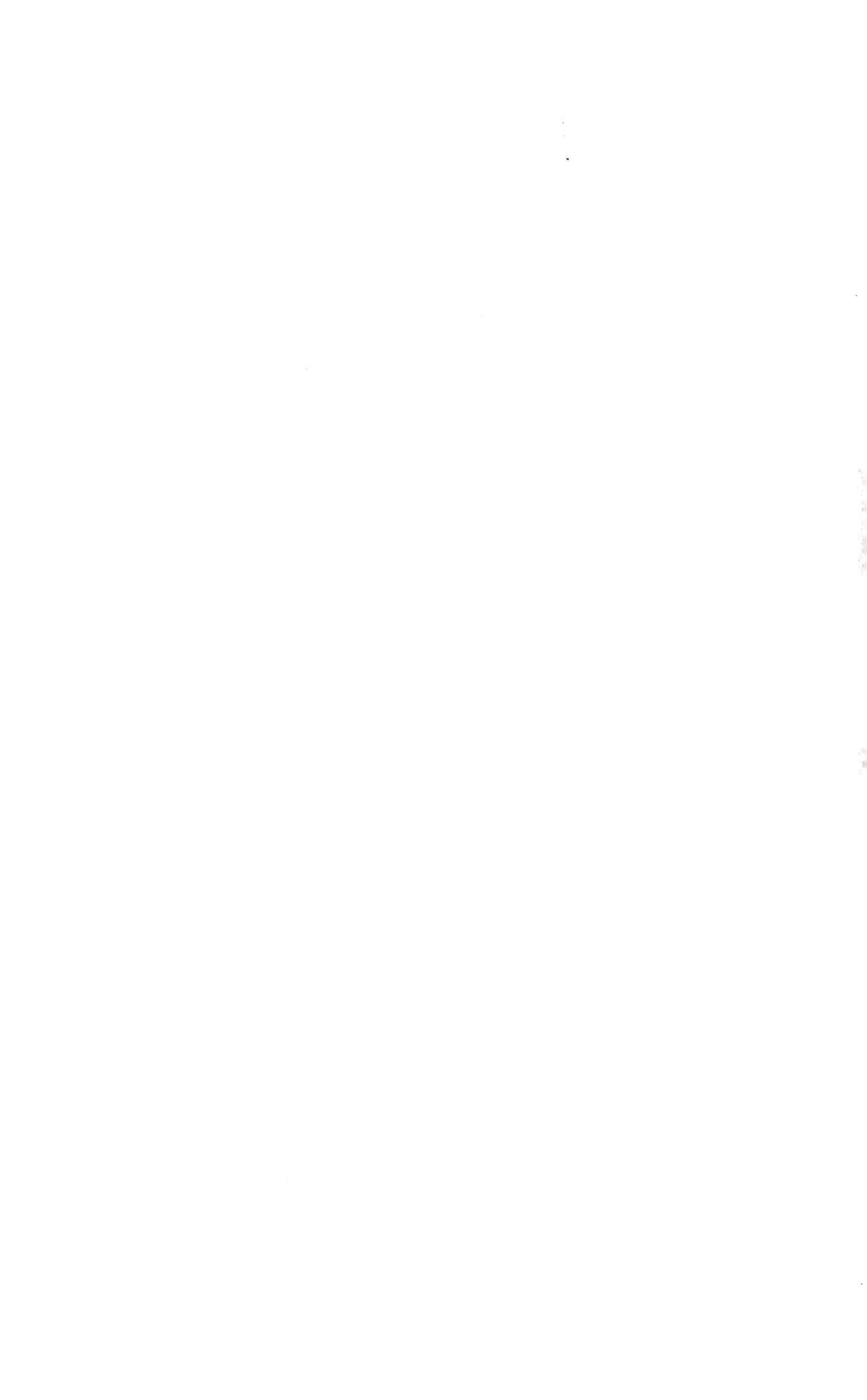

DIAGNOSTIC DES MALADIES DU SYSTÈME NERVEUX PAR L'OPHTHALMOSCOPIE.

PLANCHE IX.

Figure 17. — Méningite tuberculeuse caractérisée par l'infiltration et la congestion péripapillaire, par la dilatation des veines de la rétine ou phlébectasie rétinienne, par les thromboses des veines de la rétine et par des hémorrhagies rétiniennes.

A. A. Artère centrale de la rétine.

P. Papille entourée par la congestion sanguine qui en voile un peu les bords.

V. Veinules.

V. D. Veines de la rétine dilatées.

T. Thromboses des veines.

H. Hémorrhagie de la rétine.

Figure 18. — Méningite chronique ayant produit l'infiltration séreuse de la papille, les hémorrhagies et les exsudats albumino-graisseux de la rétine, ainsi que des taches pigmentaires.

(Voy. l'observation 58.)

P. Papille complétement voilée par l'infiltration séreuse.

P. L. Plaques laiteuses, albumino-graisseuses de la rétine.

I. I. Infiltration séreuse de la rétine (plaques d').

V. V. V. Veinules de la rétine interrompues par l'œdème.

H. H. Hémorrhagies rétiniennes.

P. *i*. Taches pigmentaires.

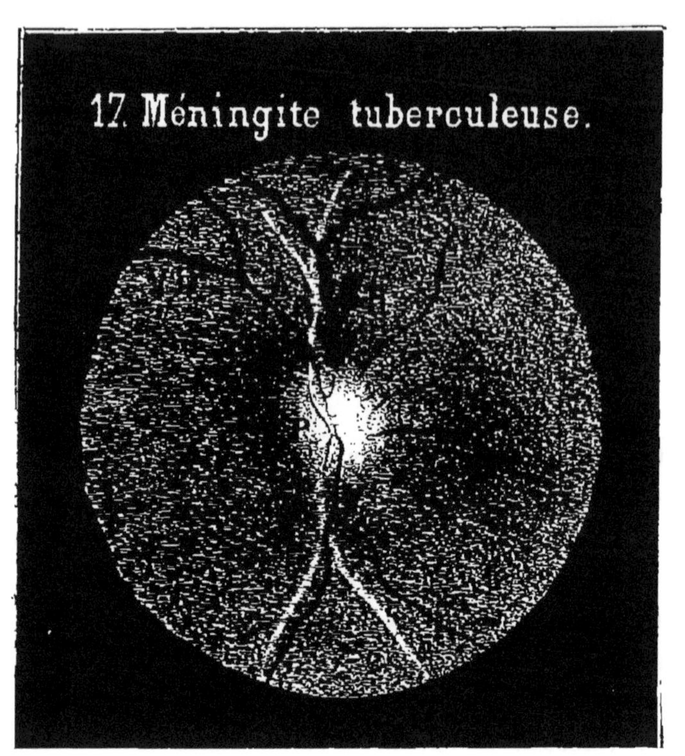

17. Méningite tuberculeuse.

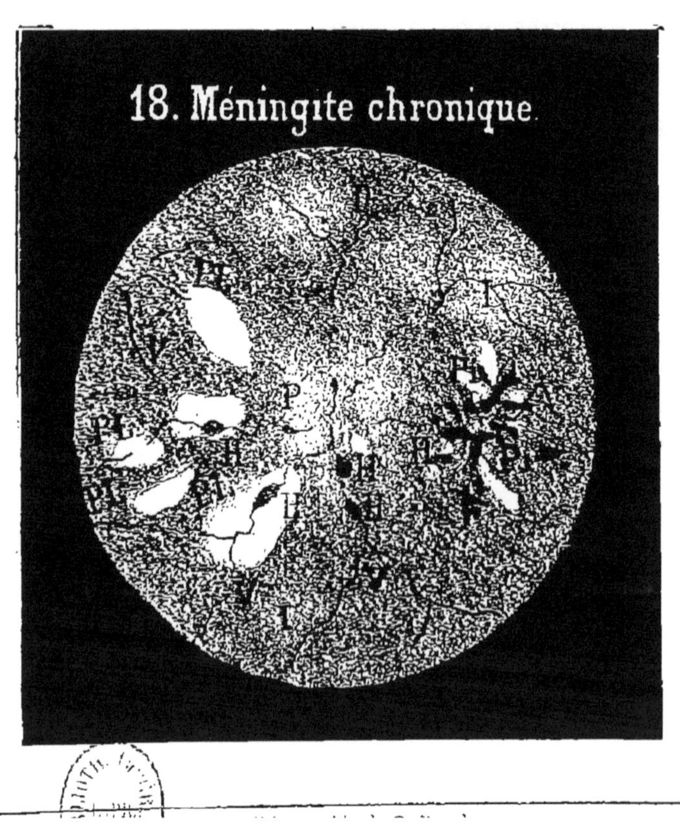

18. Méningite chronique.

DIAGNOSTIC DES MALADIES DU SYSTÈME NERVEUX PAR L'OPHTHALMOSCOPIE.

PLANCHE X.

FIGURE 19. — Tumeur du cerveau caractérisée par une atrophie complète de la papille du nerf optique.

A. A. Artère centrale de la rétine d'un très-petit volume.

V. V. Veinules peu apparentes.

P. Papille du nerf optique très-blanche, complétement atrophiée.

FIGURE 20. — Fond de l'œil dans un cas de délire aigu occasionné par un érysipèle du cuir chevelu.

(Voyez l'observation 209, page 400.)

P. La papille est un peu rouge et congestionnée.

V. V. V. V. V. Hypérangie rétinienne caractérisée par de nombreuses veinules donnant à la rétine une vascularité anormale due à l'accroissement rapide de son réseau capillaire.

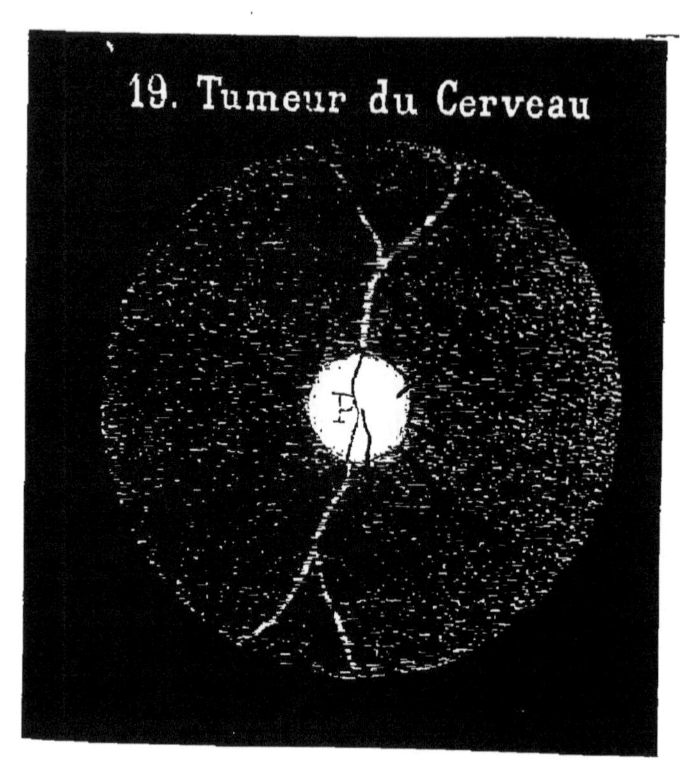

19. Tumeur du Cerveau

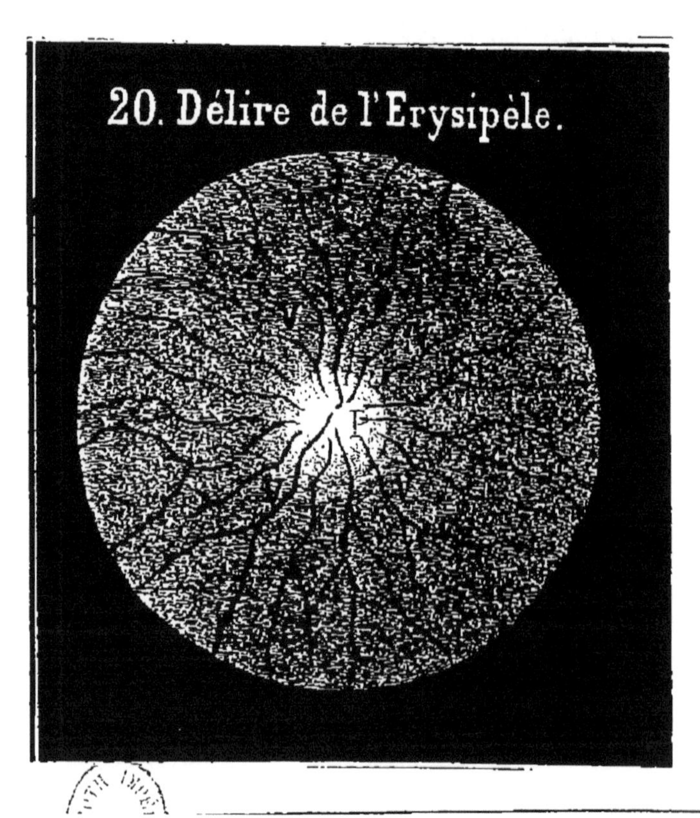

20. Délire de l'Erysipèle.

DIAGNOSTIC DES MALADIES DU SYSTÈME NERVEUX PAR L'OPHTHALMOSCOPIE.

PLANCHE XI.

FIGURE 21. — Méningite tuberculeuse caractérisée par la congestion péripapillaire partielle, par la dilatation et la flexuosité des veines de la rétine.

A. A. Artère centrale de la rétine.

P. Papille rosée, blanchâtre d'un côté et voilée de l'autre par une congestion partielle.

I. Infiltration péripapillaire partielle.

V. V. Veinules.

V. D. F. Veines flexueuses et dilatées de la rétine.

V. F. Veines flexueuses.

V. D. Veines dilatées.

FIGURE 22. — Idiotie offrant un peu d'atrophie de la papille et une rétinite pigmentaire.

A. A. Artère centrale de la papille.

P. Atrophie incomplète de la papille.

V. V. V. Veinules.

R. R. R. Taches noires de pigment dans toute la choroïde.

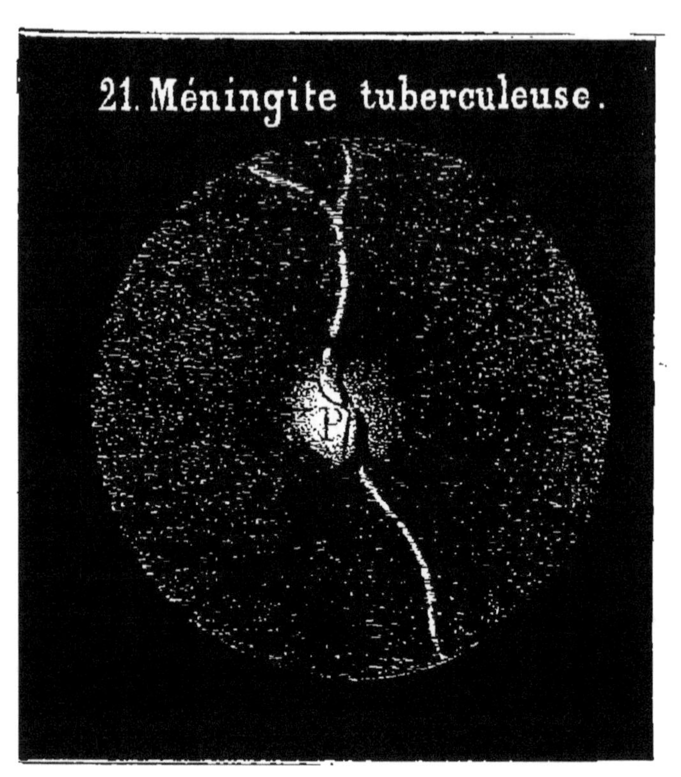

21. Méningite tuberculeuse.

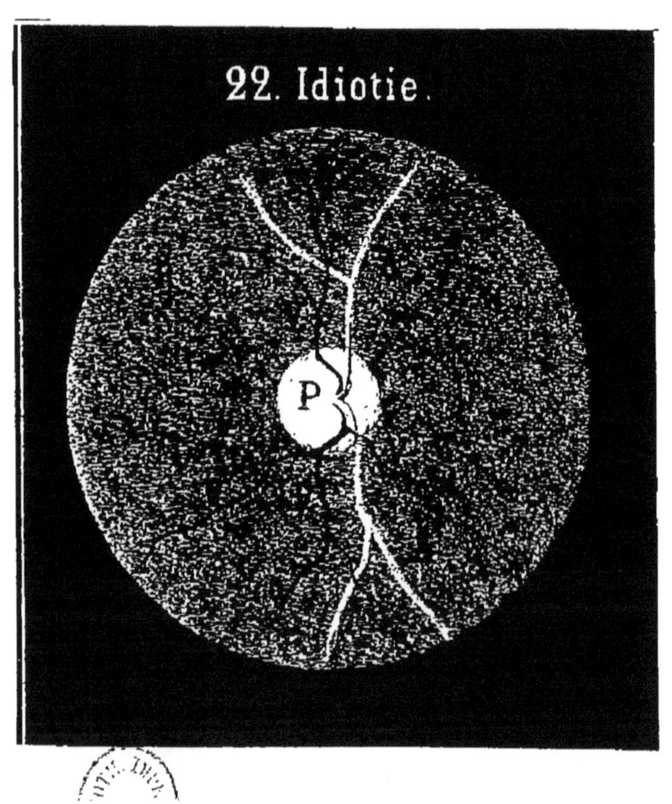

22. Idiotie.

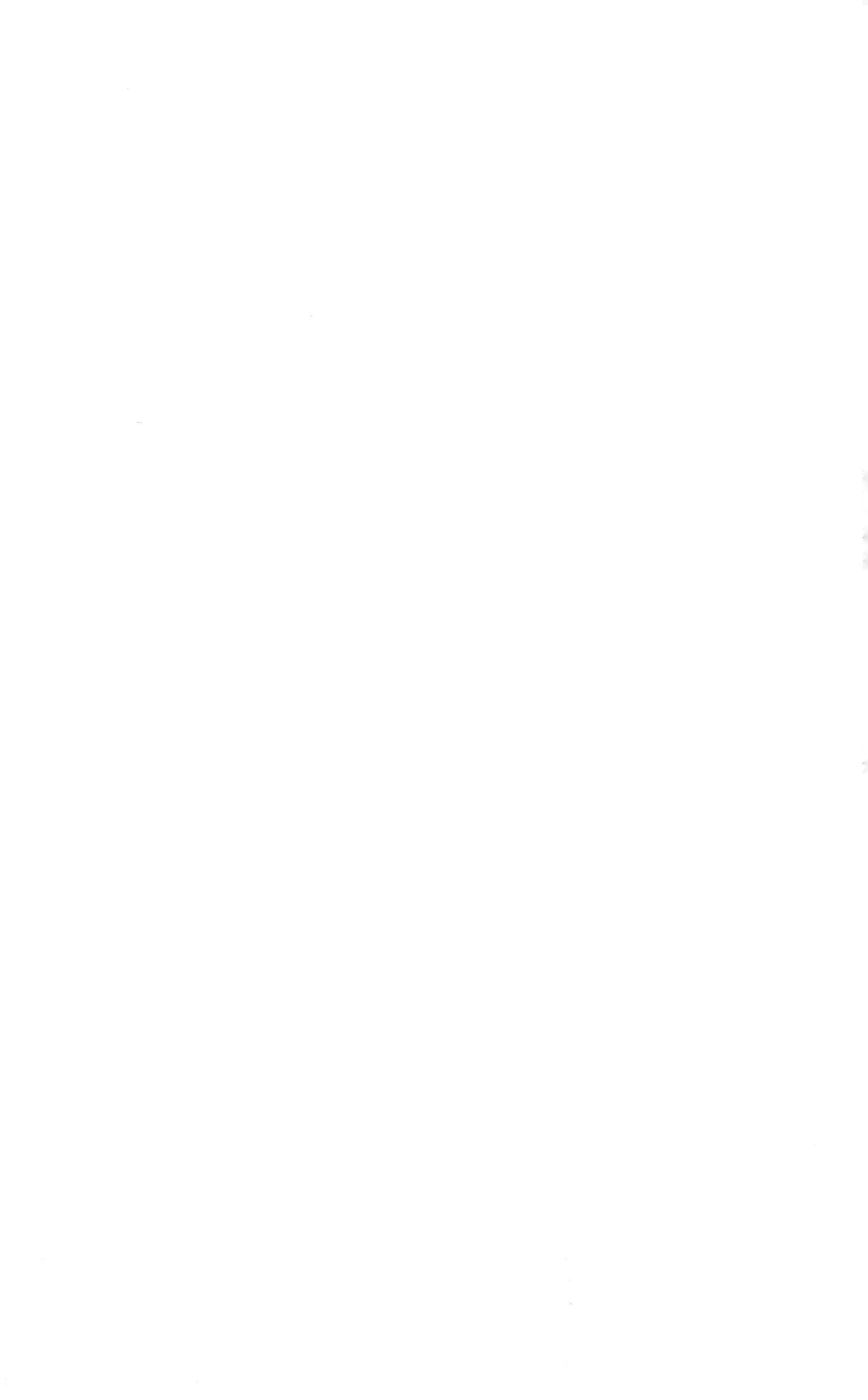

DIAGNOSTIC DES MALADIES DU SYSTÈME NERVEUX PAR L'OPHTHALMOSCOPIE.

PLANCHE XII.

Figure 23. — Contusion du cerveau chez un chien ayant produit l'hémorrhagie méningée et se révélant par une congestion et une infiltration de la papille, par une énorme dilatation des veines.

(Voy. l'observation 232, page 467.)

P. Papille normalement triangulaire chez le chien, voilée sur les bords par l'infiltration.

V. D. Veines dilatées.

T. Tapis de la choroïde (*disposition normale*).

Figure 24. — Encéphalite du lapin produite par broiement de cerveau avec un trocart et se caractérisant par une hypérémie plus grande de la papille et des veines du fond de l'œil.

(Voy. l'observation 231, page 463.

P. Papille normalement ovalaire très-congestionnée.

V. V. V. Veinules flexueuses et dilatées de la rétine.

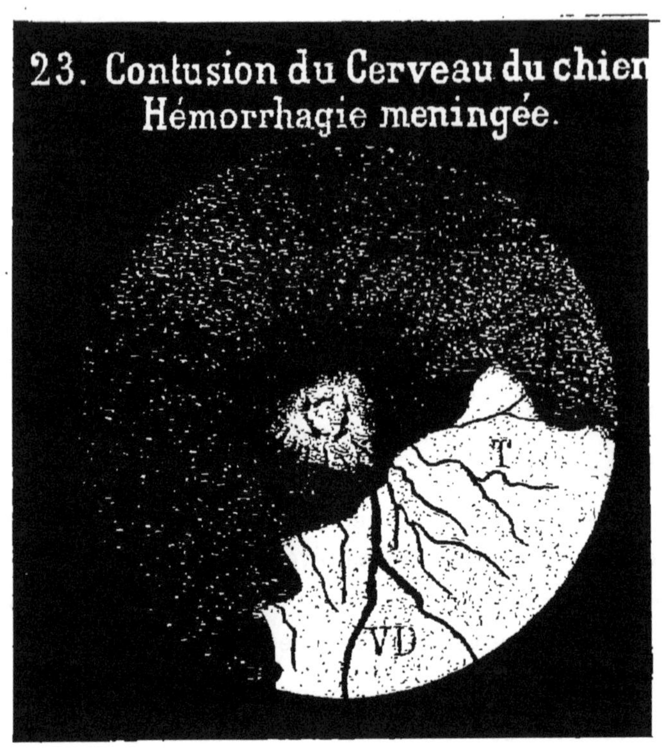

23. Contusion du Cerveau du chien
Hémorrhagie meningée.

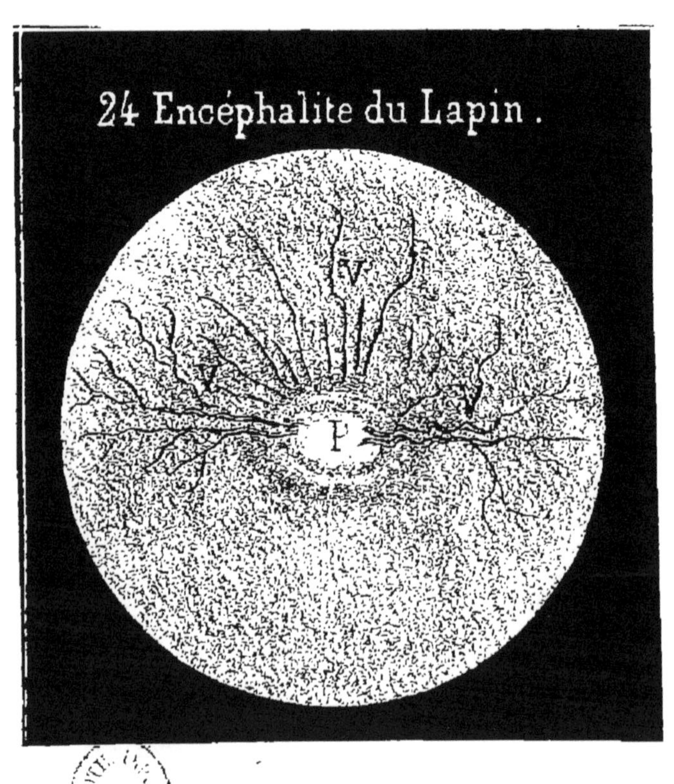

24 Encéphalite du Lapin.

www.ingramcontent.com/pod-product-compliance
Ingram Content Group UK Ltd.
Pitfield, Milton Keynes, MK11 3LW, UK
UKHW021839190726
13855UKWH00001B/54

9 782012 970335